Joseph Jose
Puneet Batra

Protocolos sobre fendas labiais e palatinas

Joseph Jose
Puneet Batra

Protocolos sobre fendas labiais e palatinas

ScienciaScripts

Cover image: www.ingimage.com

This book is a translation from the original published under ISBN 978-620-2-30722-2.

Publisher:
Sciencia Scripts
is a trademark of
Dodo Books Indian Ocean Ltd. and OmniScriptum S.R.L publishing group

120 High Road, East Finchley, London, N2 9ED, United Kingdom
Str. Armeneasca 28/1, office 1, Chisinau MD-2012, Republic of Moldova, Europe
Printed at: see last page
ISBN: 978-620-8-23520-8

ÍNDICE

CAPÍTULO 1

As anomalias congénitas podem ser definidas como defeitos congénitos, perturbações congénitas ou malformações congénitas, anomalias estruturais ou funcionais, incluindo perturbações metabólicas, que estão presentes no momento do nascimento. Cerca de 2-3% dos nados vivos apresentam malformações congénitas graves. Cerca de 50% de todas as anomalias congénitas são de origem desconhecida. Existem algumas causas ou factores de risco conhecidos, como factores socioeconómicos, factores genéticos, várias infecções durante a gravidez, estado nutricional materno e factores ambientais.

Existem 15 tipos de fendas orofaciais, sendo a fenda do lábio e do palato a segunda mais comum. As fendas faciais são frequentemente graves e podem ser acompanhadas por outras anomalias craniofaciais significativas ou outras condições médicas. Estas incluem as fendas faciais oblíquas e as fendas da linha média ou medianas. Para além de afetar a estética, as fendas faciais podem causar muitos problemas funcionais. Felizmente, estes tipos de fendas são raros.

Estes defeitos podem ser isolados ou sindrómicos. As fendas orofaciais representam um fenótipo complexo que pode ser causado por muitos factores etiológicos. A etiologia destas malformações inclui defeitos de um único gene (20%), aberrações cromossómicas (10%), teratogénicos e factores ambientais (30%) e outras causas desconhecidas (30%).[1] As causas ambientais incluem teratogénios (como a nicotina, o monóxido de carbono, o cianeto, o cádmio, etc.), infecções, nutrientes (deficiência de ácido fólico) e perturbações no metabolismo do colesterol.[2]

De acordo com vários estudos efectuados, a incidência de FL/P a nível mundial é de 1 em 500-1500 nados-vivos e é de quase 1 em 500 na Índia.[3] A fenda labial pode ocorrer como anomalia unilateral (lado esquerdo ou direito) ou bilateral. A maioria das FL/P é não sindrómica (70%) e os restantes casos são sindrómicos. As elevadas taxas de agregação familiar, os riscos de recorrência e as elevadas taxas de concordância em gémeos monozigóticos são prova de uma forte componente genética na FL/P.[4] Não foi descoberto nenhum mecanismo exato para a causa da fenda não-sindrómica, e acredita-se que a causa seja multifatorial. As fendas tendem a agrupar-se em famílias, mas a sua hereditariedade não é exatamente mendeliana. Sabe-se que o desenvolvimento normal do palato é um processo complexo com várias proteínas, factores de crescimento e factores de transcrição envolvidos. Qualquer perturbação na sequência de desenvolvimento pode resultar na formação da fenda. As fendas sindrómicas são menos comuns do que as fendas não sindrómicas e, por definição, estão associadas a outras malformações ou síndromes. De acordo com Cohen, foram identificadas mais de 300 síndromes associadas à fenda orofacial. A síndrome mais comum associada à fenda labial e palatina é a **síndrome de Van der Woude**. Esta síndrome é autossómica dominante e apresenta fossas labiais inferiores caraterísticas com fendas orofaciais.[5]

Ao longo da história da humanidade, foram feitas muitas especulações sobre as causas da fenda labial e palatina, incluindo muitas explicações folclóricas. Os Aztecas acreditavam que os eclipses ocorriam porque uma mordida tinha sido tirada da lua e que a exposição a um eclipse durante a gravidez poderia levar a uma mordida na boca do bebé.

Para evitar as fissuras, as mulheres grávidas eram obrigadas a colocar facas de obsidiana (como mostra a

figura 1) sobre o abdómen antes de saírem à noite. Esta crença estendeu-se ao México atual e, durante os eclipses, uma chave de metal ou um alfinete de segurança é colocado sobre o abdómen para proteção. Uma das primeiras crenças chinesas era que comer coelho durante a gravidez poderia levar a um "lábio de lebre", e outros acreditavam que o mau karma ou os actos errados eram a causa. Nas Filipinas actuais, uma crença comum é que a força exercida sobre a face do feto quando os dedos estão na boca é a causa das fissuras. Muitas outras culturas acreditavam que as fissuras eram familiares ou estavam no sangue. A maioria das ideias iniciais sobre as causas das fissuras foi refutada, mas a crença de que existe uma componente familiar ainda se mantém atualmente.

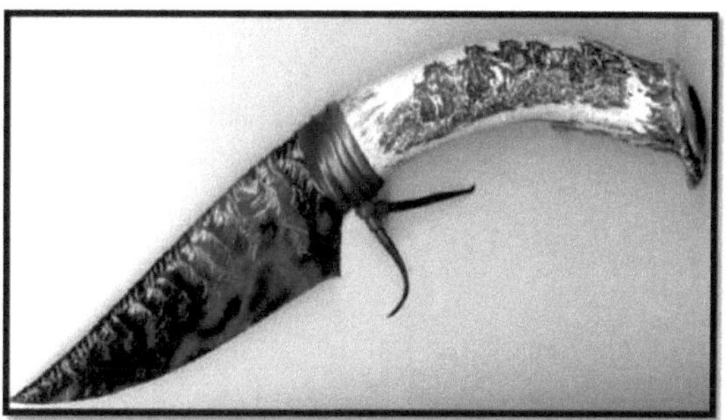

Fig. 1: "Faca de obsidiana"

As crianças que nascem com fenda sofrem de muitas formas. Podem ter problemas de alimentação, uma vez que não conseguem produzir pressão negativa para sugar o leite ou não conseguem falar corretamente. Outros problemas incluem a regurgitação de alimentos através do nariz, infecções repetidas do ouvido (otite média), oclusão perturbada e estética facial comprometida. Isto tem um impacto psicológico e socioeconómico na criança e nos pais.

O tratamento ótimo de uma criança com fenda labial exige um esforço multidisciplinar organizado que envolva as áreas de otorrinolaringologia, cirurgia plástica, cirurgia maxilofacial, ortodontista, terapia da fala, pediatria, enfermagem, aconselhamento genético, audiologia, psicologia e serviço social.[6] Os objectivos são otimizar a alimentação, o crescimento facial e o desenvolvimento da fala e da linguagem. Uma das principais funções do cirurgião maxilofacial é a reparação cirúrgica para restaurar a alimentação, a fala e a aparência normais. A reparação bem sucedida da fenda labial é simultaneamente gratificante e desafiante.

O momento da reparação cirúrgica pode variar com base na formação do cirurgião, na filosofia do protocolo, nos riscos anestésicos, nas anomalias congénitas e no impacto psicológico percebido pela família. A maioria dos cirurgiões repara a fenda labial por volta das 10-12 semanas de idade. A regra dos 10 ainda é aplicável. Recentemente, foram publicados resultados que demonstraram algumas reparações bem sucedidas em recém-nascidos com 1-8 dias de idade, utilizando a técnica de Tennison modificada.

Após o encerramento do lábio, a correção cirúrgica da PC deve ser feita antes dos 6 meses a 18 meses de idade. É efectuada até aos 10 meses de idade para melhorar o desenvolvimento da fala. A terapia da fala, o tratamento da infeção do ouvido médio, as fístulas e o alongamento do palato mole ou a avaliação psicológica são efectuados após 3 meses da reparação do palato e alguns centros inserem um ilhó com a cirurgia primária do lábio. A fenda labial/palatina bilateral pode necessitar de alongamento columelar aos 7-8 anos de idade. A correção ortodôntica (fase 1) pode ser iniciada aos 7 anos de idade e, por volta dos 9-11 anos de idade, deve ser realizado um enxerto ósseo pré-alveolar, se necessário. No entanto, o enxerto ósseo alveolar secundário é preferido na maioria dos centros na Índia e no estrangeiro. A partir dos 12 anos de idade, é efectuado o tratamento ortodôntico de fase II. No final do tratamento ortodôntico, a colocação de implantes ou próteses pode ser efectuada aos 15-18 anos de idade. Quando a maior parte do crescimento estiver concluída, o avanço cirúrgico do maxilar (se necessário) pode ser efectuado aos 18-21 anos de idade. Se for necessária uma revisão da cicatriz do lábio e/ou uma rinoplastia corretiva do nariz, esta deve ser realizada aos 18 anos de idade. Alguns cirurgiões preferem fazê-la na altura da reparação primária do lábio. As complicações da cirurgia são raras e resultam em hemorragia secundária, deiscência da ferida, formação de fístula, formação de cicatriz feia, etc.[7]

Na era moderna, a negligência em relação à fenda é inevitável. A comunidade médica deve trabalhar em equipa para aumentar a taxa de sobrevivência dos pacientes com fissura, para melhorar a função geral normal, a estética, a aceitação social e a integração social.

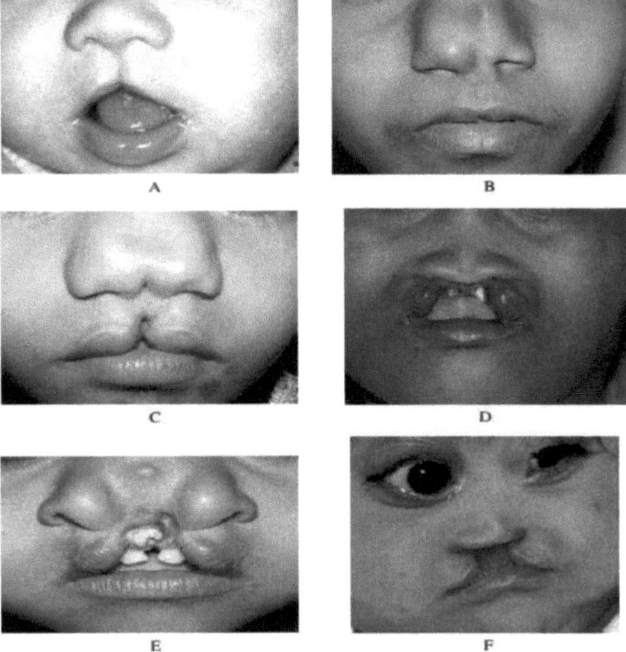

Fig.2 (A-F): Fendas faciais da linha média de gravidade variável. (**A**) Fenda da linha média ligeira apenas do lábio. (**B-E**). Fendas faciais da linha média que afectam o nariz. (**F**) Fenda facial da linha média com holoprosencefalia, uma condição em que há falha na divisão do prosencéfalo em dois hemisférios. [from- TB of Cleft Palate and Craniofacial anomalies: Efeitos

na fala e na ressonância, segunda edição de Kummer]

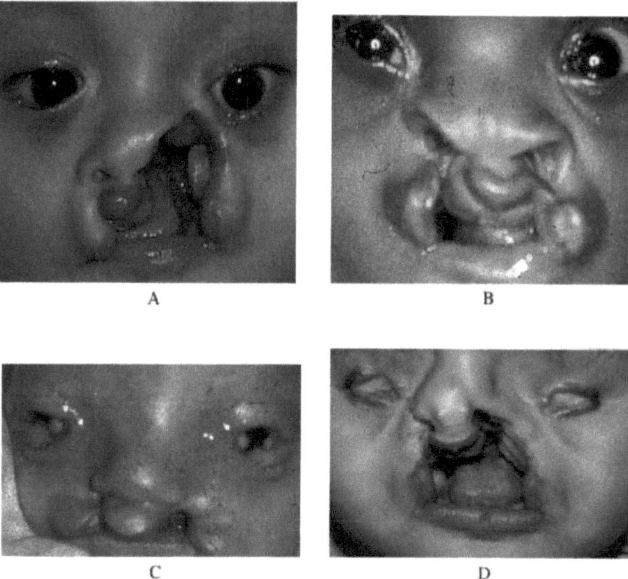

Fig. 3 (A-D) - Fendas faciais oblíquas - (**A**) Fenda facial unilateral esquerda afectando o nariz e a órbita. (**B-D**) Fendas faciais bilaterais. Note-se a ponte nasal larga e o efeito sobre os olhos. [from- TB of Cleft Palate and Craniofacial anomalies: Efeitos na fala e na ressonância, segunda edição de Kummer]

Uma abordagem em equipa de professores de várias especialidades e dos pais é importante para obter resultados bons e estáveis no tratamento de doentes com fenda labial e palatina e problemas associados. Nesta dissertação, foram apresentados vários protocolos e técnicas cirúrgicas utilizados no tratamento de doentes com fenda labial e palatina.

Thompson JE (1912)[8] efectuou estudos sobre o método artístico e matematicamente preciso de reparar o defeito em casos de lábio leporino. Um estudo cuidadoso dos factos levou-o a concluir que, para se obter um resultado satisfatório de qualquer operação, devem ser satisfeitos os seguintes requisitos (1) A linha vermelha do lábio deve estender-se numa curva limpa e ininterrupta de um lado ao outro do lábio recém-formado. (2) A profundidade da membrana mucosa deve ser igual de cada lado da linha de sutura. (3) O novo lábio formado não deve ser demasiado curto, mas deve ser alongado de modo a cobrir mais do que as gengivas. (4) A narina deve ser reproduzida de modo a ter exatamente as mesmas dimensões que a narina sã e deve ser constituída por tecido da mesma textura que a narina normal. (5) Não deve haver achatamento do nariz no lado afetado.

Mestre JC (1960)[9] fez estudos sobre fendas orais não operadas na maturação. Radiografias cefalométricas de quarenta e nove adultos com fendas palatinas não operadas foram comparadas com registos cefalométricos de trinta adultos não fissurados. Os indivíduos tinham entre quinze e cinquenta e sete anos de idade e estavam localizados na ilha de Porto Rico. Foi efectuada uma análise definitiva da face superior e inferior para determinar se as dimensões e posições dos maxilares eram ou não comparáveis nos indivíduos normais e com fenda palatina. O estudo mostrou que as relações esqueléticas maduras dos maxilares não diferiam significativamente nos adultos com fenda palatina não operados, quando comparados com os adultos normais. Em particular, as dimensões da maxila e as posições da maxila dentro do complexo craniofacial foram consideradas normais nos indivíduos com fenda palatina.

Millard DR (1968)[10] efectuou estudos sobre as extensões do princípio de rotação-avanço para fendas labiais unilaterais largas. O princípio de rotação-avanço é tão eficaz, se não mais, no fecho de fendas labiais unilaterais completas. As extensões no design do princípio original facilitaram a sua utilização em fendas largas.

Sawhney CP (1972)[11] fez um estudo sobre a geometria da reparação da fenda labial simples. O reparo da fissura labial pelo método do retalho triangular é analisado criticamente para elucidar possíveis fatores responsáveis por uma queda do lado da fissura do lábio superior após o reparo e enfatizar a importância do uso de uma incisão transversal através do filtro que pára na linha média e a medição precisa da queda desejada no pico proposto do arco, para evitar esse aumento indesejável no comprimento vertical do lábio.

Pellie CB e Smith C (1974)[12] avaliaram tabelas de risco para aconselhamento genético em algumas malformações congénitas comuns. No aconselhamento genético, a estimativa dos riscos de recorrência para as malformações congénitas comuns depende dos riscos empíricos, uma vez que o modo de hereditariedade não é normalmente conhecido. O pressuposto básico subjacente a estes riscos é a estimativa de que existe uma responsabilidade contínua subjacente às malformações. A derivação dos riscos de recorrência depende então da correlação fenotípica estimada na responsabilidade entre familiares de primeiro grau. Não é necessária uma interpretação genética, pelo que os métodos se aplicam a qualquer doença familiar com uma responsabilidade subjacente.

Cosman B e Falk AS (1980)[13] efectuaram estudos sobre a reparação tardia do palato duro e as deficiências da fala. No tratamento de pacientes com fendas palatinas completas, tem sido defendida a reparação precoce do palato mole (antes de 1 ano de idade) e a reparação tardia do palato duro (após os cinco ou seis anos de idade), com base no facto de que uma boa fala se desenvolverá após o encerramento do palato mole e que evitar traumatismos no palato duro evitará perturbações do crescimento maxilar. Para além disso, diz-se que muitas das restantes fístulas do palato duro fecharão espontaneamente e que as aberturas residuais do palato duro serão fáceis de fechar. Trinta e dois casos tratados desta forma são revistos, e uma década de experiência com esta técnica é apresentada. A maioria dos casos não conseguiu desenvolver uma fala aceitável espontaneamente. Uma percentagem muito elevada sofreu fuga de ar tanto anterior como posterior e uma proporção surpreendentemente elevada necessitou de retalhos faríngeos. O fechamento espontâneo completo do palato duro foi pouco frequente. As aberturas do palato duro não eram fáceis de fechar. As deficiências fonatórias associadas a esta técnica são evidentes. As possíveis vantagens do método em relação ao crescimento maxilofacial permanecem difíceis de serem comprovadas e não foram especificamente investigadas neste estudo.

Shah PC e Wong D (1980)[14] realizaram estudos sobre o tratamento de crianças com fenda labial e palatina. A fenda labial ou palatina, ou ambas, é uma das doenças congénitas mais comuns em Ontário; a sua incidência é de 1,2 a 1,6 por 1000 nados-vivos. Uma análise dos registos de 358 pacientes mostrou que 40%, particularmente aqueles com um defeito grave, tinham outros problemas médicos. Esta doença pode afetar as crianças e as suas famílias de muitas formas. No início da vida, muitos doentes são submetidos a reparações cirúrgicas e têm problemas de fala. Durante a adolescência, podem ter problemas cosméticos, ortodônticos e emocionais. Muitos pais estão preocupados com as implicações genéticas do defeito. Esta variedade de problemas requer a gestão por várias disciplinas dos cuidados de saúde. Muitos centros de saúde canadianos oferecem uma equipa multidisciplinar numa clínica de fenda palatina. O médico de cuidados primários da criança, com quem a equipa troca informações, desempenha um papel significativo na ajuda à criança e à família para que funcionem da melhor forma.

Vargervik K (1981)[15] fez estudos sobre o tratamento ortodôntico da fenda labial e palatina unilateral. Os resultados experimentais e clínicos indicam que ocorrem adaptações desfavoráveis das estruturas normais em crianças com fendas. Postula-se que esses desvios do desenvolvimento normal são reversíveis e podem ser corrigidos ou prevenidos por um tratamento adequadamente planejado. Nesta base, cinco hipóteses foram formuladas e testadas com base nos dados dos sujeitos incluídos neste estudo. Os sujeitos foram: 1) 16 crianças sem fissuras; 2) oito crianças com fissuras labiopalatinas unilaterais completas, mas que não receberam tratamento ortodôntico; e 3) 16 crianças com fissuras labiopalatinas unilaterais completas e que foram tratadas pelos procedimentos ortodônticos descritos. A média de idade de cada grupo foi de 16 anos. Concluiu-se que o tratamento ortodôntico pode ser concebido para: 1) neutralizar as forças que inibem o desenvolvimento do processo alveolar maxilar horizontal e verticalmente; 2) prevenir parcialmente a redução do crescimento da maxila para frente; 3) proporcionar relações adequadas entre a mandíbula e a arcada dentária; e 4) estabelecer e manter a posição correta dos segmentos maxilares.

Hayward JR (1983)[16] fez estudos sobre a gestão da pré-maxila em fendas bilaterais. O tratamento cirúrgico da pré-maxila em pacientes com fissura bilateral tem sido um problema controverso e desconcertante. Este artigo discute o método e o momento do tratamento e propõe uma filosofia de manejo cirúrgico. Através da calendarização adequada dos procedimentos de reposicionamento e do enxerto ósseo, é possível recuperar mais tecido e obter um resultado funcional mais satisfatório.

Bergland O et al (1986)[17] estudaram um procedimento combinado de cirurgia e ortodontia para eliminar a fenda alveolar residual através de enxerto ósseo alveolar secundário e subsequente tratamento ortodôntico. Os melhores resultados foram obtidos nos casos em que o enxerto ósseo foi efectuado antes da erupção do canino.

Warren DW (1986)[18] avaliou os comportamentos de fala compensatórios em indivíduos com fenda palatina. Os erros de articulação associados à incompetência velofaríngea são de particular interesse para os clínicos e investigadores, porque os problemas que colocam permanecem normalmente após a reparação cirúrgica e as razões pelas quais aparecem podem ter implicações importantes para o controlo motor da fala. A intrigante questão de por que os indivíduos desenvolvem e mantêm esses comportamentos prejudiciais tem sido o foco da atenção do laboratório nos últimos 25 anos. O objetivo deste trabalho foi apresentar uma hipótese sobre os comportamentos compensatórios da fala na fenda palatina, fornecer alguns dados que sustentam essa hipótese e projetar futuras direcções para a investigação. A hipótese, de que a aerodinâmica da fala obedece a padrões caraterísticos de um sistema regulador, propõe que os comportamentos compensatórios na fenda palatina são manifestações de estratégias de regulação e controlo.

Semb G (1988)[19] estudou o efeito do enxerto de osso alveolar no crescimento maxilar em pacientes com fenda labial e palatina unilateral. Este estudo cefalométrico relata até que ponto o crescimento maxilar pode ser prejudicado pelo enxerto de osso alveolar durante o período de dentição mista. A principal descoberta foi que mesmo o enxerto ósseo efectuado em crianças de 8-9 anos não teve efeitos adversos no crescimento anteroposterior ou vertical da maxila.

McComb H (1990)[2 °] efectuou uma revisão de 15 anos e um novo plano de tratamento na reparação primária do nariz com fenda labial bilateral. Durante 15 anos, foi utilizado um retalho bifurcado para a reconstrução da columela na reparação primária da fenda nasal bilateral do lábio. Com o surto de crescimento na adolescência, três caraterísticas desfavoráveis tornaram-se aparentes: (1) a columela pode crescer muito e as narinas muito grandes, (2) muitas vezes a ponta nasal permanece larga e (3) há desvio da base columelar e o ângulo lábio-columelar é transgredido pela cicatriz. Este procedimento foi, portanto, descontinuado. É apresentado um novo plano de tratamento em que a columela é reconstruída a partir de tecidos da ponta nasal alargada.

Falzone SJP (1996)[21] estudou a relação entre o momento da cirurgia da fenda palatina e o resultado da fala. A idade ideal para o encerramento cirúrgico da fenda palatina continua a ser uma questão por resolver, apesar do facto de muitos clínicos terem estudado o assunto desde a década de 1930. Este artigo revê o debate que tem vindo a tomar forma ao longo das últimas décadas, com uma visão prospetiva sobre como os padrões de prática podem evoluir num futuro próximo.

Posnick JC (1996)[22] estudou a cirurgia ortognática para o paciente com fenda labial e palatina. A abordagem preferida é uma reconstrução faseada cuidadosa para o paciente com fenda labial e palatina. A reparação primária do lábio e do palato realizada durante a infância fornece a base para a fala normal, oclusão, aparência facial e autoestima. O autor avaliou as variações na apresentação, as técnicas cirúrgicas e ortodônticas e os resultados que obtivemos em pacientes nascidos com fissura que foram submetidos a uma correção primária na infância, tiveram uma deformidade da mandíbula e má oclusão na adolescência e foram submetidos a cirurgia ortognática combinada com tratamento ortodôntico para reconstrução facial e reabilitação dentária.

Millard DR e Morovic CG (1998)[23] realizaram um estudo de acompanhamento de 10 anos sobre a correção primária da fenda nasal unilateral. A correção nasal primária na altura do avanço da rotação do lábio tornou-se prática através do desenvolvimento de uma plataforma nasal simétrica por ortodontia pré-cirúrgica e uma gengivoperioplastia. A correção nasal envolve o alongamento unilateral da columela, o posicionamento da cartilagem alar e o cinching da base alar para apresentar um nariz dentro dos limites normais. Isto é realizado antes da idade de recordação e, ao evitar a retenção da deformidade nasal durante a infância, evita o ridículo que invariavelmente a acompanha.

Grayson BH et al (1999)[24] fizeram estudos sobre ortopedia infantil pré-cirúrgica. A ortopedia infantil pré-cirúrgica tem sido utilizada desde os anos 50 como terapia neonatal adjuvante para a correção da fenda labial e palatina. Alguns dos problemas que a abordagem tradicional não conseguiu resolver incluem a deformidade das cartilagens nasais em fendas labiais e palatinas unilaterais e bilaterais e a deficiência de tecido columelar em bebés com fendas bilaterais. A técnica de moldagem nasoalveolar (MNA) descrita utiliza stents nasais de acrílico ligados ao escudo vestibular de uma placa de moldagem oral para moldar as cartilagens alares nasais na forma e posição normais durante o período neonatal. Esta técnica tira partido da maleabilidade da cartilagem imatura e da sua capacidade de manter uma correção permanente da sua forma.

Bhateja A et al (2001)[25] efectuaram estudos sobre a avaliação do protocolo cirúrgico e as necessidades de tratamento de pacientes com fenda labial e palatina unilateral operados em Deli. Este estudo avaliou os padrões de cuidados com a fenda, o espetro de problemas e as necessidades de tratamento de pacientes com fenda labial e palatina unilateral operados que visitam um hospital de referência em Deli. Foram avaliados 25 doentes com fenda labial e palatina unilateral completa congénita que foram submetidos a reparação cirúrgica apenas do lábio e do palato. Os dados foram registados a partir da história do doente, exame clínico, radiografias oclusais maxilares e moldes dentários. A relação da arcada dentária e a oclusão foram avaliadas a partir dos moldes do estudo, utilizando o índice de Goslon. Os resultados mostraram que não estava a ser seguido um protocolo cirúrgico definido e que a maioria dos pacientes tinha um mau resultado do tratamento. Concluiu-se que, na prática, existe uma abordagem descoordenada relativamente ao tratamento da fenda palatina. Os resultados sugerem a necessidade de desenvolver uma abordagem de equipa com um protocolo de tratamento bem definido para o tratamento de doentes com fenda labial e palatina na Índia.

Iris ALM et al (2003)[2] realizaram estudos sobre a interação entre a ingestão materna de folato e os polimorfismos da metilenotetrahidrofolato redutase que afectam o risco de fenda labial. Realizaram um estudo caso-controlo em tríade nos Países Baixos entre 179 pacientes com fenda labial e palatina e 204 famílias de controlo e descobriram que o efeito prejudicial da baixa ingestão periconcepcional de folato no risco de dar à luz uma criança com fenda labial e palatina era mais pronunciado em mães com o genótipo MTHFR 677TT ou MTHFR 1298CC.

Dolanmaz D et al (2003)[26] realizaram estudos sobre a avaliação da utilização da osteogénese de distração (DO) no tratamento de fendas alveolares. O procedimento foi realizado em oito fendas alveolares de cinco pacientes com idades entre 17 e 25 anos. Três pacientes apresentavam fissuras alveolares bilaterais (BAC) e dois pacientes apresentavam fissuras alveolares unilaterais (UAC). A DO foi efectuada bilateralmente nos segmentos palatinos para os pacientes com BAC e unilateralmente no segmento inferior para os pacientes com UAC. Foi utilizado um distractor dentário feito à medida. A quantidade média de distração foi de oito mm (variação, 5-11,5 mm). A quantidade média de movimento distal dos dentes de ancoragem foi de 0,8 mm (variação, 0-2 mm). A quantidade média de alterações de inclinação dos segmentos de transporte e dos dentes de ancoragem foi de 7,68 (variação, 2-17,58) e 3,38 (variação, 0-98), respetivamente. Foram observados dois problemas importantes atribuíveis ao método. Primeiro, o segmento de transporte foi encaixado numa posição mais superior no final do processo de distração. Esse movimento indesejável também alterou a inclinação dos dentes no segmento de transporte e aumentou a inclinação dos dentes. A remoção do aparelho na segunda semana do período de consolidação e a retração do segmento para sua posição ideal resolveram ortodonticamente esses problemas. Em segundo lugar, o defeito ósseo no lado nasal da fenda alveolar não podia ser completamente fechado. Este método de reparação de fendas alveolares pequenas ou grandes é uma opção de tratamento simples, económica e útil. No entanto, a reparação da fenda alveolar sem enxertos parece ser impossível quando se utiliza um dispositivo dentário.

Daw JL e Patel PK (2004)[27] studied Management of alveolar clefts O primeiro relato de reparo de fissura alveolar usando tecido autólogo foi em 1901 por von Eiselsberg, que usou um retalho pediculado de osso e tecido mole do dedo mínimo. Esse procedimento foi seguido por Lexer, em 1908, quando ele descreveu o uso de um enxerto ósseo não vascularizado para a maxila. Drachter relatou o reparo de uma fenda alveolar utilizando osso tibial em 1914. Em seguida, Schmid relatou o fechamento cirúrgico da fístula nasolabial e a implantação de pequenos enxertos ósseos da crista ilíaca no espaço ósseo.

Jenwitheesuk K (2004)[28] fez estudos sobre a avaliação estética por leigos da técnica de Noordhoff' s de queiloplastia de fenda labial unilateral. A reparação cirúrgica bem sucedida da fenda labial unilateral é normalmente definida como tendo uma função orbicular normal e uma simetria quase perfeita do lábio e do nariz. É importante que a avaliação estética não seja avaliada apenas pela equipa cirúrgica, pois pode haver uma tendência para atribuir uma pontuação mais elevada. Deve também ser avaliada por membros da família e parentes na sua comunidade. No Hospital Srinagarind, descobrimos que a queiloplastia com a técnica de Noordhoff para fissura labial unilateral, com atenção especial ao reparo nasal primário, proporcionou o melhor resultado. No entanto, não dispúnhamos de parâmetros precisos para avaliar os resultados estéticos pelo público em geral. O objetivo deste estudo foi desenvolver um índice estético para a avaliação da correção da fissura labial unilateral completa pelo público em geral. As fotografias do resultado pós-operatório foram classificadas por observação direta e aleatória de vinte familiares dos pacientes no ambulatório, nenhum deles relacionado ao pessoal do departamento cirúrgico. As fendas labiais unilaterais completas foram reparadas pelo autor de março de 2002 a julho de 2003. A escala analógica de 1-10 foi avaliada separadamente do escore estético do nariz, lábio e aparência geral. Os resultados mostraram resultados moderados a bons. A pontuação média da aparência geral foi de 6,50-8,60, a estética da boca foi de 6,30-8,50 e a do nariz foi de 6,15-8,30.

Hodgkinson PD et al (2005)[29] fizeram estudos sobre a gestão de crianças com fenda labial e palatina: uma revisão que descreve a aplicação do trabalho em equipa multidisciplinar nesta condição, com base nas experiências de um centro regional de fenda labial e palatina no Reino Unido. O tratamento de crianças com fenda labial e palatina apresenta muitos desafios, mas também muitas recompensas. O envolvimento com estas crianças e as suas famílias começa frequentemente antes do nascimento e pode estender-se até ao final da idade adulta. Os indivíduos afectados apresentam uma multiplicidade de problemas e uma gestão eficaz envolve uma vasta gama de especialistas. O modelo atualmente aceite para prestar estes cuidados da forma mais adequada é a equipa multidisciplinar de fissuras. Trata-se de um grupo de indivíduos de diferentes origens especializadas que trabalham em estreita colaboração, não só para trazer os conhecimentos específicos de cada especialista para o doente da melhor forma, mas também para desenvolver uma compreensão dos requisitos e das competências especializadas dos outros membros da equipa para melhorar a prestação do pacote total. Foi sugerido que este sistema integrado de prestação de cuidados permite que os indivíduos da equipa funcionem de forma interdisciplinar, de modo a que todos os aspectos dos cuidados de saúde relativos à fenda possam ser prestados da forma mais integrada possível. Este modelo é aceite internacionalmente e muitos centros têm vindo a desenvolver lentamente os seus serviços neste sentido. No entanto, no Reino Unido, houve um período de mudança mais rápida estimulado por um relatório governamental (CSAG1) que levou a uma grande reorganização dos serviços de fissura em Inglaterra e no País de Gales, em particular.

Liao Y et al (2005)[30] efectuaram estudos para avaliar o efeito do momento da reparação do palato duro no crescimento facial em pacientes com fenda labial e palatina, com especial referência à base do crânio, maxila, mandíbula, relação maxilar e relação dos incisivos. Quinze estudos preencheram os critérios de seleção. Todos os estudos foram retrospectivos e não randomizados. Cinco estudos utilizaram cefalometria e moldes, sete utilizaram cefalometria e três utilizaram moldes. As deficiências metodológicas e a heterogeneidade dos estudos impediram conclusões importantes. A revisão sublinha a importância de mais investigação. Estudos prospectivos controlados e bem desenhados, especialmente visando resultados a longo prazo, são necessários para elucidar o efeito do tempo de reparação do palato duro no crescimento facial em pacientes com fissura labiopalatina.

Salyer KE et al (2005)[31] fizeram estudos sobre a filosofia, a técnica e a abordagem pessoal e em equipa para o tratamento de crianças com fendas labio-nariz unilaterais, com base em 36 anos de experiência. O tratamento da fenda labial unilateral, quase sem exceção, deve envolver a correção da deformidade nasal. Para obter excelentes resultados, o cirurgião deve integrar a técnica, o trabalho de equipa e o timing com base em protocolos multidisciplinares desenvolvidos ao longo dos anos. A técnica deve envolver a dissecção ampla dos elementos nasais e labiais da base esquelética anormal e a dissecção delicada, mas ampla, da cartilagem nasal para obter o contorno e a projeção da ponta. A equipa deve incluir e assimilar os pontos de vista cirúrgico, ortodôntico, fonoaudiológico e, quando necessário, ortognático para alcançar o resultado ideal. O objetivo final é levar a criança a uma aparência facial normal à distância de conversação. É importante perceber que o tratamento da fissura unilateral raramente é um procedimento de uma só vez, mas sim o culminar de várias intervenções precisamente calendarizadas na fase de crescimento da criança, desde a infância até à idade adulta.

Uetani M et al (2005)[32] realizou estudos sobre os efeitos de um programa cirúrgico voluntário a longo prazo num país em desenvolvimento: o caso do Vietname de 1993 a 2003. Este estudo avalia as actividades da Fundação Japonesa da Fenda Palatina de 1993 a 2003 no sul do Vietname. Avaliaram as tendências associadas à idade do paciente na primeira operação para reparação primária do lábio e do palato, utilizando os registos médicos dos pacientes. Este estudo consistiu em 790 pacientes com fenda labial e/ou palatina não sindrómica (FL/P). A idade média dos pacientes para a reparação do lábio foi reduzida de 14,0 anos em

1993 para 1,3 anos em 2003. Para a reparação do palato, a idade média foi reduzida de 13,5 anos em 1993 para 5,0 anos de 1999 a 2003. As distribuições etárias das reparações do lábio e do palato nos últimos anos tornaram-se mais pequenas do que as distribuições etárias em 1993. O número de pacientes adultos diminuiu ao longo do período. A Fundação Japonesa de Fenda Palatina contribuiu para baixar a idade da primeira operação de FL/P e para reduzir o número de pacientes adultos na província de Ben Tre, no sul do Vietname. No entanto, serão necessários apoios adequados para manter o tratamento da FL/P e para melhorar os cuidados de saúde apoiados localmente para os doentes com FL/P.

Cooper ME et al (2006)[33] realizaram estudos para determinar a prevalência de fendas à nascença entre as populações asiáticas, especificamente chinesas e japonesas, utilizando contagens brutas de estudos publicados não sobrepostos de populações asiáticas, e para investigar se as taxas de fendas asiáticas foram interpretadas com exatidão como sendo o dobro da taxa caucasiana. De um modo geral, as taxas de prevalência de fendas labiais não sindrómicas com ou sem fenda palatina em nados-vivos chineses e japoneses, com base nos relatórios publicados sobre a prevalência de nascimentos, são significativamente inferiores à taxa frequentemente citada de 2 por 1000 para os asiáticos.

Holberg C et al (2006)[34] realizaram estudos sobre a análise biomecânica da expansão maxilar em pacientes com fissura labiopalatina. O objetivo era realizar uma análise biomecânica comparativa da expansão maxilar de baixa força usando o aparelho quadhelix em pacientes com fissura e sem fissura. Também pretendiam determinar se um efeito esquelético transversal suficiente poderia ser alcançado entre pacientes com fissura usando o aparelho quadhelix. Foram criados três modelos de elementos finitos do viscerocrânio e do neurocrânio, nos quais foi simulada uma expansão transversal da maxila com o quadhelix (força transversal de 2 N). Os efeitos esqueléticos nas estruturas anatómicas da face média e da base do crânio foram muito mais acentuados nos modelos de simulação com fendas, em comparação com o estado morfologicamente normal. As expansões mais elevadas foram medidas para fendas palatinas bilaterais. Assim, a expansão medida na margem supraorbital foi de 4,7 deformações com uma fenda bilateral, 2,1 deformações com uma fenda unilateral e apenas 0,2 deformações com o estado morfologicamente normal. No caso de fendas ósseas bilaterais e também unilaterais, o efeito esquelético de uma expansão maxilar de baixa força com uma quadhelix nas estruturas anatómicas do viscerocrânio e do neurocrânio é muito maior do que no caso de indivíduos sem fendas. Na presença de uma fenda contínua na área da mandíbula e do palato, as forças ortodônticas (quadhelix) já são aparentemente suficientes para permitir uma expansão esquelética da maxila. A expansão maxilar com o aparelho quadhelix representa uma alternativa razoável ao uso de aparelhos convencionais de expansão rápida da maxila em pacientes com fissura.

Thom SA et al (2006)[3s] fizeram estudos sobre a função velofaríngea durante a vocalização em bebés. O objetivo deste estudo foi determinar a idade em que os bebés atingem o encerramento velofaríngeo durante a vocalização. Seis bebés saudáveis foram estudados mensalmente entre os 2 e os 6 meses de idade, enquanto interagiam com um dos pais e um investigador, e concluíram que o encerramento velofaríngeo para a emissão de sons semelhantes à fala aumenta com a idade, mas não está completo e ainda está em desenvolvimento aos 6 meses de idade. O fechamento velofaríngeo durante a infância pode ser influenciado pelas exigências de pressão do enunciado; no entanto, o apoio a esta especulação é mais forte para outros tipos de enunciados do que para os enunciados semelhantes à fala. O método utilizado neste estudo é promissor para a avaliação de bebés com suspeita de comprometimento velofaríngeo.

Palmieri A et al (2008)[36] fizeram estudos sobre medicamentos e fendas orofaciais não sindrómicas. Nesta revisão, analisaram o papel dos fármacos relacionado com o aparecimento da fenda. Os dados foram obtidos a partir de (i) estudos epidemiológicos (ii) modelos animais e (iii) investigações genéticas humanas. Estes estudos demonstraram uma relação entre certos fármacos (esteróides e anticonvulsivantes) tomados durante a gravidez e um maior risco de gerar descendentes com OFC, enquanto não foi demonstrada uma relação clara entre a aspirina e a OFC.

Noamany SE et al (2009)[37] realizaram estudos sobre a avaliação da reparação da fenda labial unilateral primária, propondo um sistema de pontuação. A fenda labial e/ou palatina é considerada a segunda anomalia congénita mais comum (a seguir ao pé boto), representando cerca de 13% de todas as anomalias congénitas e a incidência global é de 1 em 1.000 nados vivos. A operação ideal para a correção de uma fenda labial unilateral resultaria num lábio superior simétrico com o comprimento da coluna filtral de ambos os lados igual. A cicatriz deve espelhar-se para o lado oposto. Também não deve haver um pico no arco de Cupido no lado da fenda ou entalhe do vermelhão. Foram descritos diferentes métodos para a reparação da fenda labial. O método mais popular na reparação da fenda labial unilateral primária é a técnica de Millard. A técnica de Millard modificada deu-nos bons resultados em comparação com outras técnicas realizadas por nós, apesar de estas técnicas terem obtido bons resultados quando foram realizadas pelos próprios. A avaliação através da revisão dos registos dos doentes, da análise fotográfica e do questionário de satisfação dos doentes revelou resultados aceitáveis a longo prazo. Foram propostos muitos sistemas de pontuação para a avaliação do sucesso da reparação da fenda labial. No entanto, todos eles carecem de alguns aspectos de avaliação. Neste estudo, foi tentado um sistema de avaliação com o objetivo de cumprir todos os parâmetros, quer subjectivos, quer objectivos, para melhorar os resultados da fala e o crescimento precoce da maxila em doentes com fenda labial e palatina. Existem vários tipos de cirurgia palatina; cada centro de fissura escolhe sua própria técnica com base na experiência e filosofia de tratamento. O objetivo deste estudo foi comparar os resultados da fala e o crescimento maxilar em crianças com fissura labiopalatina após a reparação do palato com um procedimento de uma ou duas fases e identificar o melhor protocolo de tratamento. Em 24 crianças, o resultado da fala foi avaliado em relação à ressonância, escape nasal, articulações compensatórias, careta facial e fala espontânea. Além disso, foram comparados modelos de gesso de 15 crianças. Em 12 crianças, foi efectuado um procedimento em duas fases (grupo A): aos 9-12 meses de idade, uma veloplastia intraveolar para reparação do palato mole e, aos 24-36 meses de idade, um encerramento do palato duro com retalho bipediculado. Em 12 crianças, as mesmas técnicas foram utilizadas num procedimento de uma fase, com a idade de 9-12 meses (grupo B). As crianças do grupo B mostraram menos ressonância alterada e menos emissão nasal aos 4 anos de idade em comparação com as crianças do grupo A. Aos 6 anos, as crianças do grupo A tinham melhorado as suas capacidades de fala, mas não igualaram os resultados do grupo B. Nos modelos de estudo do grupo A, aos 6 anos de idade, a dimensão transversal (largura anterior e posterior da arcada dentária) era menor do que nos modelos do grupo B. A correção da fissura palatina em um estágio, aos 9-12 meses de idade, parece ter uma influência mais positiva no desenvolvimento da fala e no crescimento precoce da maxila do que o procedimento em dois estágios.

Agrawal K e Panda K (2010)[38] realizaram estudos sobre o calendário cirúrgico modificado para o tratamento primário da fenda labial e palatina nos países em desenvolvimento. Nos países em desenvolvimento, os pacientes com fenda labial e palatina (FLP) chegam tarde e existe o risco de abandono da palatoplastia funcionalmente importante após a reparação do lábio. Os pacientes podem estar abaixo do peso, anémicos e propensos a infecções recorrentes. Os objectivos deste estudo são reparar a fenda palatina num momento adequado e, em segundo lugar, evitar o abandono após a primeira cirurgia. Foi concebido um novo protocolo cirúrgico para doentes com FLP em que a fenda palatina é reparada pela primeira vez aos 6 a 9 meses de idade ou sempre que o doente se apresenta na clínica. A fenda labial é reparada 3 a 6 meses após a primeira cirurgia. Quando a reparação da fenda labial foi efectuada antes da reparação do palato (grupo do protocolo convencional) em 89 doentes com FLP, o intervalo médio entre a primeira e a segunda cirurgia foi de 290 dias. No entanto, quando o protocolo modificado foi seguido em 330 pacientes ao longo de 13 anos, o intervalo mediano foi de 193 dias (p, .0002). A redução do intervalo é estatisticamente significativa. Em oito doentes, a fístula palatina encontrada após a palatoplastia foi reparada durante a reparação da fenda labial, evitando assim uma terceira cirurgia. O cumprimento de duas cirurgias na FLP melhorou. Para além de alcançar o objetivo principal do novo protocolo, foram observadas várias vantagens. A reparação do palato foi mais fácil na presença de uma fenda labial não reparada. A reparação do palato anterior foi mais fiável, com uma incidência reduzida de fístula palatina anterior ou alveolar.

Demke JC e Tatum SA (2010)[39] realizaram estudos sobre a análise e a evolução dos princípios de rotação na reparação da fenda labial unilateral. A correção da fissura labial unilateral, ao longo do último século, tem visto tanto mudanças revolucionárias quanto refinamentos técnicos sutis. A técnica de rotação/avanço de Millard está entre as mais marcantes dessas inovações. Os autores analisaram a evolução da reparação da fenda labial unilateral, incluindo uma análise das reparações em linha reta, geométricas e do tipo rotação/avanço, ao mesmo tempo que analisaram atentamente o tema subjacente da rotação e a forma como os princípios comuns são evidentes nas diferentes técnicas. Uma análise da forma como o elemento medial da fenda labial é alongado nestas diferentes abordagens ilustra princípios comuns que, se aprendidos e aplicados, ajudarão tanto o cirurgião novato como o experiente a abordar a reparação da fenda labial unilateral na busca permanente de melhores resultados.

Meara JG et al (2011)[40] fizeram estudos sobre fenda labial unilateral e reparação nasal: técnicas e princípios. A Universidade de Ciências Médicas de Mashhad e o Sheikh Hospital em Mashhad patrocinaram um workshop sobre fenda labial e palatina de 30 de abril a 1 de maio de 2009. Durante o Workshop, 6 casos cirúrgicos foram transmitidos em direto para o público presente na conferência. Dois desses casos eram reparações de fendas labiais unilaterais. A técnica cirúrgica utilizada para reparar estes pacientes pelo autor principal (JGM) é uma técnica híbrida. Esta técnica evoluiu ao longo da última década em resultado da literatura cirúrgica anterior, bem como da observação em primeira mão de vários colegas cirurgiões. O manuscrito que se segue descreve a técnica cirúrgica utilizada no Cleft Workshop de uma forma faseada ou semelhante a um atlas. A parte técnica do artigo descreve o reparo da fissura labial unilateral e da deformidade nasal aproximadamente na ordem em que o primeiro autor normalmente realiza o procedimento. Mais importante ainda, a secção final do artigo detalha os princípios que formam a base para as técnicas descritas.

Akin H et al (2012)[41] realizaram estudos sobre a abordagem multidisciplinar para resultados estéticos, funcionais e de qualidade de vida em pacientes com fenda palatina mole. O fabrico da prótese obturadora de Suersen com estrutura de titânio é descrito no caso de um homem de 43 anos com ausência congénita de palato mole. O paciente apresentava palato mole aberto, fissura labiopalatina bilateral, má oclusão dentária de Classe III de Angle e mordida cruzada anterior e posterior. Foi tratado com uma abordagem multidisciplinar. Foi fabricada uma barra de Dolder entre os caninos superiores e foram preparadas coroas telescópicas para os pré-molares superiores. A relação dentária de Classe III de Angle foi reajustada para relação dente-dente; o fechamento da nasofaringe e orofaringe foi realizado pelo método de Suersen, o que melhora a fala.

Cheema SA et al (2012)[42] efectuaram estudos sobre a comparação dos resultados entre as técnicas de reparação de retalho linear e triangular no vermelhão na reparação da fenda labial unilateral. A cirurgia de reparação da fenda labial unilateral tem evoluído ao longo dos séculos. Muitos estudos dão detalhes desse processo de evolução de várias técnicas e suas modificações. Os objectivos foram comparar a reparação linear da técnica de avanço rotacional de Millard e a técnica do retalho triangular de Nordhoff, no vermelhão, na reparação da fenda labial unilateral. Este estudo analítico transversal foi realizado nos Departamentos de Cirurgia Plástica, no Instituto de Serviços de Ciências Médicas e no Complexo Hospitalar de Ensino WAPDA, em Lahore, de janeiro de 2004 a dezembro de 2011. Foram incluídos no estudo doentes que apresentavam deformidade unilateral do lábio leporino. Na parte inicial do estudo (2004-2008), apenas a reparação linear de Millard no vermelhão era a prática de rotina. Os últimos 40 casos consecutivos reparados com esta técnica durante este período foram selecionados para o estudo. De 2009 a 2011, os casos unilaterais foram operados com a reparação com retalho triangular de Nordhoff. Um grupo de 40 casos consecutivos reparados com esta técnica também foi selecionado para o estudo. Em ambos os grupos, o período pós-operatório foi superior a um ano. Os resultados foram comparados quanto à presença de entalhe na área do vermelhão reparado. Os resultados foram que o entalhe estava ausente em 29 casos (72%) tratados com a técnica de Millard, enquanto o grupo da técnica de Noordhoff apresentou um número maior de 34 casos (85%). No outro extremo, um entalhe de mais de 1 mm foi evidente em dois casos (5%) da técnica de Millard apenas e a técnica de Noordhoff não mostrou este entalhe largo no vermelhão. Da mesma forma, os dois subgrupos de entalhe de 0,5 mm e 0,5-1 mm apresentaram um número ligeiramente superior de casos no grupo tratado com a técnica de Millard (5 e 4 casos, respetivamente) em comparação com os casos tratados com a técnica de Noordhoff (3 casos em cada subgrupo). Concluiu-se que o reparo do vermelhão com retalho triangular de Nordhoff reduz as chances de entalhe ao mínimo devido à quebra do reparo linear no vermelhão e também ajuda na reconstrução de um vermelhão simétrico, trazendo o vermelhão do segmento lateral para o medial.

Hussein EA (2012)[43] efectuou estudos sobre pacientes com fendas labiais e palatinas que, normalmente, enfrentam uma multiplicidade de problemas, sendo o compromisso estético o mais notório, a má oclusão, a falta de dentes, a fístula oronasal, a patologia da fala e da audição também estão presentes na maioria dos pacientes com fendas; isto exige um tratamento multidisciplinar em várias especialidades médicas e dentárias que se estende desde o nascimento até à idade adulta, mas em fases separadas. Concluíram que os prestadores de cuidados de saúde devem seguir um protocolo para o tratamento de doentes com fissura e que a coordenação entre eles é um fator importante para o sucesso do tratamento da fissura.

Hussein EA (2012)[44] estudou a preparação ortodôntica para enxerto ósseo em pacientes com fenda palatina. Os pacientes com fenda palatina requerem cuidados multidisciplinares desde o nascimento até à idade adulta através de um trabalho de equipa de profissionais de saúde; o ortodontista desempenha um papel importante nesta equipa. O preenchimento do defeito ósseo na área da fenda com um enxerto ósseo requer uma preparação ortodôntica para expandir os segmentos palatinos colapsados; isto é melhor feito durante a dentição mista e antes da erupção do canino permanente. O melhor guia para o momento adequado do enxerto ósseo é o estágio de formação da raiz do canino em erupção mostrado por uma radiografia.

Ladeira PR e Alonso N (2012)[45] realizaram estudos sobre protocolos no tratamento da fissura labiopalatina para encontrar decisões clínicas sobre o tratamento da fissura baseadas em ensaios clínicos randomizados (ECRs). Dos 170 artigos encontrados nas buscas, 28 foram considerados adequados para orientar a prática clínica. Foi encontrado um número escasso de ECRs abordando o tratamento da fissura. As abordagens clínicas experimentais analisadas nos 28 artigos foram: ortopedia infantil, acetaminofeno retal, bloqueio palatino com bupivacaína, bloqueio do nervo infraorbital com bupivacaína, distração osteogênica, fosfato sódico de dexametasona intravenosa e alveoloplastia com proteína morfogenética óssea-2 (BMP-2). As conclusões foram que foram encontrados poucos ensaios clínicos randomizados e controlados abordando o tratamento da fissura, e menos ainda relacionados ao reparo cirúrgico dessa deformidade. Portanto, há necessidade de mais colaborações multicêntricas, principalmente na área cirúrgica, para reduzir a variedade de modalidades de tratamento e garantir que o paciente com fissura receba uma prática clínica baseada em evidências.

Rocha R et al (2012)[46] realizaram estudos sobre o protocolo de tratamento ideal para pacientes com fissura labiopalatina da dentição mista para a permanente. Uma menina com má oclusão de Classe III de Angle, mordidas cruzadas anterior e posterior, perfil côncavo e fissura labiopalatina procurou tratamento ortodôntico. Ela foi tratada com um protocolo terapêutico multidisciplinar, incluindo procedimentos ortodônticos e cirúrgicos. Os objetivos propostos de oclusão, função normal e perfil equilibrado foram alcançados, e esses resultados permaneceram estáveis 4 anos após o tratamento.

Willadsen E (2012)[47] efectuou estudos para investigar a influência do momento do encerramento do palato duro no desenvolvimento precoce da fala, dos 18 meses aos 3 anos de idade. Trinta e quatro crianças com fenda labial e palatina unilateral (FLPU) com fechamento do véu palatino aos 4 meses de idade e fechamento do palato duro aos 12 meses (reparo precoce do palato duro, HPR precoce) ou 36 meses (palato duro tardio não reparado, HPU tardio) por atribuição aleatória. Trinta e cinco crianças de controlo foram emparelhadas por sexo e idade. Aos 18 meses, o grupo da HPU tardia produziu menos paragens labiais e mais paragens velares do que o grupo da HPR precoce. Ao contrário do grupo HPR precoce, o grupo HPU tardio produziu menos vocalizações, consoantes e consoantes permitidas em posição inicial de palavra do que o grupo de controlo. Além disso, ambos os grupos com fenda palatina tinham um vocabulário produtivo mais pequeno do que o grupo de controlo, mas, ao contrário do grupo HPR precoce, o grupo HPU tardio produziu um menor número de palavras em interação social do que o grupo de controlo. Aos 3 anos de idade, o grupo HPU tardio tinha um sistema fonológico (severamente) restrito e produzia mais caraterísticas de fala com fissura do que o grupo HPR precoce. O momento cirúrgico da reparação do palato duro num procedimento em duas fases parece ter influência no desenvolvimento precoce da fala em crianças com fenda palatina.

Zayed EF et al (2012)[48] fizeram estudos sobre a reparação da fenda labial unilateral: experiência com a Técnica de Millard e introdução ao conceito de Reparação das Zonas Juncionais. A fenda labial unilateral é uma deformidade complexa. A correção cirúrgica tem evoluído desde a reparação em linha reta, passando pelas reparações triangulares e quadrilaterais, até à técnica de avanço rotacional de Millard. Foram efectuados estudos sobre a correção da fenda labial unilateral em oitenta e quatro doentes e utilizada a técnica de Millard e a sua modificação em 50 doentes. Introduziu o conceito de zonas conjunturais na reparação da fenda labial unilateral utilizando ideias diferentes de uma variedade de técnicas previamente descritas; este conceito foi utilizado na reparação da fenda labial unilateral em 34 pacientes. De acordo com as observações anatómicas e histológicas, a porção cutânea do lábio é classificada em zona principal e zona plana, e o vermelhão em zona seca e zona de transição. Para a zona principal, foram utilizados os princípios de avanço de rotação para a parte superior e de plastia em Z para a parte inferior. O fecho em linha reta é utilizado para a zona cutânea plana e a zona seca do vermelhão. Retalho mucoso de base lateral utilizado para aumentar a zona de transição deficitária do vermelhão no segmento medial do lábio leporino. Foi possível obter um alinhamento adequado do arco de Cupido e uma aparência filtral simétrica. Esta técnica é simples de desenhar, fácil de aplicar e de aprender, com maior flexibilidade e precisão. O alongamento e o aumento do lábio leporino podem ser conseguidos utilizando diferentes princípios em diferentes zonas anatómicas.

Mednick L et al (2013)[49] descreveram e compararam as crenças causais associadas à fenda labial e/ou palatina em vários países diferentes. Foi realizado um inquérito transversal entre duzentos e setenta e nove pacientes adultos e pais de crianças com fendas labiais e/ou palatinas no Quénia, Rússia, Camboja, Índia, Egito e Peru. Como parte de um estudo mais alargado, foi criado um questionário semiestruturado para explorar as percepções da fenda, os sistemas de crenças que afectam essas percepções e as reacções sociais a indivíduos com fendas. Os resultados foram agrupados por categoria (ambiente, culpa própria, sobrenatural, acaso, desconhecido ou outro) e tipo de locus de controlo (externo, interno ou desconhecido). Os resultados indicaram uma diferença significativa por país, tanto para a categoria de atribuição causal ($P < 0,001$) como para o tipo ($P < 0,001$). Esta diferença manteve-se nas análises multivariadas, que controlaram as diferenças entre os países em termos de variáveis demográficas. Este estudo fornece evidências de que as atribuições causais para fissuras são influenciadas pela cultura. Como as crenças prejudiciais sobre a causa podem continuar a ter impacto nos indivíduos afectados e nas suas famílias, mesmo depois de uma reparação, é insuficiente fornecer apenas cuidados cirúrgicos. O cuidado de toda a pessoa deve incluir tentativas de mudar crenças culturais mal informadas através da educação da comunidade em geral.

Thomas C (2013)[50] realizou estudos sobre rinoplastia primária para a deformidade da fenda. As deformidades nasais inerentes à fissura labial são desafiadoras. Existe controvérsia quanto ao melhor momento para tentar a correção cirúrgica deste problema nasal. Atualmente, a opinião está a reforçar-se para a correção destas deformidades nasais juntamente com a correção da fenda labial, quer através de uma técnica fechada, quer através de uma técnica de rinoplastia de ponta aberta ou aberta externa. A técnica de rinoplastia de ponta aberta tem a vantagem adicional de permitir um reposicionamento preciso e uma estabilização segura das principais estruturas anatómicas, tais como as cartilagens alares inferiores, sob visão direta, e as incisões deste procedimento podem ser realizadas através das incisões ocultas do bordo das narinas sem quaisquer cicatrizes residuais. Na sequência da introdução da rinoplastia de ponta aberta aquando da reparação do lábio em doentes com fenda labial e palatina, foi decidido experimentar esta técnica com pequenas modificações no tratamento da fenda labial e palatina no Departamento de Cirurgia Plástica e Reconstrutiva do Hospital Khoula, Muscat, Sultanato de Omã. Desde 1994, mais de 75 novos pacientes com fenda labial e palatina são operados anualmente. Apenas as fendas labiais completas unilaterais e bilaterais com deformidades nasais grosseiras são selecionadas para este estudo, uma vez que as deformidades nasais são mínimas nas fendas labiais incompletas. Convencionalmente, hesita-se em fazer uma correção radical do nariz nos doentes com fenda labial devido ao receio de um possível atraso no crescimento. A presente técnica, embora obtenha constantemente excelentes resultados pós-operatórios, não implica mais trauma para o complexo cartilagíneo do que qualquer uma das técnicas convencionais de rinoplastia fechada. Os resultados obtidos por este método parecem ser superiores aos das técnicas de rinoplastia fechada e não se nota qualquer atraso no crescimento nasal.

Wang X (2013)[51] efectuou estudos sobre a cirurgia de reparação combinada da fenda labial e da fenda palatina. A reparação cirúrgica é o único método de tratamento para pacientes com fenda labial ou palatina. A cirurgia do lábio leporino é normalmente efectuada quando a criança tem 3 a 6 meses de idade, enquanto a reparação da fenda palatina é feita entre os 2 e os 3 anos de idade, a fim de permitir que o palato mude à medida que a criança cresce.

Abeleira MT et al (2014)[52] realizaram estudos sobre o tratamento ortodôntico de crianças com deficiência, com base no levantamento das atitudes e da satisfação geral dos pais. O objetivo deste estudo foi analisar a motivação, as expectativas e a satisfação geral com o tratamento ortodôntico entre os pais de pacientes com deficiência. Os pais de 60 crianças espanholas com deficiência física, mental e/ou sensorial, submetidas a tratamento ortodôntico, foram inquiridos sobre as atitudes em relação ao tratamento ortodôntico e o nível de satisfação com os resultados. O inquérito consistia em 23 perguntas em 4 secções: atitude e adaptação, benefícios, efeitos adversos e nível de satisfação após a conclusão do tratamento ortodôntico. Foi também inquirido um grupo de controlo constituído por pais de 60 crianças saudáveis submetidas a tratamento ortodôntico na mesma instituição. Os pais de crianças deficientes em tratamento ortodôntico mostraram um elevado nível de motivação e estão dispostos a colaborar nos procedimentos de higiene oral. A adaptação aos aparelhos removíveis foi pior nas crianças com deficiência, mas a adaptação aos aparelhos fixos foi excelente. O tratamento ortodôntico pode proporcionar uma melhoria significativa na qualidade de vida, nas relações sociais e na funcionalidade oral das crianças com deficiência. Entre os pais de crianças deficientes submetidas a tratamento ortodôntico, o nível de satisfação geral percebido foi muito elevado e as expectativas foram frequentemente excedidas.

Cudzilo D (2014)[53] realizou estudos sobre o tratamento ortodôntico de pacientes com fissura labiopalatina no Instituto Materno Infantil de Varsóvia. Com base em muitos anos de investigação multidisciplinar relacionada com crianças e adolescentes com fenda labial e palatina que foram submetidos a uma cirurgia de um passo no Instituto da Mãe e da Criança de Varsóvia (IMC), foram desenvolvidas normas de tratamento ortodôntico para este grupo. A avaliação ortodôntica padrão do IMC é efectuada em crianças com 5, 10 e 15 anos de idade. Esta avaliação envolve um exame clínico, a preparação de modelos de diagnóstico, documentação fotográfica, bem como um exame radiográfico que inclui um pantomograma, uma radiografia cefalométrica lateral e, se necessário, também uma tomografia computorizada. O tratamento é realizado como parte do programa de cuidados ortodônticos para crianças com distúrbios craniofaciais congénitos e dura desde a primeira consulta da criança no IMC até à conclusão do tratamento ortodôntico aos 18 anos de idade.

Farronato G et al (2014)[54] estudaram como vários protocolos cirúrgicos da fenda labial e palatina unilateral influenciam o crescimento facial e possíveis problemas ortodônticos e o melhor momento para o reparo do lábio, palato e alvéolo. A fenda lábio-palatina é uma doença congénita do crescimento de etiologia desconhecida, provavelmente ligada a causas genéticas e externas. O objetivo deste trabalho consiste em apresentar os efeitos dessas doenças no crescimento craniofacial e os protocolos cirúrgicos descritos na literatura. Foram selecionados os artigos de revisão de literatura realizada pelo Medline no período de 1998 a 2011. As palavras-chave da pesquisa foram "cleft lip palate", "cleft lip palate facial growth", "cleft lip palate surgery". Os critérios de inclusão foram artigos que analisaram os protocolos cirúrgicos e o crescimento das fissuras labiopalatinas unilaterais, o tempo de reparo do lábio, palato e alvéolo. Foram excluídos relatos de caso, estudos sem grupo controle na amostra e os demais tipos de publicação como tese ou apresentação em congresso. 60 artigos atenderam aos critérios de seleção da pesquisa. Os resultados mostraram que a fissura labiopalatina é um dos defeitos congénitos mais comuns que necessita de uma longa reabilitação entre o nascimento e a idade adulta. Vários autores apresentaram protocolos e tempos cirúrgicos. Os efeitos dessas doenças no crescimento craniofacial e a importância da intervenção precoce foram descritos.

Prasad V et al (2016)[55] descreveram o tratamento multidisciplinar com foco na abordagem ortodôntica abrangente para melhorar a estética facial em pacientes com fissura labial e palatina. A fenda labial e palatina (FLP) é uma das deformidades craniofaciais congénitas mais prevalentes. A FLP pode resultar em deficiências que estigmatizam o indivíduo e têm um impacto na saúde, nas emoções e nas interações sociais. Descreveram a abordagem ortodôntica abrangente no tratamento da fissura unilateral do lábio e do palato. Também enfatizam a importância da intervenção ortodôntica para melhorar a estética facial em pacientes com FLP.

A fenda labial ocorre em aproximadamente um em cada 500-1.500 nados vivos. Entre a população com fenda labial e palatina, o diagnóstico mais comum é: -

1. Fenda labial e palatina em 46%, seguida de fenda palatina isolada em 33%, depois fenda labial isolada em 21%.
2. A maioria das fendas labiais bilaterais (86%) e unilaterais (68%) está associada a uma fenda palatina.
3. As fendas unilaterais são nove vezes mais comuns do que as fendas bilaterais e ocorrem duas vezes mais frequentemente no lado esquerdo do que no direito.
4. A fenda labial e palatina afecta predominantemente o sexo masculino, enquanto a fenda palatina isolada ocorre mais frequentemente no sexo feminino.
5. Esta heterogeneidade racial não é observada para a fenda palatina isolada, que tem uma incidência global de 0,5 por 1.000 nados vivos.[56,57]

Variação racial

Existe um gradiente racial distinto na incidência de fendas labiais e palatinas, mas há apenas uma pequena diferença na incidência de fendas palatinas isoladas. A incidência da fenda labial e palatina combinada variou entre 0,3 e 4,9 por 1000 nados-vivos e entre 0,1 e 1,87 para a fenda palatina isolada. Mas na Índia a incidência de fenda labial e palatina variou entre 0 e 1,90 por 1000 nados-vivos. Esta incidência de fendas labiais e palatinas está a aumentar. Na terceira metade deste século, a incidência era de 1:1000 nados-vivos e, nas últimas décadas, aumentou para 1,5 a 2:1000 nados-vivos. O gradiente racial na incidência de fenda labial e palatina é apresentado na **Tabela 1.**

Quadro 1 Incidência da fenda labial e palatina em diferentes raças

Caucasian	1:500 to 1:600 live births
Africans	1:1055 live birth
Negroes	1:1170 live birth
Japanese	1:373 live birth
American-Indian	1:276 live birth
Indonesia	1:600 live birth
Chinese	1:1000 live birth
Indian	1.7:1000 live birth
Afghani	4.9:1000 live birth

Variação sazonal

Edwards encontrou uma taxa de natalidade mais elevada em março para bebés com fenda labial em Inglaterra. Charlton encontrou uma taxa de incidência mais elevada em março para fendas labiais isoladas na Austrália; mas para todos os tipos de fendas, os meses de abril e agosto foram os mais elevados. Charlton encontrou a maior incidência de fendas em janeiro nos EUA. No Japão, porém, a incidência mais baixa foi registada nos meses de dezembro a fevereiro e a mais elevada nos meses de março e maio. Contudo, não se conhece a causa exacta para explicar esta variação sazonal da fenda labial e palatina.

Diferenças entre os sexos

Carter e Woolf encontraram uma taxa de ocorrência de fissuras um pouco mais elevada no sexo feminino do que no masculino. No caso da fenda labial e palatina combinada, os homens foram mais afectados do que as mulheres. No caso da fenda isolada do palato, as mulheres foram mais afectadas do que os homens. No entanto, a gravidade do defeito era maior no sexo masculino.[58]

O desenvolvimento da face, do lábio e do palato é melhor compreendido através da embriologia, da biologia do desenvolvimento e da biologia molecular. A morfogénese da região facial depende em grande medida da diferenciação atempada, da migração dirigida e da proliferação selectiva destas células da crista, que surgem como produto da formação do tubo neural, à medida que este se separa progressivamente da pele sobrejacente ao longo do eixo dorsal do corpo. As células da crista da região do mesencéfalo em desenvolvimento migram para as regiões faciais superiores, enquanto as células da crista do rombencéfalo migram seletivamente para as regiões faciais inferiores. É importante notar que, uma vez que as células da crista migram para regiões faciais específicas, elas se diferenciam em células mesenquimais que subsequentemente dão origem ao tecido conjuntivo e às células musculares dessas regiões faciais específicas. Quando o eixo cefalocaudal do embrião é estabelecido, cerca de 14 dias após a conceção, o campo de desenvolvimento facial é uma das primeiras regiões da cabeça a aparecer. No centro desta região encontra-se uma discreta placa de tecido bilaminar, denominada membrana orofaríngea, cuja estrutura e localização marca a junção entre o ectoderma oral e o tubo digestivo endodérmico. Uma vez concluída a apoptose da membrana orofaríngea às 4 semanas, existe uma continuidade direta entre os espaços da cavidade oral primitiva e as regiões faríngeas do tubo digestivo.[59]

Às quatro semanas, uma série de elevações da superfície lateral, chamadas arcos faríngeos, tornam-se bastante proeminentes no lado lateral da cabeça. Os arcos faríngeos contribuem significativamente para a formação da face, do palato e das estruturas associadas. A maioria das malformações congénitas da cabeça e do pescoço tem o seu início durante a transformação celular dos arcos faríngeos nos seus derivados adultos. Por exemplo, os quistos e fístulas branquiais podem ocorrer nos raros casos em que as fendas faríngeas (ou branquiais) humanas não se alisam no lado lateral do pescoço. O primeiro arco faríngeo, muitas vezes chamado de arco mandibular, desenvolve-se como duas elevações em torno da abertura oral que foi preenchida anteriormente pela membrana orofaríngea. As regiões maiores e inferiores deste arco formam grande parte da anatomia mandibular, martelo e bigorna, enquanto as regiões menores e superiores do primeiro arco, de cada lado da abertura oral, dão origem à anatomia do lábio superior, dentes, maxila, osso zigomático e porções escamosas do osso temporal. O segundo arco faríngeo está localizado abaixo do primeiro arco e é frequentemente chamado de arco hioide, pois contribui significativamente para a formação do osso hioide e de um dos três ossículos do ouvido médio, chamado estribo.

Esses dois arcos faríngeos, como cada um dos outros quatro arcos faríngeos, são separados um do outro por um sulco faríngeo superficial que cresce para dentro para encontrar uma bolsa endodérmica da região faríngea em desenvolvimento, ou seja, a primeira bolsa faríngea. As margens elevadas à volta do primeiro sulco faríngeo desenvolvem-se através da proliferação selectiva de células mesenquimatosas por baixo da pele em seis inchaços mesenquimatosos separados, denominados colinas auriculares. Progressivamente (a partir do primeiro e do segundo arcos faríngeos), estes outeiros auriculares aumentam de tamanho, migram e consolidam-se através da atividade celular programada, acabando por dar origem ao ouvido externo, ou aurícula. A falha no desenvolvimento normal dos pavilhões auriculares pode resultar em aurículas de tamanho, forma e posição anormais, como se observa numa variedade de defeitos congénitos craniofaciais isolados e sindrómicos, por exemplo, síndrome do primeiro e segundo arcos branquiais, microssomia hemifacial e microtia.

QUADRO 2 Cronologia dos principais acontecimentos embrionários

Stage	Postconception Age	Craniofacial Features
6	14 days	Primitive streak appears; oropharyngeal membrane forms
8	17 days	Neural plate forms
9	20 days	Cranial neural folds elevate; otic placode appears
10	21 days	Neural crest migration commences; fusion of neural folds; otic pit forms
11	24 days	Frontonasal prominence swells; first arch forms; wide stomodeum; optic vesicles form; anterior neuropore closes; olfactory placode appears
12	26 days	Second arch forms; maxillary prominences appear; lens placodes commence; posterior neuropore closes; adenohypophysial pouch appears
13	28 days	Third arch forms; dental lamina appears; fourth arch forms; oropharyngeal membrane ruptures
14	32 days	Otic and lens vesicles present; lateral nasal prominences appear
15	33 days	Medial nasal prominences appear; nasal pits form-widely separated, face laterally
16	37 days	Nasal pits face ventrally; upper lip forms on lateral aspect of stomodeum; lower lip fuses in midline; retinal pigment forms; nasolacrimal groove appears, demarcating nose; neurohypophysial evagination
17	41 days	Contact between medial nasal and maxillary prominences, separating nasal pit from stomodeum; upper lip continuity first established; vomeronasal organ appears
18	44 days	Primary palate anlagen project posteriorly into stomodeum; distinct tip of nose develops; eyelid folds form; retinal pigment; nasal pits move medially; nasal alae and septum present; mylohyoid, geniohyoid and genioglossus muscles form
19	47-48 days	Nasal fin disintegrates; (failure of disintegration predisposes to Cleft lip); the rima oris of the mouth diminishes in width; mandibular ossification commences
20	50-51 days	The lidless eyes migrate medially; nasal pits approach each other; ear hillocks fuse
22	54 days	The eyelids thicken and encroach upon the eyes; the auricle forms and projects; the nostrils are in definitive position
23	56-57 days	Eyes are still wide apart but eyelid closure commences; nose tip elevates; face assumes a human fetal appearance; head elevates off the thorax; mouth opens; palatal shelves elevate; maxillary ossification commences
Fetus	60 days	Palatal shelves fuse; deciduous tooth buds form; embryo now termed a fetus

As novas informações centram-se claramente na génese, no comportamento e nos resultados do desenvolvimento de muitos tipos de células craniofaciais "blocos de construção" ao longo do seu tempo de vida. Estes fenómenos fundamentais incluem padrões de sinalização precoce do ADN, organizadores genéticos e bioquímicos, diferenciação nuclear e celular, proliferação, migração e padrões de comportamentos interactivos a nível intracelular, da superfície celular e da matriz extracelular. As interrupções completas ou parciais de qualquer um destes fenómenos ou da sua combinação têm sido implicadas na identificação das causas etiológicas e patogénicas dos defeitos congénitos dos mamíferos, incluindo os das regiões craniofaciais humanas. Deve ser dada especial atenção às células da crista neural, uma vez que contribuem fortemente para a morfogénese craniofacial. Estas importantes células de "blocos de construção" surgem nas fases finais da formação do tubo neural embrionário. O fator de transcrição *OTX2*, os padrões específicos de proliferação e migração da crista neural para os arcos faríngeos são controlados por quatro membros de proteínas de domínio doméstico denominadas genes *HOX* (A-D). Outro fator que se pensa ser crítico na migração das células da crista neural é a perda de adesividade célula-a-célula, que está associada à perda de moléculas de adesão celular (CAMs) caraterísticas do tubo neural. Após a conclusão das migrações das células da crista craniofacial e a diferenciação em estruturas específicas (como os ossos do esqueleto facial), as CAMs são novamente expressas.

Pensa-se que as células da crista craniofacial se deslocam através de espaços intercelulares sem células e de vias com elevados níveis de moléculas de matriz extracelular. As migrações são facilitadas pela presença de substratos moleculares como a fibronectina, a laminina, o colagénio de tipo IV e outras moléculas da matriz extracelular na via (por exemplo, proteoglicanos ricos em sulfato de condroitina) podem impedir ou bloquear a migração normal das células da crista neural, o que pode levar a uma série de malformações craniofaciais Existem duas famílias de células da crista, ou seja, as células da crista neural craniana e do tronco.[60]

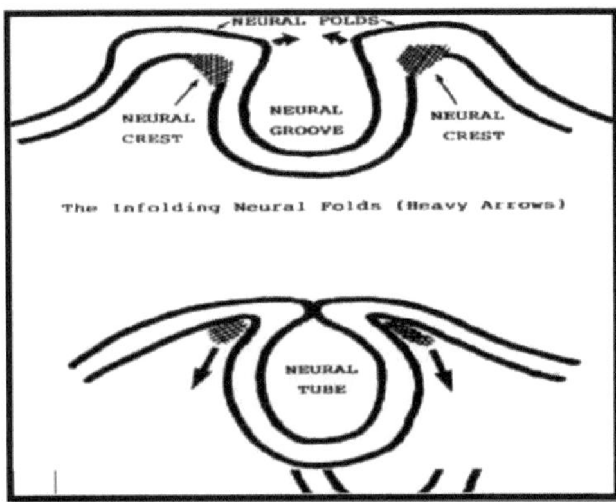

Fig.4 As dobras nucleares de inflexão

As células da crista neural craniana são um componente importante da extremidade cefálica do embrião e diferenciam-se numa grande variedade de tipos de células e tecidos, incluindo os tecidos conjuntivo, esquelético, dentário e muscular da face. As células não têm a capacidade de se diferenciar em tecidos esqueléticos. Surgem das regiões mais cefálicas do tubo neural e migram ventralmente para os arcos faríngeos adjacentes às regiões superiores do tubo intestinal embrionário. Nas regiões do rombencéfalo, as células da crista neural surgem de oito regiões segmentadas de cada lado do rombencéfalo (rombencéfalo) chamadas rombómeros (numeradas Rl-R8) e migram subsequentemente para arcos faríngeos específicos. As células da crista dos centros Rl e R2 migram para o primeiro arco faríngeo e desempenham um papel importante na formação da cartilagem de Meckel e dos ossículos auditivos martelo e bigorna que se desenvolvem a partir dela. As células da crista de R4 migram para o segundo arco e contribuem para a formação do estribo, do processo estiloide, do corno menor e da metade superior do corpo do osso hioide. As células da crista de R6 e R7 migram para o terceiro arco, e as de R8 migram para o quarto e sexto arcos faríngeos. Existem poucas evidências que demonstrem que as células da crista dos centros romboméricos R3 e R5 desempenham qualquer papel significativo na morfogénese craniofacial humana. Existe uma ligação específica entre os genes HOX e os arcos faríngeos; os derivados morfológicos resultantes destas ligações dependem também de interações epiteliais-mesenquimatosas e incluem a sinalização molecular do ectoderma de superfície que cobre os arcos, especificamente o fator de crescimento dos fibroblastos. Foi demonstrado que os genes *Sonic hedgehog (Shh)* e alguns retinóides regulam a expressão normal do gene *HOX* nos arcos faríngeos associados a uma variedade de eventos de desenvolvimento, incluindo o desenvolvimento da placa neural e a formação do padrão corporal craniocaudal. A diferenciação, proliferação e migração defeituosas da crista neural craniana têm sido associadas a uma variedade de defeitos de desenvolvimento, ou seja, às chamadas neurocristopatias. As deficiências e os excessos de retinóides, por exemplo, podem perturbar a proliferação e a migração de células específicas da crista neural, resultando em defeitos craniofaciais, por exemplo, fendas labiais e palatinas. No que se refere às anomalias estruturais da síndrome de DiGeorge com delecção do cromossoma 22, a patogénese fundamental desta síndrome clínica tem sido associada a defeitos nas células da crista neural craniana do terceiro e quarto arcos faríngeos e do trato de saída do coração. Outras neurocristopatias cranianas incluem a vasta gama de anomalias craniofaciais da família da displasia frontonasal, a síndrome de Treacher Collins (disostose mandibulofacial), a sequência de Robin, a síndrome de Waardenburg (tipos I e III) e a neurofibromatose (doença de von Recklinghausen).

A ausência completa da aurícula (anotia) é um fenómeno raro. As células dentro dos arcos são supridas por pares de vasos sanguíneos, chamados arcos aórticos, que distribuem o sangue do coração embrionário para cima, através do tecido de cada arco, em direção ao cérebro e depois para baixo, para o corpo. Nem todos os arcos aórticos persistem nos seres humanos. Os arcos aórticos do terceiro, quarto e sexto arcos aórticos persistem e tornam-se muito modificados ao longo do período embrionário, à medida que são reconstituídos como as artérias carótidas comuns que irrigam o pescoço, a face e o cérebro. Por volta das 7-8 semanas, quando as prateleiras palatinas embrionárias estão a passar pelas suas fases mais críticas de elevação e fecho, ocorre uma mudança importante no fornecimento de sangue primário à face e aos tecidos palatinos da carótida interna para o sistema arterial da carótida externa. Essa transição envolve um shunt vascular temporário entre os sistemas carotídeo interno e externo fornecido pela artéria estapediana. A não formação da artéria estapediana ou a não ocorrência de uma transição completa e atempada tem sido uma hipótese para identificar a patogénese de condições como a fenda palatina e a disostose mandibulofacial. A morfogénese continuada das proeminências faciais depende fortemente da migração, proliferação e diferenciação contínuas das células da crista neural, sob a direção de morfogénios do desenvolvimento, até ao momento em que as proeminências faciais, ou primórdios, são claramente identificáveis como a proeminência frontonasal mediana única, proeminências maxilares emparelhadas de cada lado do processo frontonasal e duas proeminências mandibulares por baixo da abertura oral. A forma e o tamanho dessas proeminências, bem como o desenvolvimento das estruturas esqueléticas e musculares específicas de cada arco faríngeo, dependem criticamente da viabilidade e diferenciação contínuas das células da crista neural, que são especialmente sensíveis a teratógenos, por exemplo, cortisona e ácido retinóico. No início da quinta semana, manchas ovais de ectoderma cutâneo laterais à proeminência frontonasal mediana interagem com tecido cerebral para desencadear uma interação ecto-ectodérmica que resulta no desenvolvimento dos dois placódios nasais espessos localizados nas regiões ventrolaterais da proeminência frontonasal.

As células mesenquimais derivadas da crista neural ao longo das margens dos placódios nasais proliferam rapidamente para produzir elevações em forma de ferradura ao redor do placódio, chamadas de proeminências nasais mediais e laterais, cujo crescimento rápido e contínuo forma gradualmente as fossas nasais, ou narinas primitivas. O crescimento para a frente de cada processo nasal lateral forma a asa do nariz, enquanto o processo nasal medial contribui para a formação da ponta do nariz, da columela, do filtro, do tubérculo e do frênulo do lábio superior, e de todo o palato primário. Através do processo de crescimento relativo nessa área, os placódios nasais gradualmente "afundam" até a profundidade de cada fossa nasal. A falha no desenvolvimento completo do nariz está associada à falha no desenvolvimento de ambos os placódios nasais.

Uma segunda interação importante entre pele e cérebro dá origem a espessamentos localizados do ectoderma superficial em cada lado da cabeça do embrião, que formarão a lente ótica, a retina e o nervo ótico. A migração medial contínua das proeminências maxilares de ambos os lados também move as proeminências nasais mediais em direção à linha média e umas às outras. No final da sexta semana, cada proeminência maxilar se mistura, ou se funde, com a proeminência nasal lateral ao longo de uma linha que demarca o futuro sulco e ducto nasolacrimal. Este evento estabelece então a continuidade entre o lado do nariz, ou região alar, formada pela proeminência nasal lateral com a região da bochecha formada pela proeminência maxilar. Uma combinação de números reduzidos de células e migração anormal de células mesenquimais pode levar à fusão ou consolidação anormal das proeminências nasais maxilar e lateral. Embora seja pouco frequente, isto pode levar a defeitos faciais envolvendo fendas faciais oblíquas, sulcos nasolacrimais persistentes e falha no desenvolvimento do ducto nasolacrimal.

Macman identificou cinco processos faciais que se fundem para formar a face central, migrando a partir das suas posições laterais: superiormente o processo frontal, lateralmente os processos maxilares emparelhados e inferiormente os processos mandibulares emparelhados. Os processos maxilar e mandibular também formam os lábios e as bochechas, os maxilares superior e inferior. A proeminência fronto-nasal forma a testa e o dorso nasal.

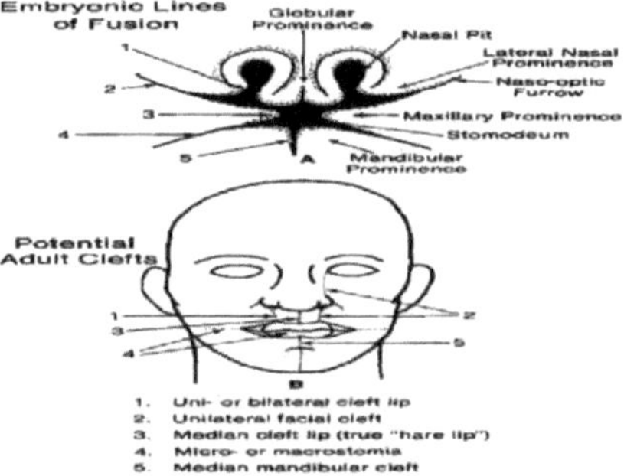

Fig. 5: Linhas embrionárias de fusão.

Uma fenda labial unilateral resulta da falha da fusão da proeminência nasal medial com o processo maxilar. Uma fenda labial bilateral resulta da falha de fusão das proeminências nasais mediais fundidas com a proeminência maxilar de cada lado. Como resultado, as proeminências nasais mediais fundidas (processos globulares) são frequentemente bastante proeminentes, uma vez que não são limitadas lateralmente pela ligação às proeminências maxilares.

Mais lateralmente, as proeminências maxilar e mandibular unem-se nas comissuras laterais da boca. A falha na união destas proeminências produz macrostomia, devido a uma fenda da comissura lateral. Trata-se de uma fenda de Tessier número 7. Outra fenda facial rara é a fenda labial mediana, que se deve à fusão incompleta das proeminências nasais mediais na linha média e resulta num nariz bífido. Esta é uma fenda de Tessier número 0. A falha das proeminências mandibulares em se unirem na linha média produz um defeito central do queixo, referido como uma fenda de Tessier número 30.

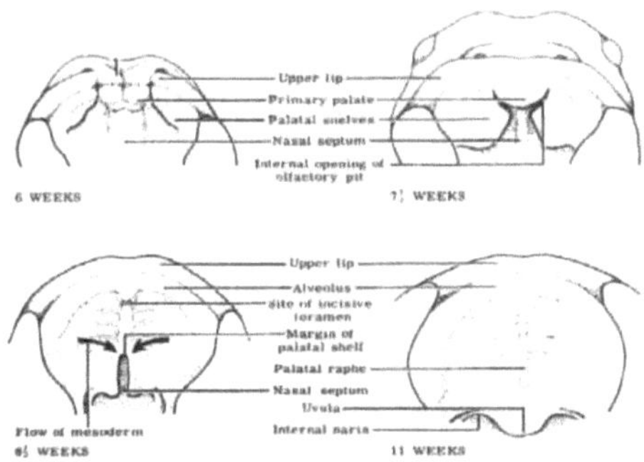

Fig. 6: Crescimento palatal normal.

O palato representa tanto a proeminência frontonasal quanto a maxilar, com a interface entre as duas tornando-se a junção dos palatos primário e secundário. O processo palatino mediano é derivado da proeminência frontonasal e é formado a partir da fusão das proeminências nasais mediais. Os processos palatinos laterais são derivados da proeminência maxilar de cada lado. Todos estes três elementos estão inicialmente muito separados uns dos outros devido à orientação vertical dos processos palatinos laterais, localizados em ambos os lados da língua. Durante a 8ath semana, a orientação dos processos palatinos laterais altera-se de vertical para horizontal, para iniciar a sua fusão. O epitélio da borda medial das prateleiras palatinas degenera, permitindo a coalescência mesenquimal das prateleiras palatinas. A fusão ocorre então entre os processos palatinos laterais e o processo palatino mediano. O septo nasal, que é um crescimento descendente da proeminência nasal medial, também se funde com o palato em desenvolvimento. Os processos palatinos medianos subsequentemente dão origem à porção pré-maxilar da maxila e formam o palato primário. A ossificação ocorre no palato primário e na porção anterior do palato secundário, enquanto a porção posterior permanece não ossificada para formar o palato mole.

A base embrionária da fenda palatina é a incapacidade de as massas mesenquimatosas das proeminências maxilares ou da proeminência nasal medial se encontrarem e fundirem. As fendas do palato primário ocorrem anteriormente ao forame incisivo e resultam de uma falha das massas mesenquimatosas nos processos palatinos laterais em se fundirem com as do processo palatino mediano. As fendas do palato secundário ocorrem posteriormente ao forame incisivo e resultam de uma falha das massas mesenquimatosas nos processos palatinos laterais em se fundirem entre si e com o septo nasal. A fenda do palato primário ou secundário pode ser completa ou incompleta, dependendo do grau de fusão que ocorreu durante o desenvolvimento embrionário.

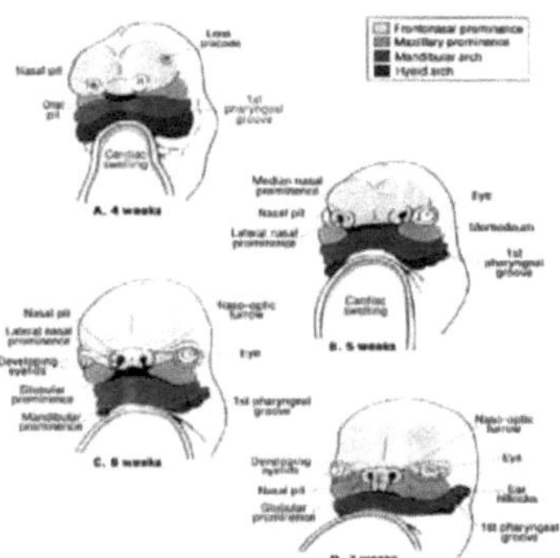

Fig. 7: Crescimento embriológico normal da face

Formação de fendas

As perturbações em qualquer fase do processo de desenvolvimento podem resultar em fendas labiais e palatinas. O processo é complexo e requer muitas etapas para formar um lábio e um palato completos. Qualquer perturbação no tempo de um determinado passo pode resultar na formação de uma fenda. As obstruções podem resultar num posicionamento anormal do palato em desenvolvimento, o que pode impedir a fusão correta do palato. **A Sequência de Pierre Robin** é um exemplo de quando o posicionamento impede o fecho do palato. A micrognatia não permite que a língua se mova inferiormente, o que impede que as prateleiras palatinas migrem para uma posição mais horizontal para a fusão, resultando num palato largo em forma de U. Várias fases do processo de desenvolvimento requerem a fusão das proeminências faciais.

A falha da fusão das proeminências maxilares e nasais de um lado resulta em fenda labial com ou sem palato primário e a falha da fusão bilateralmente resulta em fenda labial bilateral com ou sem palato primário. A falha da fusão das prateleiras palatinas resultará em fendas do palato secundário.

Anatomia cirúrgica aplicada:

As estruturas importantes da boca do embrião formam-se entre as quatro e as sete semanas de gestação. O desenvolvimento durante este período implica a migração e a fusão de células mesenquimatosas com as estruturas faciais. Se esta migração e fusão forem interrompidas, pode desenvolver-se uma fenda ao longo do lábio e do palato. O tipo de fenda varia consoante a fase embrionária em que ocorreu o seu desenvolvimento. A principal anormalidade da mesoderme é responsável pela ocorrência da fenda. Ou a mesoderme não está completamente formada ou a migração da mesoderme não é a ideal para que ocorra a fusão completa ou, se chegar a ocorrer, pode ser tardiamente.

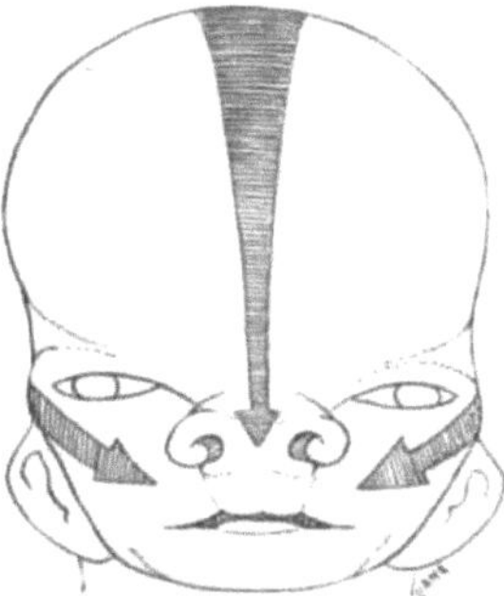

Fig. 8 Um embrião em desenvolvimento mostrando a fusão de ambos os processos maxilares de cada lado com o processo nasal mediano no centro. Qualquer anomalia na fusão leva à fenda.

Existem vários tipos de fenda labial, desde um pequeno sulco na borda do lábio até uma deformidade maior que se estende até o assoalho da narina e parte da maxila. A fenda labial unilateral resulta da falha do processo maxilar do lado afetado em fundir-se com as proeminências nasais mediais (**fig. 8**). O resultado é chamado de sulco labial persistente. As células do lábio ficam esticadas e os tecidos no sulco persistente rompem-se, resultando num lábio dividido em porções medial e lateral. Nalguns casos, uma ponte de tecido (banda de Simonart) une as duas porções incompletas do lábio, como mostra a **figura 9**.

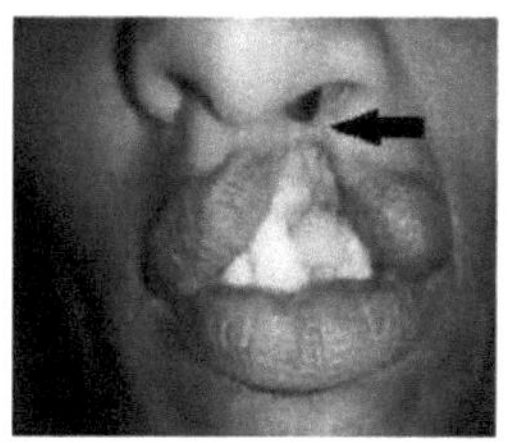

Fig 9 Banda de Simonart (assinalada por uma seta) que une o lábio em ambos os lados da fenda.

A fenda labial bilateral ocorre de forma semelhante à fenda unilateral. Os doentes com fenda labial bilateral podem apresentar graus variáveis de deformidade em cada lado do defeito. Os defeitos associados à fenda labial bilateral são particularmente problemáticos devido à descontinuidade das fibras musculares do músculo orbicular.

Formação do palato:

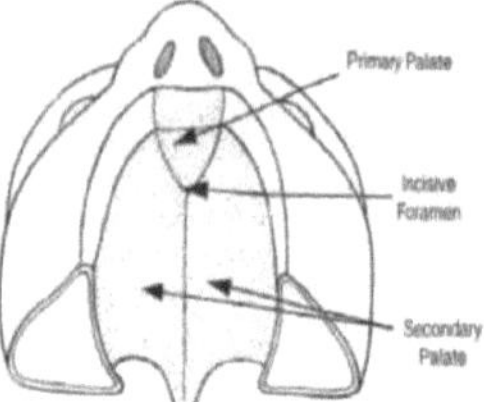

Fig. 10 Desenvolvimento do palato

O palato é formado pela fusão do palato primário (processo palatino mediano), que deriva do processo frontonasal, e do palato secundário (processos palatinos laterais), que derivam das proeminências maxilares de ambos os lados. Todos estes três elementos estão inicialmente muito separados devido à presença da língua. Durante a 8ª semana, a orientação dos processos palatinos laterais muda de vertical para horizontal para iniciar a sua fusão[10] . Durante este processo, a mandíbula torna-se mais prognata, permitindo assim que a língua se desloque para baixo, evitando qualquer interferência para que a fusão ocorra. A fusão ocorre então entre o palato secundário e o palato primário, como mostra a **fig. 10**.

A ossificação ocorre no palato primário e na porção anterior do palato secundário para formar o palato duro, enquanto a porção posterior do palato secundário não sofre ossificação e permanece como palato mole. A base embriológica da fenda palatina é a falha na fusão destes processos entre si. A fenda do palato primário ou secundário pode ser completa ou incompleta, dependendo do grau de fusão que ocorreu durante o desenvolvimento embrionário.

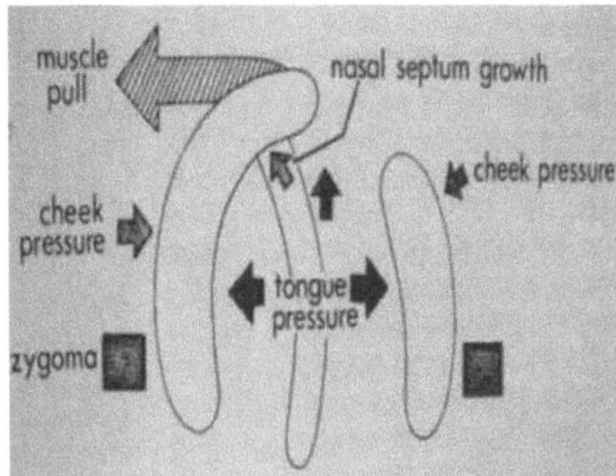

Fig. 11: Forças anómalas que actuam na fenda e no lado normal, levando a variações no tamanho da fenda.

A fenda labial e palatina é o resultado da não união dos elementos labiais e dos segmentos palatinos direito e esquerdo nas primeiras 9 semanas de vida fetal. A perda da continuidade muscular do anel constritor orbicularis oris- bucinador-superior nas fendas unilaterais e bilaterais completas altera a força muscular normal. As forças musculares aberrantes actuam para deslocar as massas de tecido (**fig. 11**). Nas fendas completas do lábio e do palato, se os segmentos laterais da fenda palatina se separarem do osso do vómer e da abóbada palatina, serão puxados lateralmente pelas forças musculares aberrantes externas do lábio e da bochecha, bem como afastados pela língua que empurra o espaço da fenda. Como as fendas diferem na sua localização e extensão, as fendas labiais e palatinas podem variar no grau de distorção geométrica, bem como no tamanho e na forma dos segmentos palatinos fendidos. As forças musculares que actuam sobre o arcabouço ósseo do palato e da faringe começam muito cedo na vida intra-uterina; por conseguinte, a configuração palatina e facial à nascença foi formada durante a maior parte da existência do bebé antes do nascimento.

Em fissuras unilaterais completas de lábio e palato, a porção pré-maxilar do segmento não-fissurado é puxada ântero-lateralmente. Além do deslocamento lateral dos segmentos palatinos laterais, a pré-maxila do segmento maior é levada para frente no esqueleto facial. Podem ser observadas deficiências do osso alveolar relacionadas com o desenvolvimento anormal dos dentes ou com a sua ausência, uma vez que o crescimento do osso alveolar se baseia no desenvolvimento dos dentes. O nariz também está desviado para o lado normal devido à tração muscular, exceto na base alar do lado da fenda, devido à qual o nariz parece estar deprimido (a cartilagem lateral inferior do nariz está deficiente), como mostra a **fig. 12**. Se um tecido mole, que coletivamente forma a banda de Simonart, ligar a fenda alveolar, os segmentos palatinos ligados são limitados no seu grau de deslocamento geométrico **(fig. 13)**.

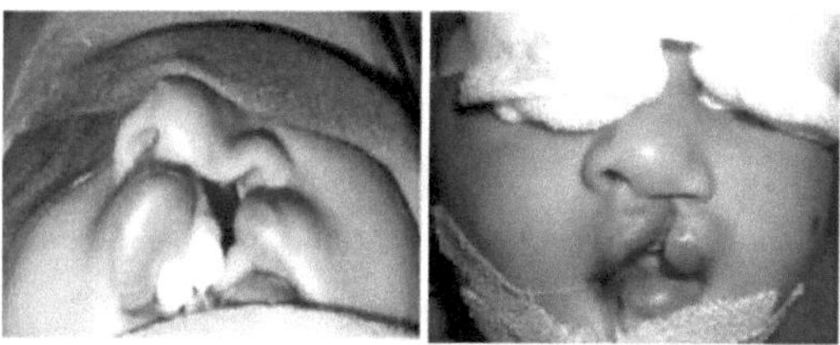

Fig. 12 Fenda unilateral amplaFig . 13 Fenda minimamente deslocada

Lábio e palato com margens de fenda deprimidas devido a uma banda nasal de si uonart

.

Nos casos de fenda labial e palatina bilateral completa, há um crescimento excessivo da sutura pré-maxilar-vomeriana. É causado pelo aumento da tensão neste local, precipitado por tensões mecânicas durante os períodos de crescimento rápido (**fig. 14**). Este crescimento é contínuo durante os primeiros anos pós-natais e fornece uma quarta dimensão à deformidade, que pode alterar os segmentos da fenda palatina e suas partes associadas e simplificar ou complicar o tratamento.

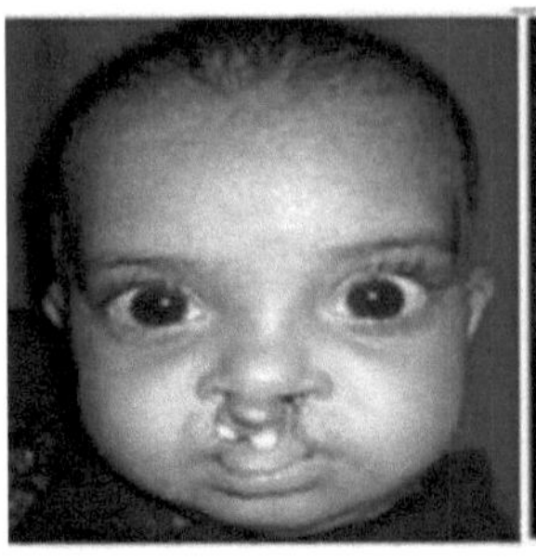
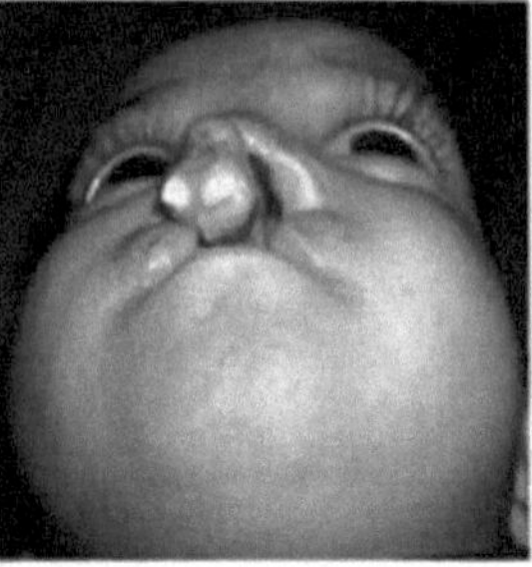

Fig.14 Maxila deslocada e sem suporte

Nos casos de fenda palatina completa, observa-se uma fixação muscular anormal na junção do palato duro e do palato mole. Como se pode ver na **fig. 15,** o anel completo de músculos (tensor do véu palatino e elevador do véu palatino) pode ser visto no palato normal, enquanto na fenda existe uma fixação anormal destes músculos na borda posterior do palato duro, em vez de se misturarem uns com os outros no centro, como se vê no palato normal. Esta fixação anormal restringe o movimento normal do palato mole durante a realização de várias funções.

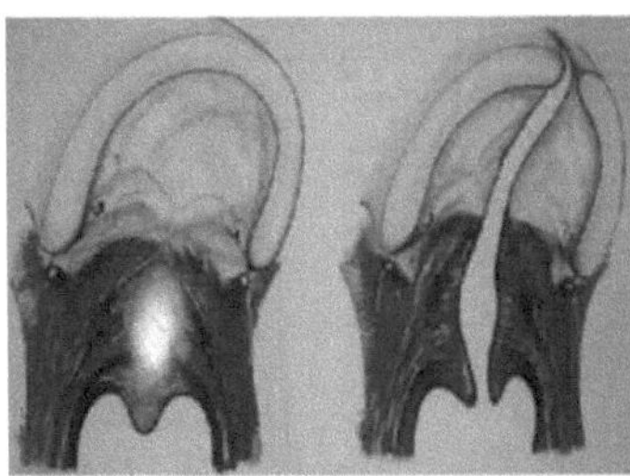
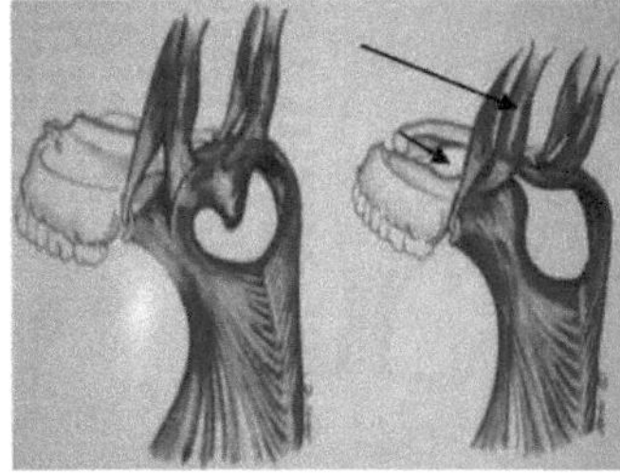

Fig. 15 mostrando a fixação anormal da musculatura palatina na fenda palatina. (Fonte: Salyer and Bardach's Atlas of Craniofacial and Cleft Surgery: Craniofacial Surgery, Vol. 1 ***por*** **Kenneth E. Salyer, Janusz Bardach)**

O crescimento maxilar ocorre na superfície posterior da maxila, com o empurrão da maxila para a frente contra o osso basal e a deposição de osso na região da tuberosidade. Na cirurgia da fenda palatina, o retalho mucoperiosteal é levantado sobre as prateleiras palatinas e suturado na linha média, deixando uma área óssea desnudada em ambos os lados, que cicatriza com tecido cicatricial. Este tecido contrai-se durante a cicatrização e ajuda a reduzir a largura da forma do arco maxilar, embora este efeito seja mínimo. Ao mesmo tempo, se o hâmulo for fracturado na junção pterigopalato-maxilar, pode formar-se tecido cicatricial ao longo desta área sensível de crescimento, inibindo o movimento da maxila para a frente. Também afecta a erupção dos dentes, que erupcionam mais palatalmente do que a sua via normal de erupção.

A má alimentação também leva a um crescimento incorreto da criança. A otite média é também um problema comum nos doentes com fenda palatina, uma vez que a ventilação do ouvido é afetada devido ao bloqueio anormal da fixação muscular da trompa de Eustáquio e da sua tração, o que leva à acumulação de líquido no ouvido e à inflamação.[60] As crianças têm dificuldades relacionadas com a fala, uma vez que não há fecho da nasofaringe (incompetência velofaríngea), o que provoca uma fuga nasal de ar e dificuldades na fonação.

Tanto os factores ambientais como os genéticos estão implicados na génese da fenda labial e palatina. As fendas faciais podem ocorrer como parte de uma síndrome ou como fendas isoladas. Os factores que mais frequentemente causam fendas são os seguintes:

A. Factores genéticos.

B. Factores ambientais.

C. Fendas sindrómicas.

Factores genéticos:

No que diz respeito à fenda labial e/ou palatina, foram efectuados muitos estudos genéticos. Estes estudos ajudam a compreender a causa e a patogénese desta deformação. Os resultados dos estudos de ligação genética sugeriram que vários loci/genes poderiam ter um papel causal na fenda labial e palatina, incluindo regiões nos cromossomas 1, 2, 4, 6, 14, 17 e 19 (***MTHFR*, *TGFA*, D4S175, *F13A1*, *TGFB3*, D17S250 e *APOC2***), com potenciais loci sugeridos em 2q32-q35 e 9q21-q33. Vários polimorfismos genéticos têm sido investigados em estudos de associação de base populacional. Alguns produtos genéticos estudados são factores de crescimento (por exemplo, **TGFA, TGFβ3**), factores de transcrição (por exemplo, **MSX1, IRF6, TBX22**), ou factores que desempenham um papel no metabolismo de xenobióticos (por exemplo, **CYP1A1, GSTM1** [glutatião S-transferase μ1], **NAT2** [N-acetiltransferase 2]), no metabolismo de nutrientes (por exemplo, **MTHFR** [metilenotetrahidrofolato redutase], **RARA** [recetor α do ácido retinóico]) ou na resposta imunitária (por exemplo, **PVRL1, IRF6**). As variantes mais intensamente investigadas têm sido as dos genes ***TGFA*** e ***MTHFR***.

O gene ***IRF6***, que tem uma associação causal com a **síndrome de van der Woude**, também está fortemente ligado à forma isolada de fenda. Esta descoberta foi replicada em muitas populações e grupos étnicos diferentes. As variantes de genes ligados a formas sindrómicas de fenda labial com ou sem fenda palatina que têm um modo de hereditariedade mendeliana podem também produzir fenocópias de fendas não sindrómicas. Esta observação sugere que uma estratégia de escolha de variantes de genes associados a formas sindrómicas de fenda labial com ou sem fenda palatina como candidatos para investigações sobre a causa de fendas não sindrómicas pode ser produtiva. Outros exemplos de síndromes de herança mendeliana e genes relacionados que, se mutados, podem resultar ou modificar a expressão da fenda labial com ou sem fenda palatina incluem a síndrome de Kallmann (***FGFR1***), ectrodactilia, displasia ectodérmica e síndrome da fenda (***TP63***), fenda ligada ao X e anquiloglossia (***TBX22***), síndrome de Gorlin (***PTCH1***) e displasia ectodérmica da Ilha Margarita (***PVRL1*** [heterozigótico]).[61]

Os pais de uma criança não sindrómica com fenda têm frequentemente dúvidas sobre se o seu próximo filho também terá deformidade nas FLP. No entanto, deve ser explicado a esses pais que o risco relativo de ter deformidade nas FLP nos filhos seguintes depende do tipo de FLP que a criança anterior tinha, ou seja, fenda labial isolada (FL), fenda labial com fenda palatina (FLP) ou fenda palatina isolada (FP).

1. Se a família tiver um filho ou um progenitor afetado com FLP, o risco de o filho da gravidez seguinte ter FLP é de 4%.[62]

2. Se dois filhos anteriores tiverem FLP, o risco aumenta para 9%.

3. Se um dos pais e um filho tiverem sido afectados anteriormente, o risco para os filhos de gravidezes subsequentes é de 17%.

4. Nas famílias com antecedentes de PC, o risco de PC para os filhos de gravidezes subsequentes é:

TABELA 3 Risco de PC em crianças de gravidezes subsequentes em famílias com antecedentes de PC

2%	If one previously affected child
1%	If two children were previously affected
6%	If one parent has CP
15%	If one parent and one previous child have CP.[36]

Factores ambientais:

Está bem estabelecida a relação entre alguns factores ambientais (tabagismo, álcool, anticonvulsivantes, esteróides, radiação, infecções virais e factores mecânicos) durante a gravidez e o risco de ter um bebé com uma fenda orofacial. O tabagismo materno durante a gravidez duplica a incidência de fenda labial. Na literatura, resume-se que o risco de fenda com o tabagismo materno é de 1:29 para a FLP e de 1:32 para a PC.[63] Existe um risco acrescido de fenda sindrómica e não sindrómica com quantidades mais elevadas de consumo de álcool.[64] O papel dos esteróides como fator de risco está bem demonstrado. As doses terapêuticas de Prednisona aumentam o risco de fenda em 3,4 vezes.[65] A exposição à radiação durante a gravidez e as infecções virais também predispõem à fenda labial e palatina. Os factores mecânicos são a tentativa de abortar o bebé através de manipulação uterina e terapia hormonal.

A exposição intra-uterina aos anticonvulsivos Fenitoína[66] , Ácido Valpróico, Oxazolidina está associada a um aumento de 10 vezes na incidência de fendas labiais. O medicamento metotrexato, utilizado como agente quimioterapêutico, também está associado a um aumento do risco de fendas.[67] A deficiência de ácido fólico também provoca fendas nos seres humanos, mas a sua etiopatogénese exacta ainda não é clara, sendo mais aceite que o folato desempenha um papel na síntese dos ácidos nucleicos e no ciclo de metilação.[68] Qualquer deficiência de ácido fólico conduz a anomalias genéticas. Os avanços contínuos neste domínio de investigação terão implicações óbvias para os programas de prevenção global.

Fendas sindrómicas:

As anomalias genéticas podem resultar em síndromes que incluem fendas do palato primário ou secundário entre os campos de desenvolvimento afectados. Mais de 40% das fendas palatinas isoladas fazem parte de síndromes de malformação, em comparação com menos de 15% dos casos de fendas labiais e palatinas. A síndrome mais comum associada à fenda labial e palatina é a síndrome de **Van Der Woude**, com ou sem fossas labiais inferiores ou seios cegos. As microdeleções do cromossoma 22q que resultam na síndrome velocardiofacial são os diagnósticos mais comuns associados à fenda palatina isolada com cardiopatias congénitas, fala hipernasal e dificuldades de aprendizagem.

QUADRO 4 Síndromes comummente associadas à fenda labial e palatina

1.	Chromosomal	a Trisomy 13 & 18. b Velocardiofacial syndrome.
2.	Non-mendelian	a Pierre Robin's syndrome. b Goldenhar syndrome.
3.	Mendelian disorders	a Van der Woude syndrome. b Gorlin syndrome. c Stickler's syndrome. d Treacher-collin's syndrome e Ectrodactyly-ectoderm
4.	Unknown	a Kabuki syndrome b De Lange syndrome

A9 CLASSIFICAÇÃO

A fenda labial e/ou palatina será classificada como

A) Classificação morfológica

B) Classificação embriológica

A] SISTEMA DE CLASSIFICAÇÃO MORFOLÓGICA

Algumas das classificações morfológicas são as seguintes

1. Classificação de Davis & Ritchie:

A seguinte classificação foi proposta por **Davis e Ritchie em 1922**. Este sistema categorizou amplamente as fissuras em três grupos, de acordo com a posição da fissura em relação ao processo alveolar.

Grupo I - Fendas pré-alveolares:

- Fenda labial unilateral
- Fenda labial bilateral
- Fenda labial mediana

Grupo II - Fendas pós-alveolares:

- Fenda palatina dura isolada

- Fenda do palato mole isolada
- Fenda do palato mole e do palato duro

• Fenda sub-mucosa Grupo III - Fendas alveolares:

- Fenda alveolar unilateral
- Fenda alveolar bilateral
- Fenda alveolar mediana

2. Classificação de Veau:

Em **1931**, **Veau** propôs a seguinte classificação.

Grupo I (A) - Defeitos do palato mole apenas.

Grupo II (B) - Defeitos que envolvem o palato duro e o palato mole e que não se estendem para além do forame incisivo, envolvendo assim apenas o palato secundário.

Grupo III (C) - Fenda unilateral completa, estendendo-se desde o palato mole até ao alvéolo, envolvendo geralmente o lábio.

Grupo IV (D) - Fendas bilaterais completas, assemelha-se ao Grupo III, mas é bilateral. Quando a fenda é bilateral, a pré-maxila está suspensa do septo nasal.

3. Classificação da Associação Americana de Reabilitação da Fenda Palatina (AACPR).

A classificação sugerida por **Harkins e colaboradores (1962)** e aprovada pela Associação Americana de Classificação da Reabilitação da Fenda Palatina (AACPR) baseia-se nos mesmos princípios utilizados por Kernahan e Stark.

I Fenda do palato primário

A. Fenda labial - unilateral, bilateral, mediana, prolabium, cicatriz congénita

B. Fenda alveolar - unilateral, bilateral, mediana

II Fenda do palato propriamente dita

A. Envolvendo o palato mole

B. Envolvendo o palato duro

III Processo mandibular Fenda

A. Fenda labial mandibular

B. Fenda mandibular

C. Fossas labiais inferiores

IV Fenda naso-ocular - estende-se da região narial à região cantal medial

V Fenda oro-ocular - estende-se do ângulo da boca em direção à fissura palpebral

VI Fenda Oro-aural - que se estende do ângulo da boca em direção ao ouvido.

4. Arturo Santiago Classificação:
Santiago propôs uma classificação em **1969**, na qual utilizou quatro dígitos para indicar a presença da fenda e a sua localização. Cada dígito é seguido de uma letra para indicar a condição da fenda (completa, incompleta ou sub-mucosa).

Quatro dígitos representam as seguintes quatro estruturas afectadas pela fenda.

- O primeiro algarismo refere-se ao lábio.
- O segundo algarismo refere-se ao alvéolo.
- O terceiro dígito refere-se ao palato duro.
- O quarto dígito refere-se ao palato mole.

Os números utilizados como dígitos representam a condição da fenda.

- 0= Sem fenda
- 1= Fenda na linha média
- 2= Fenda no lado direito
- 3= Fenda no lado esquerdo
- 4= Fenda bilateral

As letras indicam mais especificamente o tipo de fenda.

- A = Fenda incompleta na linha média
- B = Fenda incompleta do lado direito
- C = Fenda incompleta do lado esquerdo
- D = Fenda incompleta bilateral
- E = Fenda sub-mucosa

Pontos a considerar quando se utiliza o Sistema de Classificação Arturo Santiago:

- Quando uma fenda não é descrita como completa ou incompleta, assume-se sempre como fenda completa.
- Quando as fissuras do lábio, palato duro e mole são descritas sem dar qualquer informação sobre o alvéolo, presume-se que este é completamente afetado pela fissura.
- Todos os casos serão considerados fendas da linha média, exceto se especificado em contrário.

EXEMPLOS:

1. Fenda do palato mole: **0001** Os primeiros três dígitos indicam que não existem fendas do lábio, do alvéolo e do palato duro e 1 indica fenda do palato mole na linha média.

2. Fenda completa bilateral do lábio e do palato: 4411 O primeiro dígito indica uma fenda bilateral do lábio, o segundo dígito representa uma fenda bilateral do alvéolo, o terceiro dígito mostra uma fenda na linha média do palato duro e o último dígito uma fenda na linha média do palato mole.

3. Fenda incompleta do palato duro e fenda completa do palato mole: **001A1** O primeiro algarismo indica que não há fenda no lábio, o segundo indica que não há fenda no alvéolo e o terceiro algarismo representa a fenda na linha média do palato duro. A letra A indica que a fenda mediana é incompleta e o último dígito indica uma fenda mediana completa do palato mole.

4. Fenda sub-mucosa do palato duro e mole: **001S1S** O primeiro algarismo indica que não existe fenda no lábio, o segundo algarismo indica que não existe fenda no alvéolo e o terceiro algarismo indica que existe uma fenda na linha média do palato duro. A letra S indica que esta fenda da linha média é sub-mucosa. O quarto algarismo representa a fenda mediana do palato mole e a última letra S indica que esta fenda também é sub-mucosa.

5. Classificação LAHSAL:

Kreins O (citado por Hodgkinson et al) propôs o sistema LAHSHAL para a classificação dos doentes com fendas labiais e palatinas, que foi modificado por recomendação do Royal College of Surgeons Britain em **2005**, omitindo um "H" do acrónimo "LAHSHAL".

O sistema LAHSAL é uma classificação diagramática da fenda labial e palatina. De acordo com esta classificação,

A boca está dividida em seis partes.

- Lábio direito
- Alvéolo direito
- Palato duro
- Palato mole (LAHSAL)
- Alvéolo esquerdo
- Lábio esquerdo

O primeiro carácter é para o lábio direito do doente e o último carácter para o lábio esquerdo do doente.

- O código LAHSAL indica uma fenda completa com letra maiúscula e uma fenda incompleta com letra minúscula.
- Nenhuma fenda é representada por um ponto.

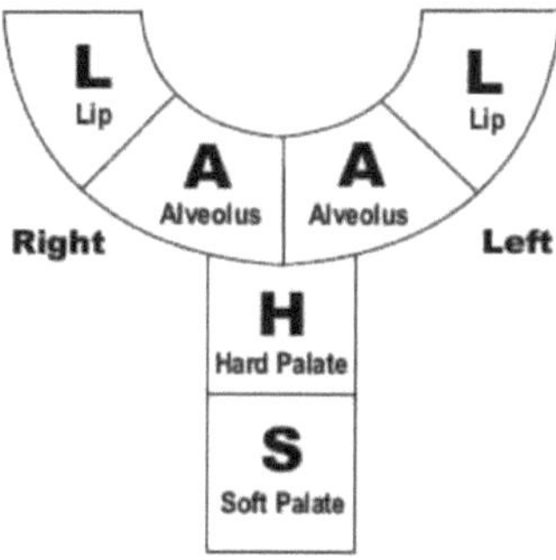

Fig.16 Classificação LAHSAL

EXEMPLOS:

1 Fenda bilateral completa do lábio e do palato. A doença é uma fenda bilateral do lábio e do palato, pelo que não haverá ponto e serão escritas todas as letras do código LAHSAL. Como a fenda do lábio e do palato é completa, todas as letras serão maiúsculas, pelo que o doente com fenda bilateral completa do lábio e do palato será representado como LAHSAL.

2 Lábio leporino completo esquerdo Um lábio leporino completo será representado pela letra "L", uma vez que é esquerdo, pelo que este "L" será escrito no final. O doente com fenda labial esquerda será representado por L...

3 Fenda labial e alvéolo incompletos à direita. Aqui, a fenda do lábio e do alvéolo é incompleta, pelo que são representados com "1" e "a" pequenos. Para representar uma fenda do lado direito, escrevem-se "l" e "a" em início seguido de quatro pontos. Assim, o doente com fenda labial e alveolar incompleta do lado direito será representado por la. . .

4 Palato duro incompleto, defeito completo do palato mole A fenda do palato duro é incompleta, pelo que será representada por "h" e a fenda do palato mole é completa, pelo que será representada por "S"; este doente será representado por . . hS .

6 . Classificação de Elnassry:

Elnassry propôs a seguinte classificação em **2007**. Dividiu os doentes com fendas labiais e palatinas em sete classes.

- Classe I: Fenda labial unilateral
- Classe II: Fenda unilateral do lábio e do alvéolo
- Classe III: Fenda bilateral do lábio e do alvéolo
- Classe IV: Fenda completa unilateral do lábio e do palato
- Classe V: Fenda bilateral completa do lábio e do palato

- Classe VI: Fenda do palato duro
- Classe VII: Úvula bífida

B] SISTEMA DE CLASSIFICAÇÃO EMRIOLÓGICA

Algumas das classificações embriológicas são as seguintes

1. Kernahan listrado Y Classificação:

Kernahan propôs esta classificação em **1971**. Este sistema fornece um esquema de classificação gráfica utilizando a configuração em Y, como mostra a figura.

- Áreas 1 e 4 - Lábio (Representa a linha de fusão entre a proeminência maxilar e a proeminência nasal medial ao nível do lábio).
- Áreas 2 e 5 - Alvéolo (Representa a linha de fusão entre a proeminência maxilar e o segmento intermaxilar).
- Áreas 3 e 6 - Palato Primário (Representa a linha de fusão entre o palato primário e o secundário e situa-se anteriormente ao forame incisivo).
- Áreas 7 e 8 - Palato duro (Representa a linha de fusão entre as prateleiras palatinas do palato duro posterior ao forame incisivo).
- Área 9 - Palato mole o círculo pequeno representa a papila incisiva. A fim de mostrar a fenda, o diagrama abaixo mostra as áreas apropriadas.

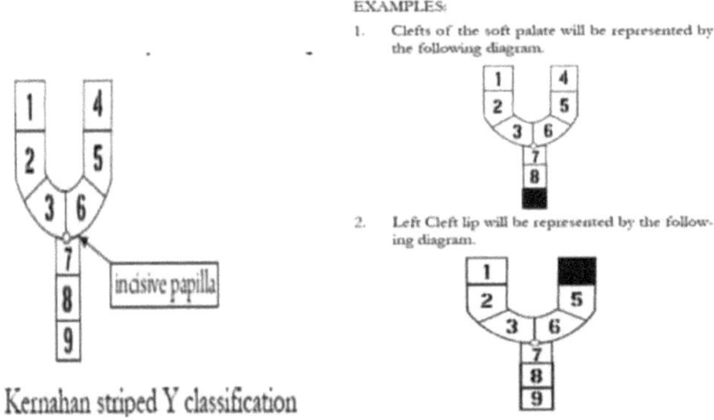

Fig. 17 Classificação do Y estriado de Kernahan

2. Classificação de Elsahy em Y listrado modificado:

Elsahy modificou a classificação **Kernahan** Striped -Y em **1973**, registando mais pormenores, como mostra a **Fig. 18.**

- O triângulo 1 representa a linha de fusão entre a proeminência maxilar e a proeminência nasal medial ao nível do pavimento da narina do lado direito, enquanto o triângulo 5 representa a linha de fusão entre a proeminência maxilar e a proeminência nasal medial do lado esquerdo ao nível do pavimento da narina.

- O quadrado 2 representa a linha de fusão entre a proeminência maxilar e a proeminência nasal medial ao nível do lábio superior do lado direito, enquanto o quadrado 6 representa a linha de fusão entre a proeminência maxilar e a proeminência nasal medial ao nível do lábio superior do lado esquerdo.
- O quadrado 3 representa o alvéolo direito e o quadrado 7 representa o alvéolo esquerdo (linha de fusão entre a proeminência maxilar e o segmento intermaxilar).
- Os quadrados 4 e 8 representam a linha de fusão entre o palato duro primário e secundário (que se situa anteriormente ao forame incisivo) do lado direito e esquerdo, respetivamente.
- Os quadrados 9 e 10 representam a linha de fusão entre as prateleiras palatinas do palato duro e situam-se posteriormente ao forame incisivo.
- O quadrado 11 representa o palato mole.
- O círculo 12 representa a parede posterior da faringe.
- O círculo 13 representa a pré-maxila.

Esta classificação apresenta as seguintes vantagens em relação à classificação original em Y listado.

1. Dá informações sobre o grau da fenda labial. Por exemplo, se houver uma fenda labial completa unilateral (envolvendo o lábio e o pavimento da narina), o pontilhado incluirá o triângulo e o quadrado desse lado (no caso de fenda labial bilateral, as áreas respectivas serão pontilhadas em ambos os lados). Se a fenda labial for incompleta, ou seja, não incluir o pavimento da narina, então o pontilhado incluirá apenas o quadrado 2 ou 6 (se bilateral, os quadrados serão pontilhados em ambos os lados).

2.

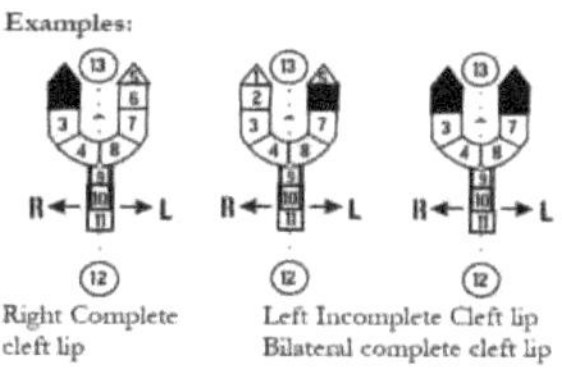

Fig. 18: Informação sobre o grau da fenda labial

3. Pode indicar o colapso da arcada alveolar. Por exemplo, se houver um colapso do segmento lateral do maxilar, os quadrados 3 e 4 ou 7 e 8 (dependendo do lado) serão sombreados a preto em vez de pontilhados.

Example: Collapse of Right maxillary segment will be shown as follows:

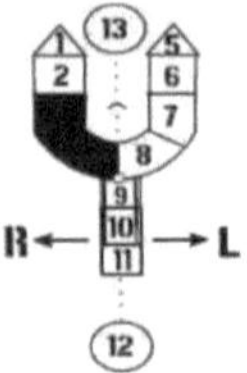

Fig. 19: Colapso da arcada alveolar

4. Representa o palato duro e o palato mole separadamente. Os quadrados 9 e 10 representam o palato duro e estão delimitados por duas linhas (para o distinguir do palato mole), enquanto o quadrado 11 representa o palato mole e está delimitado por uma única linha.

5. Indica a deslocação dos segmentos palatinos. Se houver deslocação do segmento palatino para a direita, pode desenhar-se um **X** sobre a seta do lado direito; se a deslocação for para a esquerda, desenha-se um **X** à esquerda. Exemplo: A deslocação dos segmentos palatinos para a esquerda é representada pelo diagrama seguinte.

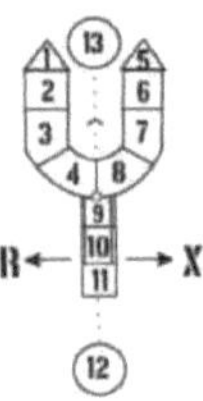

Fig. 20: Deslocação dos segmentos palatinos

6. Fornece informações sobre o estado de encerramento velofaríngeo. Como o círculo 12 representa a parede posterior da faringe, se houver um bom encerramento velofaríngeo, é traçada uma linha nos pontos para unir o círculo 12 ao quadrado 11. Se não houver fecho velofaríngeo, não é traçada qualquer linha. Assim, o comprimento da linha traçada entre o círculo 12 e o quadrado 11 indica o grau de encerramento velofaríngeo.

Exemplos:

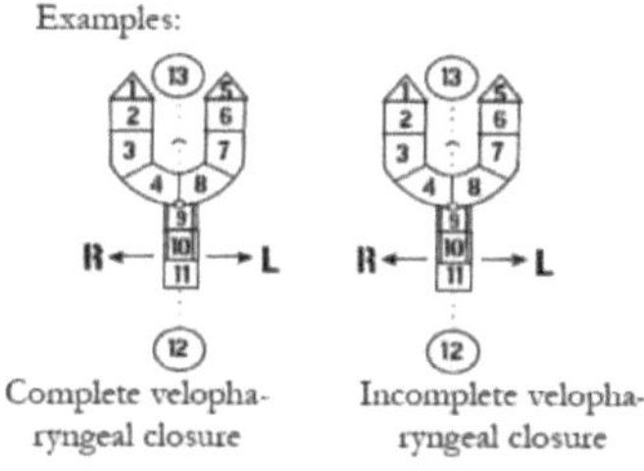

Fig. 21: Estado de encerramento velofaríngeo

7. Indica a presença ou ausência de protrusão da pré-maxila e o grau de protrusão. Se houver protrusão da pré-maxila, é traçada uma linha ao longo dos pontos na direção da seta para o círculo número 13. O comprimento da linha traçada indica o grau de protrusão da pré-maxila.

3. Classificação de Friedman:

Em **1991**, **Friedman** combinou a classificação de Elsahy e Millard, utilizando números em cada segmento do diagrama para representar a gravidade da doença, como mostra a figura 26.

1 Triângulos 1 e 6-Arco narinário.

2 Triângulos 2 e 7 - Assoalho nasal (linha de fUsão entre a proeminência maxilar e a proeminência nasal medial ao nível do assoalho da narina).

3 Quadrado 3 e 8- Lábio (linha de fusão entre a proeminência maxilar e a proeminência nasal medial ao nível do lábio superior).

4 Quadrados 4 e 9- Alvéolo (linha de fusão entre a proeminência maxilar e o segmento intermaxilar).

5 Quadrados 5 e 10 - Palato primário (linha de fusão entre o palato primário e o palato secundário e está presente anteriormente ao forame incisivo).

6 Quadrado 11- Palato duro (linha de fusão entre as duas prateleiras palatinas do palato duro).

7 Quadrado 12-Palato mole.

8 Círculo 13-Válvula velofaríngea.

9 Círculo 14 e 15-Prolábio.

Existem oito passos para registar os resultados clínicos e para os representar neste diagrama.

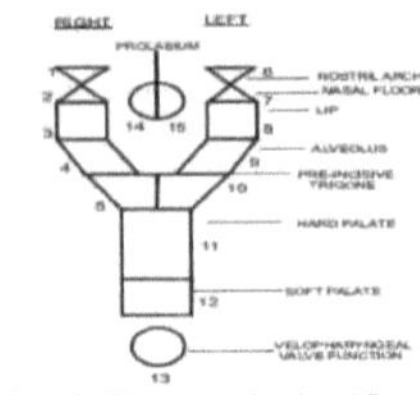

Fig. 22 Classificação de Friedman

PASSO I:

Esta etapa inclui a representação da deformidade dos arcos nasais (triângulos 1 e 6) e dos pavimentos nasais (triângulos 2 e 7). Em cada espaço triangular, o defeito é registado da seguinte forma.

O = Sem participação

1 = Microformas com fendas (por exemplo, entalhes)

2 = Deformidade ligeira (ou seja, alguma deficiência real de tecido)

3 = Deformidade moderada

4 = Deformidade grave

X = Não classificado

PASSO II:

Inclui a representação da quantidade de prolábio ou protrusão pré-maxilar num ou em ambos os lados (semicírculos 14 e 15).

O = Sem saliência

1 = Protrusão ligeira (<45p)

2 = Protrusão moderada (>45p ,<90p)

3 = Protrusão grave (>90p)

X = Não classificado

PASSO III:

Esta etapa representa a deformidade do lábio superior 0 = Sem envolvimento

1 = microforma Cleft

1a = Cicatriz congénita na posição habitual da fenda (fenda subcutânea)

1b = Entalhe no bordo do vermelhão

2 = 1/3 lábio leporino (fenda na dimensão vertical)

3 = 2⁄3cleft lip (fenda na dimensão vertical)

4 = Fenda labial completa

X = Não classificado

PASSO IV:

Mostra o defeito no alvéolo.

0 = Sem envolvimento

1 = microforma Cleft

la = Fenda submucosa

lb = entalhe

2 = Fenda parcial

3 = Fenda completa

3a = Ausência de colapso do arco maxilar 3b = Presença de colapso do arco maxilar

X = Não classificado

PASSO V:

Representa os foramena ltrigones pré-incisivos.

0 = Sem envolvimento

1= Fenda parcial

2= Fenda completa

X= Não classificado.

PASSO VI:

Descreve a anatomia do palato duro 0 = Sem envolvimento

1 = Fenda do 1/3 posterior

2 = Fenda posterior 2/3

3 = Fenda completa

X = Não classificado.

PASSO VII:

Indica um defeito no palato mole ou no velum, incluindo a úvula.

0 = Sem envolvimento

1= Fenda microforme da úvula

la = Hipoplasia do músculo da úvula

lb = Úvula septada

lc = Úvula bífida

2 = Fenda submucosa do velame

2a = Oculto

2b = Excesso

3= 1/3 posterior do véu

4= 2/3 posterior do velame

5 = Fenda completa do velame

X = Não classificado.

PASSO VIII:

Representa uma disfunção da válvula velofaríngea

0 = Sem prejuízo

1 = Imparidade ligeira

2 = Deficiência moderada

3 = Impacto grave

X = Não classificado

CAPÍTULO 2

Fenda labial

Ao longo dos tempos, os cirurgiões têm tentado corrigir a disposição anormal dos tecidos do lábio leporino e do palato e obter uma aparência "normal". Sendo a Índia pioneira no tratamento de várias doenças, incluindo fendas, as revisões históricas mostram que **Sushruta**, 600 anos antes de Cristo, tinha operado com êxito fendas orofaciais.

Boo-Chai (1966) relatou um caso de fechamento bem-sucedido de uma fenda labial em aproximadamente **390 d.C**. na China. **Yperman (1295-1351)** foi um cirurgião flamengo que parece ter escrito a primeira descrição totalmente documentada da fenda labial e da sua reparação cirúrgica. Fechou os bordos frescos da fenda labial com uma agulha triangular armada com uma sutura de cera torcida, um método de sutura comum na altura. De modo a aproximar os bordos internos e externos da ferida, reforçou o fecho com uma agulha longa passada através do lábio a alguma distância dos bordos da fenda; a agulha foi mantida no lugar por uma ligadura de oito fios **(fig.28).**[70]

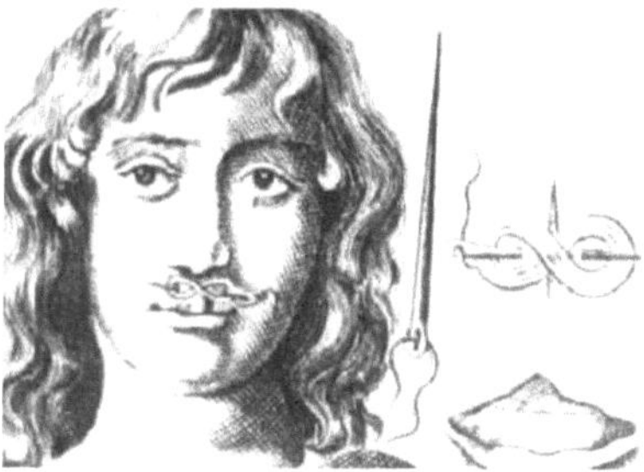

Fig.23 Yperman (1295-1351) cirurgião flamengo que parece ter escrito a primeira descrição totalmente documentada da fenda labial e da sua correção cirúrgica.

Pare foi o primeiro a utilizar o termo "bec-du-lievre" ("lábio leporino"). Uma técnica semelhante de encerramento dos lábios foi também efectuada por **Pancoast em 1844**.

Tagliacozzi (1597) descreveu um encerramento do lábio utilizando suturas de colchão passadas através de todas as camadas do tecido labial. Essa técnica era diferente da técnica predominante de fechamento com agulha e reforço com material de sutura em forma de oito. Assim, no século XVI, o fechamento da fenda labial para melhorar a aparência era amplamente praticado, e a necessidade de fechamento da fenda palatina para melhorar a fala era apreciada em círculos cirúrgicos mais limitados. O tratamento da pré-maxila protuberante utilizando uma ligadura na cabeça para conseguir a compressão externa do segmento pré-maxilar, reduzindo-o assim para uma posição mais favorável ao encerramento do lábio, foi introduzido por **Desault e Bichat (1798)**. Ao longo dos anos, foram desenvolvidas várias combinações de dispositivos intra-orais e extra-orais para reduzir o segmento pré-maxilar saliente e também para manter os segmentos da arcada lateral numa relação anatómica adequada com o maxilar inferior.

Mirault introduziu a técnica moderna de retalho cruzado para o encerramento do lábio em **1844** e, desde então, foram experimentados quase todos os tipos de retalho possíveis - triangular, retangular ou curvilíneo.

A técnica de Mirault permaneceu popular e foi defendida durante o século XX por **Blair e Brown**. Outras modificações no fechamento da fenda labial foram descritas em **1884** por **Hagedorn**, que desenvolveu uma técnica de retalho retangular para evitar a contratura linear. Este procedimento parece ter levado à operação de **LeMesurier** em **1949**. Durante este período, as técnicas de Z-plastia foram também utilizadas sob várias formas para aliviar a tendência para a contratura linear da cicatriz. Esta linha de trabalho conduziu à técnica do retalho triangular baixo de **Tennison (1952)**.

Sawhney (1972)[11] de Chandigarh melhorou a operação de Tennison-Randall, tornando o corte do retalho triangular quase geométrico na sua precisão. Com a contribuição de Sawhney, o retalho triangular tornou-se fácil de ensinar e fácil de executar.

Millard (1958)[71] praticou o retalho rotacional da Z-Plasty alta, mas não o documentou até 1976. Em 1958, na sua última visita à Índia, Sir Harold Gillies demonstrou a técnica de avanço rotacional a um grupo de cirurgiões indianos em Pune. Voltou-se para a audiência fascinada e disse: "Senhores, experimentem esta - penso que tem mérito, mas devo avisá-los de que ainda não foi publicada!" O procedimento de Millard surgiu como uma aurora no horizonte indiano e captou a imaginação dos cirurgiões de todo o mundo pelo seu processo de pensamento claro e lógico.

O primeiro diagrama proposto por Millard em **1957** descreve os flaps X-Y-C.[72] Em **1958**, muda o nome dos flaps para A-B-C e modifica ligeiramente os seus desenhos.[73] Em **1964**, o desenho do B flap é novamente alterado.[74] Depois, em **1968**, a incisão do retalho B contorna a soleira da narina e o corte posterior é introduzido no retalho A.[10] Em **1990**, ele também mostra suas marcações de rinoplastia no desenho publicado em seu artigo.[75] Finalmente, marcações semelhantes são mostradas no seu último artigo publicado sobre a sua técnica em **1998**[23] '.[76]

Em **1990, McComb**[77,20] introduziu a primeira reparação primária em que o princípio fundamental era juntar as cúpulas das cartilagens laterais inferiores do nariz numa relação anatómica normal. Isto baseia-se no princípio de que o componente esquelético da columela é relativamente normal na condição de fenda, mas a pele que a cobre é deficiente em termos de desenvolvimento.

Técnica de Bardach e técnica de Salyer (1991)[78] Nesta técnica, para além da correção do pavimento e da soleira nasais e do posicionamento simétrico das bases alares aquando da reparação do lábio, é armazenada pele no pavimento do nariz para a reconstrução da columela aquando da reparação nasal. Esta operação é efectuada com um ano de idade.

Reparação lábio-nasal numa só fase (método de Mulliken):[79] '[80] **Mulliken (1992)** acreditava que a columela não é curta, mas que se encontra dentro do nariz. Ele defende o reparo primário da cartilagem nasal junto com o reparo do lábio aos três a cinco meses de idade.

Em **1993, Trott e Mohan** começaram a trabalhar na zona rural da Malásia, onde a reparação nasolabial numa única fase era uma necessidade. Abriram a ponta nasal levantando o prolábio e a columela, dissecaram a superfície anterior da crura média e corrigiram as cartilagens alares deslocadas, fixaram as cartilagens alares na posição correta e voltaram a envolvê-las.

Em **1995**, **Cutting e colaboradores**[8 2 '83] estenderam este esquema ao alongamento pré-operatório da columela através de uma banda acrílica, de duplo contorno e prolabial, fixada a uma placa de moldagem palatina e presa às bochechas com fita adesiva. Além disso, onde ele cruza a coluna filtral na extensão oblíqua do lábio superior, torna-se aparente para ser notado. Assim, muitos cirurgiões têm tentado modificar essa técnica para melhorar a simetria das colunas filtrais. **Emsen IM (2008)**[84] modificou a incisão de Millard chamada de reparo de extensão de pele E (invertida) M (lateral) (EMSEN), incluindo duas incisões perpendiculares no retalho de rotação e dois retalhos equiláteros no retalho de avanço e reposicionamento muscular. O autor eliminou algumas deficiências da técnica de Millard com esta técnica. A reparação da extensão da pele E (invertida) M (lateral) alonga o lábio vertical utilizando os retalhos E-M, resultando numa incisão não linear como a cicatriz da plastia em W no rebordo filtral e formando um arco de Cupido simétrico, superior à reparação de Millard.

Em **2009, Gosla Reddy**[85] tentou ultrapassar as deficiências de Millard. Propôs a **incisão Afroze**, que é uma combinação de duas incisões, ou seja, a incisão de Millard no lado sem fenda e a incisão de Pfeiffer no lado com fenda. O desenho do retalho é o retalho de Millard no lado não fendido rodado para baixo, e o pico da curva distal do retalho de Pfeiffer é posicionado no defeito triangular formado pelo movimento do retalho de Millard. A curva proximal alonga-se para baixo para receber o retalho em "C" de Millard. A vantagem desta técnica é que não há tensão na cicatriz pós-operatória, pois a incisão é essencialmente horizontal, e a contratura da cicatriz ocorre horizontalmente e não verticalmente. O reposicionamento septal primário é realizado, o que proporciona estabilidade e posicionamento exato da crus alar previamente levantada do lado da fenda e da ponta nasal, e o nariz pode crescer de forma equilibrada com igual força muscular exercida em ambos os lados. Esta incisão pode ser utilizada em todos os tipos de fenda labial unilateral completa, independentemente da largura da fenda, encurtando o segmento do lábio leporino.

Fenda palatina

As deformidades palatinas causadas por sífilis e ferimentos por arma de fogo interessaram **Jacques Houllier** (citado por Gurlt, 1898), que parece ter sido o primeiro a propor a sutura direta das perfurações palatinas. No entanto, a taxa de insucesso era elevada e ele sugeriu que, quando a cirurgia falhava, a região podia ser ocluída com cera ou esponja. Se o palato for apenas ligeiramente fendido, e se puder ser tapado com algodão, o paciente falará mais claramente, ou talvez até tão bem como se não houvesse fenda; ou melhor, um palato de prata ou chumbo pode ser aplicado por algum meio e aí mantido". A oclusão do palato por placas de ouro ou prata foi também descrita em **1564** por **Pare**, que designou essa placa por "obturateur".

As origens das técnicas actuais para o encerramento bem sucedido da fenda palatina secundária encontram-se nos primeiros trabalhos de **von Graefe e Roux**, que em **1816** e **1819**, respetivamente, encerraram a fenda do *palato mole* com suturas de fio interrompido. No paciente de Roux, uma mudança dramática na voz do paciente foi imediatamente notada e descrita. O encerramento direto do *palato duro* seguiu-se em 1826. **Dieffenbach** recomendou que as fendas do palato duro pudessem ser fechadas separando a mucosa palatina do osso. Embora ele também recomendasse osteotomias relaxantes laterais para fechar fendas do palato secundário, ele não as empregou até 1828. Atualmente, esta técnica ainda é utilizada em alguns centros. O encerramento precoce do palato mole para induzir o estreitamento de uma fenda larga do palato duro foi mencionado em **1828** por **John C. Warren** de Boston.

As observações anatómicas de **Pancoast (1844)** levaram os cirurgiões a conceber uma operação específica, na qual dividiam a inserção dos músculos palatinos "de modo a evitar que estes esticassem os bordos suturados do palato". **Fergusson (1844-1845)**, observando que a maioria das reparações palatinas se rompia, realizou uma série de estudos anatómicos que o levaram a conceber uma operação que dividia os músculos levantadores do véu palatino, os pilares amigdalinos posteriores e, por vezes, os pilares amigdalinos anteriores. A incisão permite relaxar os músculos e os tecidos do palato para evitar a tração lateral.

Langenbeck, em 1859 e **1861**, enfatizou a necessidade de elevar o perióstco com a mucosa palatina, formando assim retalhos mucoperiosteais bilaterais. Esta técnica de retalho ainda hoje é utilizada em alguns centros. **Victor Veau** chamou a atenção para o facto de que o alongamento palatino não era conseguido com esta técnica, lançando um ataque em grande escala à técnica na Deutsche Zeitschrift fur Chirurgie **em 1936** (Converse, 1962). Ele converteu os retalhos bipediculados de Langenbeck em retalhos de pedículo único baseados nos vasos palatinos descendentes. O pai da cirurgia moderna da fenda labial e palatina, **Veau**, passou muitas e longas horas a estudar espécimes embriológicos. A sua contribuição para o estudo da fenda labial e palatina dentro e fora da sala de operações é significativa. Modificações das técnicas básicas de Veau foram feitas por **Wardill (1937), Kilner (1937) e Peet (1961)**, resultando em uma técnica push-back para fechamento de fendas do palato secundário que é amplamente utilizada atualmente. O alongamento simultâneo da superfície nasal do véu palatino pode ser realizado pela modificação de Cronin.

Em **1968, Braithwaite**[86] descreveu pela primeira vez a dissecção do Levator Palati a partir da borda posterior do palato duro, mucosa nasal e oral e reposicionamento posterior. Ele descreveu a sutura independente do músculo com o do lado oposto para a reconstrução do sling do Levator. Isto é conhecido como veloplastia intravelar. Para melhorar a fala em crianças com fenda palatina **Stark et al, (1969)**[87] a faringoplastia com retalho faríngeo primário é realizada em alguns centros. Como a maioria desses pacientes não desenvolverá incompetência velofaríngea após a palatoplastia clássica, esse procedimento parece ser um exagero. Isto cria uma anatomia anormal em todos os doentes com fenda palatina, o que não é aceitável para a maioria dos cirurgiões. Atualmente, este procedimento não é popular, uma vez que sujeita desnecessariamente os doentes às desvantagens da cirurgia de retalho faríngeo, como a apneia do sono, a hiponasalidade, etc.

O retalho miomucoso bucal foi utilizado por **Mukherjee MM, 1969**[88i] para cuidar da área cruenta criada após a cirurgia de pushback após a palatoplastia de Veau-Wardill. Ele também usou retalhos bilaterais de mucosa bucal simultaneamente para cobrir as superfícies oral e nasal.

Furlow (1986)[89] adoptou uma dupla zetaplastia reversa para as superfícies oral e nasal do palato mole. A margem da fenda forma o membro central. O músculo é incorporado no retalho triangular posterior do lado esquerdo para facilitar a dissecção. A região do palato duro é fechada através de uma incisão ao longo da margem da fenda, elevando o mucoperiósteo do lado medial e aproveitando o arco alto, a fenda é fechada em duas camadas sem fazer uma incisão lateral. Furlow descreveu a utilização da incisão lateral relaxante apenas quando necessário. Esta técnica é conhecida como Z-Plastia Dupla Oposta de Furlow.

Nos países em desenvolvimento, a hospitalização repetida é uma desvantagem para a cirurgia independente da fenda labial e da fenda palatina. Para evitar este problema, **Lehman et al (1990)**[90] popularizaram a reparação da fenda labial e palatina numa só fase (Hole in one repair). Este procedimento é efectuado em crianças com mais de 10 meses de idade. Os cirurgiões afirmam que os resultados são extremamente bons, sem quaisquer complicações. Este é um bom procedimento e ganhou popularidade no nosso país. O termo "hole in one" foi emprestado do jogo de golfe e popularizado pelo Prof. K.S. Goleria.[91]

Delaire (1993)[92] introduziu a palatoplastia funcional em duas fases. É descrito um método de reparação da fenda palatina, baseado numa reparação funcional do palato mole, seguido do encerramento do palato duro mais tarde, tendo em conta a anatomia e a fisiologia da mucosa palatina. Este atraso reduziu significativamente a largura da fenda na região do palato duro e foi fácil de fechar sem a necessidade de dissecção extensa. Isto reduziu significativamente a hipoplasia maxilar. No entanto, o resultado da fala ficou comprometido. Por isso, esta técnica caiu em descrédito.

Bardach Two-flap Palatoplasty (1995)[93] é uma modificação da técnica de von Langenbeck em que a incisão é efectuada ao longo da margem da fenda e da margem alveolar. Estas são unidas anteriormente para libertar os retalhos mucoperiosteais. Estes retalhos são baseados nos vasos palatinos maiores. A placa mole é reparada em linha reta. A dissecção do músculo elevador do palato e a reconstrução do sling muscular são efectuadas como na veloplastia intravelar. Esta é uma técnica comummente seguida nos dias de hoje.

Michael Carsten (1999)[94] descreveu a técnica de palatoplastia de extensão alveolar (AEP) para palatoplastia. Nesta técnica, todo o tecido gengivo-periosteal lingual é incorporado no retalho mucoperiosteal. Espera-se assim alongar e alargar o retalho para cobrir o defeito maior. Carsten afirma que este procedimento é mais favorável aos angiossomas. Espera-se que isto reduza a hipoplasia maxilar.

Lee et al (2001)[9s] descreve uma nova técnica cirúrgica simples para proporcionar um encerramento completo de duas camadas do defeito palatino resultante de uma complicação cirúrgica da ressecção transpalatina de um cordoma da base do crânio. A camada nasal foi reconstruída com um retalho de dobradiça mucoperiosteal oral de forma triangular, baseado na margem anterior do defeito palatino, e retalhos de dobradiça mucosa nasal lateral de forma retangular. A camada oral foi reconstruída com palatoplastia convencional de avanço em V-Y com 2 retalhos. Cada camada dos retalhos foi fixada com duas suturas de colchão. Esta técnica tem algumas vantagens: simples, tempo de operação curto, procedimento numa só fase, sem necessidade de osteotomia. Pode fechar defeitos palatinos de pequena a média dimensão do palato ou fendas palatinas largas e pode evitar a complicação comum da fístula oronasal, que pode ser causada por tensão.

Sommerlad(2003)[96] desenvolveu uma técnica de reparação do palato que combina a dissecção mínima do palato duro com o retroposicionamento radical da musculatura velar e a tenotomia do tensor. O reparo é realizado sob o microscópio cirúrgico. Em 80 por cento destas reparações do palato, a reparação foi efectuada através de incisões nas margens da fenda e sem qualquer elevação do retalho mucoperiosteal ou incisões laterais. As taxas de velofaringe secundária diminuíram em períodos sucessivos de 5 anos dentro deste período de 15 anos. As evidências da avaliação independente dos resultados da fala na reparação do palato e na reparação da fenda palatina submucosa sugerem que esta dissecção muscular mais radical melhora a função velar.

Existem várias opções para o encerramento de defeitos do palato duro e mole. As técnicas podem ser tão simples como um retalho em ilha palatina ou tão complexas como o retalho radial do antebraço. **Fallah et al (2003)**[97] , fechando um defeito médio a grande do palato com o retalho temporoparietal-galeal (TPG), um retalho regional muito fiável para a reconstrução de defeitos da cavidade oral e da face. O TPG é um retalho fino e maleável com um suprimento sanguíneo axial e um bom arco de rotação para a cavidade oral. O retalho pode ser utilizado como um retalho fascial, um retalho fasciocutâneo ou um retalho osteofascial. Constitui uma excelente fonte de tecido vascularizado.

Palatoplastia livre da área cruenta (2005) esta técnica é exatamente como a palatoplastia de duas abas. Aqui o alongamento do palato é efectuado através do corte posterior da mucosa nasal, no entanto, a área cruenta é coberta com um retalho local como o retalho de vómer ou o retalho da mucosa bucal. No lado oral, também se tenta suturar todas as incisões laterais. Desta forma, não é deixada nenhuma área cruenta em nenhuma das superfícies. A cicatrização do palato ocorre com intenção primária, pelo que é menos provável que ocorram deformações secundárias e encurtamento do palato.

Retalho de vómer (2006) O tecido mucoperiosteal vomerino é muito versátil. A maioria dos cirurgiões utiliza o retalho de vómer apenas para a reparação da fenda anterior na região do palato duro e na região alveolar. Nesta região, o retalho de vómer é invariavelmente utilizado como um retalho de rotação com base superior. Este tecido foi revisitado e tem sido amplamente utilizado para cobrir defeitos palatinos. Foram descritas muitas variedades de retalhos de vómer para utilização em fendas palatinas unilaterais e bilaterais para revestimento nasal e recobrimento da mucosa oral.

0gata(2006)[100] levantou um retalho mucoso-periosteal do palato duro foi usado principalmente para o fechamento da fenda e não para o push-back. O retalho músculo-mucoso marginal (3M) reparou o défice da mucosa nasal, assegurando o alongamento do palato mole. A veloplastia intravelar também foi realizada. Concluíram que este método tem as vantagens teóricas de (1) evitar a formação de fístula, preenchendo a deficiência de tecido com o retalho 3M; (2) obter uma melhor função velofaríngea devido ao alongamento do palato mole e à retropulsão do feixe muscular, utilizando o retalho 3M; e (3) minimizar o atraso no crescimento da maxila, adoptando um método de reparação do palato duro sem push-back.

Uma cicatrização extensa pode limitar o tecido local disponível para o fechamento do revestimento epitelial nasal em fístulas oronasais, como frequentemente observado em pacientes com fissura. **Penna et al (2007)**[101] colheram um retalho mucoperiosteal pediculado do corneto inferior pode ser uma alternativa valiosa para fechar tais defeitos. Devido à densa vascularização da mucosa conchal, um retalho de corneto inferior com um tamanho médio de 9,9 cm pode ser colhido.

O momento da reparação da fenda labial e palatina é controverso. Apesar de vários avanços significativos no tratamento de pacientes com fissura labial e palatina, existe uma falta de consenso em relação ao momento e à técnica cirúrgica utilizada durante cada fase da reconstrução da fissura. O momento da cirurgia depende do equilíbrio entre as necessidades funcionais, as preocupações estéticas e a questão do crescimento contínuo da criança. Devido a muitas filosofias de tratamento diferentes, o momento das intervenções de tratamento é consideravelmente variável entre os centros de fissura. Por conseguinte, é difícil produzir um regime de calendarização com o qual todos concordem.

QUADRO 5 Reconstrução faseada das deformações do lábio leporino e do palato:

Sr. No	Procedure	Timing mentioned in the literature
1.	CL repair	After 10 weeks
2.	CP repair	9-18 months
3.	Pharyngeal flap/ Pharyngoplasty	3-5 years or later based on speech development
4.	Alveolar reconstruction with bone graft	6-9 years based on dental development.
5.	Cleft Orthognathic Surgery	14-16 years in girls, 16-18 years in boys.
6.	Cleft Rhinoplasty	After age of 18 years but preferably at skeletal maturity; after orthognathic surgery when possible.
7.	Cleft lip revision	Anytime once initial remodeling & scar maturation is complete. Best done after 5 years.

A reparação da fenda labial é geralmente efectuada após as 10 semanas de idade, porque:

- Permite uma avaliação médica completa do paciente, de modo a que possam ser descobertos quaisquer defeitos congénitos associados que afectem outros sistemas de órgãos (por exemplo, anomalias cardíacas ou renais).

- O procedimento cirúrgico em si pode ser mais fácil quando a criança é ligeiramente maior e os pontos de referência anatómicos são mais proeminentes e bem definidos.

- Os dados relacionados com o risco anestésico sugeriam historicamente que o período de tempo mais seguro para a cirurgia nesta população de bebés poderia ser delineado simplesmente utilizando a "regra dos 10" de Millard.

Regra dos Dez:

- 10 semanas de idade.
- 10 libras de peso.
- Com um valor mínimo de hemoglobina de 10 mg/dl.
- A contagem de leucócitos mínima de 10.000/cumm.

Quando as instalações anestésicas não eram adequadas, a regra dos dez era seguida, mas agora, à exceção da contagem de hemoglobina, outros critérios podem ser alterados e as cirurgias podem ser feitas o mais cedo possível.[123]

Avaliação pré-cirúrgica:

Antes de o doente ser submetido a uma intervenção cirúrgica, é obrigatória uma avaliação pré-cirúrgica do doente, efectuada pelo pediatra, pelo médico e pelo anestesista, relativamente à sua aptidão para a cirurgia. São necessários exames hematológicos de rotina, incluindo (hemograma completo, perfis séricos, falcização, determinação do grupo sanguíneo, hepatite B). De acordo com a Regra dos Dez, o doente deve ter, pelo menos, 10 gm% de hemoglobina. A determinação do grupo sanguíneo é obrigatória se for efectuada qualquer transfusão durante a cirurgia ou imediatamente após a cirurgia, pelo que o sangue cruzado deve estar pronto antes da cirurgia. Todos os pacientes devem ser avaliados pelo anestesiologista no dia anterior à cirurgia. A avaliação pré-operatória do doente deve incluir a verificação de sinais de vasooclusão, febre, infeção e desidratação. Os resultados do exame laboratorial e físico devem ser revistos para identificar anomalias no coração, fígado, rins, cérebro e pulmões.

Depois de estar apto, o doente deve ser preparado para a cirurgia através do aconselhamento dos pais e do doente, se for adulto. O doente deve ser mantido sem medicamentos por via oral (NBM) durante, pelo menos, 4 horas antes da cirurgia para as crianças e, pelo menos, 6 horas para os adultos.

Monitorização intra e pós-operatória

Os procedimentos cirúrgicos que têm uma probabilidade acrescida de isquemia ou hipoxia, hipotensão e hipotermia merecem uma atenção especial. Todos os doentes devem ser monitorizados com, pelo menos, um ECG e ter uma determinação da concentração de oxigénio inspirado por oximetria de pulso ou análise de gases sanguíneos. Deve ser mantida uma temperatura amena no bloco operatório. A anestesia geral deve ter como objetivo uma alcalose respiratória ligeira (pH de cerca de 7,45) e um doente normotérmico e bem hidratado. O doente deve receber um mínimo de 50 por cento de oxigénio em combinação com o agente anestésico. Recomenda-se a reposição de sangue para perdas sanguíneas intra-operatórias significativas.

No pós-operatório, o oxigénio deve ser administrado até ao desaparecimento dos efeitos da anestesia. Nos doentes com fenda, as feridas cirúrgicas interferem com a respiração, o que requer uma utilização prolongada de oxigénio. Recomenda-se uma monitorização contínua na unidade de cuidados intensivos. A hidratação parentérica pós-operatória deve manter o doente a 1 a 1½ vezes a dose de manutenção. Na doença falciforme, são necessários cuidados respiratórios agressivos para minimizar as complicações pulmonares.

Os protocolos de gestão para os pacientes com fenda labial e palatina são:

1) Aconselhamento genético
2) Alimentação da criança com fenda labial e palatina
3) Moldagem nasoalveolar
4) Reparação da fenda labial
5) Reparação da fenda palatina
6) Enxerto de osso alveolar
7) Terapia da fala
8) Tratamento ortodôntico
9) Cirurgia ortognática
10) Procedimentos cirúrgicos secundários

CAPÍTULO 3

ACONSELHAMENTO GENÉTICO

Para explicar o significado genético de uma determinada doença à família, o conselheiro deve ter uma sólida formação em genética básica e alguma habilidade na apresentação desse material.

- Uma mulher afetada tem uma maior probabilidade de ter uma descendência afetada do que um homem afetado, embora ambos tenham um risco 40 vezes superior ao risco populacional.
- Quanto mais grave for o defeito no progenitor, maior é o risco de uma descendência afetada; por exemplo, um progenitor com BCLP tem mais probabilidades de ter uma descendência afetada do que um progenitor com UCLP.
- O maior risco é para os pais do sexo feminino gravemente afectados.
- O parente de 1° grau tem o maior risco (40 vezes a incidência na população), o de 2° grau um risco intermédio (7 vezes a incidência na população) e o de 3° grau o menor risco (3 vezes a incidência na população).

  incidência na população). Assim, o risco diminui rapidamente com a diminuição do grau de parentesco, ao contrário da herança de um único gene, que se limita a reduzir para metade o risco de uma segunda criança ser afetada, aumentando rapidamente se uma criança já estiver afetada. Este risco aumenta de 10% para um filho afetado (pais não afectados) para 9% para dois filhos afectados. Para um progenitor afetado com um filho afetado, o risco é de cerca de 10%.
- Se a avaliação/investigação sugerir uma entidade sindrómica/cromossómica ou de gene único conhecida, o aconselhamento deve ser feito em conformidade.

SEQUÊNCIA DE EVENTOS PARA DIAGNÓSTICO E ACONSELHAMENTO GENÉTICO

I. Avaliação

1. **História gestacional:** para possíveis teratogénios (exposição a anticonvulsivos, álcool, esteróides, hipertermia no primeiro trimestre de gravidez)

2. **Antecedentes familiares:** para quaisquer parentes com anomalias congénitas ou anomalias de desenvolvimento semelhantes ou diferentes.

Microformas: A presença de fossa labial como no Síndroma de Van der Woude87 e na forma autossómica dominante de CL (P) pode estar ausente ou ser subtil no recém-nascido, mas é diagnosticada quando

examinar o progenitor. Uma úvula clara, uma fenda submersa do palato mole ou uma fenda velofaríngea

A incompetência pode ter implicações importantes para o aconselhamento genético.

3. **Exame físico:**

[E]Descrever claramente todas as variações anatómicas em relação ao normal (tirar fotografias) incluindo: Anomalias maiores / Anomalias menores

^ Trata-se de →a) Malformações? →b) Perturbações? →c) Deformações?

Serão estas anomalias?

a) Todos fazem parte do mesmo campo de desenvolvimento → (anomalia única, não sindrómica)?

b) Todos relacionados com um defeito ou acontecimento primário →(sequência, não subdómica)?

c) Em mais do que um domínio de desenvolvimento -^(síndroma)?

4. Outros inquéritos indicados:

- Análise cromossómica se o doente tiver uma síndrome (ou seja, anomalias múltiplas em mais do que um campo de desenvolvimento) que não tenha uma etiologia bem definida.
- Outros, conforme sugerido pelo tipo de doença do doente, por exemplo, radiografias do esqueleto para a baixa estatura, radiografias craniofaciais para outras anomalias do crânio ou da face e um exame oftalmológico
- Exame da possibilidade de síndroma de Stickler. Diagnóstico do SNC em casos de suspeita de holoprosencefalia.
- Como as anomalias cardíacas estão associadas a 20% dos casos de fissura, a avaliação cardíaca pode ser útil.
- As fendas faciais podem ser diagnosticadas por fetoscopia visual in utero88. Isto foi recomendado no caso de famílias de alto risco

Quando o risco é superior a 10%. Esta técnica está associada a uma perda fetal de 4-5%. A FL também pode ser diagnosticada no útero por

- Ecografia e, atualmente, esta é a técnica recomendada89. No entanto, é necessário um ultra-sonografista especializado.
- Ecografia e, atualmente, esta é a técnica recomendada89. No entanto, é necessário um ultra-sonografista experiente.

11. Aconselhamento

O aconselhamento consiste em ajudar o doente e a sua família a lidar com o facto de ter uma fenda

Malformação ou síndrome e para compreender e lidar com o risco de recorrência.

Quem deve fazer uma avaliação e aconselhamento genético???

a) . Qualquer pessoa que tenha uma fenda sindrómica

b) . Qualquer pessoa que tenha uma fenda familiar, sindrómica ou não sindrómica.

c) . Qualquer pessoa que tenha dúvidas sobre a etiologia, os agentes patogénicos ou os riscos de recorrência.

As deformações e perturbações dependem da probabilidade de os factores determinantes graves, como um teratogénio conhecido ou um fator mecânico, estarem presentes na futura gravidez. O aconselhamento para malformações fissuradas depende do facto de a fenda ser ou não sindrómica ou não sindrómica e familiar ou não familiar.

SEQUÊNCIA DE EVENTOS PARA O DIAGNÓSTICO E O ACONSELHAMENTO GENÉTICO

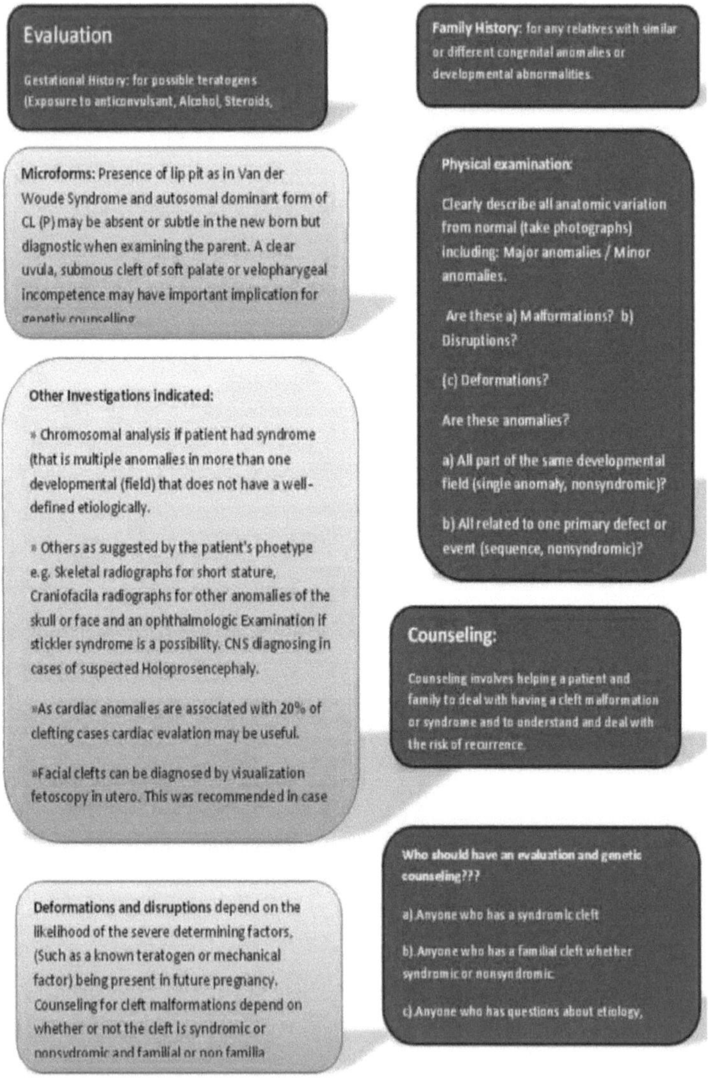

Evaluation

Gestational History: for possible teratogens (Exposure to anticonvulsant, Alcohol, Steroids,

Family History: for any relatives with similar or different congenital anomalies or developmental abnormalities.

Microforms: Presence of lip pit as in Van der Woude Syndrome and autosomal dominant form of CL (P) may be absent or subtle in the new born but diagnostic when examining the parent. A clear uvula, submous cleft of soft palate or velopharygeal incompetence may have important implication for genetiv counselling

Physical examination:

Clearly describe all anatomic variation from normal (take photographs) including: Major anomalies / Minor anomalies.

Are these a) Malformations? b) Disruptions?

(c) Deformations?

Are these anomalies?

a) All part of the same developmental field (single anomaly, nonsyndromic)?

b) All related to one primary defect or event (sequence, nonsyndromic)?

Other Investigations indicated:

» Chromosomal analysis if patient had syndrome (that is multiple anomalies in more than one developmental (field) that does not have a well-defined etiologically.

» Others as suggested by the patient's phoetype e.g. Skeletal radiographs for short stature, Craniofacila radiographs for other anomalies of the skull or face and an ophthalmologic Examination if stickler syndrome is a possibility. CNS diagnosing in cases of suspected Holoprosencephaly.

»As cardiac anomalies are associated with 20% of clefting cases cardiac evalation may be useful.

»Facial clefts can be diagnosed by visualization fetoscopy in utero. This was recommended in case

Counseling:

Counseling involves helping a patient and family to deal with having a cleft malformation or syndrome and to understand and deal with the risk of recurrence.

Who should have an evaluation and genetic counseling???

a) Anyone who has a syndromic cleft

b). Anyone who has a familial cleft whether syndromic or nonsyndromic

c) Anyone who has questions about etiology,

Deformations and disruptions depend on the likelihood of the severe determining factors, (Such as a known teratogen or mechanical factor) being present in future pregnancy. Counseling for cleft malformations depend on whether or not the cleft is syndromic or nonsvdromic and familial or non familia

DIAGNÓSTICO E ACONSELHAMENTO GENÉTICO NUM PACIENTE COM FENDA LABIAL COM OU SEM FENDA PALATINA

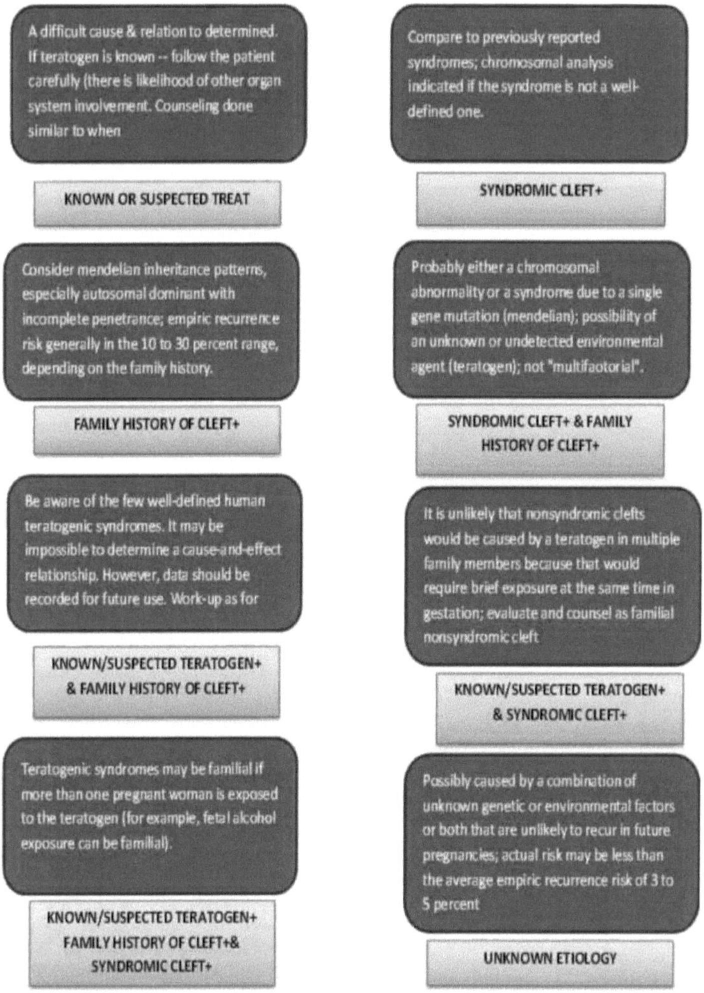

A difficult cause & relation to determined. If teratogen is known -- follow the patient carefully (there is likelihood of other organ system involvement. Counseling done similar to when

KNOWN OR SUSPECTED TREAT

Consider mendelian inheritance patterns, especially autosomal dominant with incomplete penetrance; empiric recurrence risk generally in the 10 to 30 percent range, depending on the family history.

FAMILY HISTORY OF CLEFT+

Be aware of the few well-defined human teratogenic syndromes. It may be impossible to determine a cause-and-effect relationship. However, data should be recorded for future use. Work-up as for

KNOWN/SUSPECTED TERATOGEN+ & FAMILY HISTORY OF CLEFT+

Teratogenic syndromes may be familial if more than one pregnant woman is exposed to the teratogen (for example, fetal alcohol exposure can be familial).

KNOWN/SUSPECTED TERATOGEN+ FAMILY HISTORY OF CLEFT+& SYNDROMIC CLEFT+

Compare to previously reported syndromes; chromosomal analysis indicated if the syndrome is not a well-defined one.

SYNDROMIC CLEFT+

Probably either a chromosomal abnormality or a syndrome due to a single gene mutation (mendelian); possibility of an unknown or undetected environmental agent (teratogen); not "multifaotorial".

SYNDROMIC CLEFT+ & FAMILY HISTORY OF CLEFT+

It is unlikely that nonsyndromic clefts would be caused by a teratogen in multiple family members because that would require brief exposure at the same time in gestation; evaluate and counsel as familial nonsyndromic cleft

KNOWN/SUSPECTED TERATOGEN+ & SYNDROMIC CLEFT+

Possibly caused by a combination of unknown genetic or environmental factors or both that are unlikely to recur in future pregnancies; actual risk may be less than the average empiric recurrence risk of 3 to 5 percent

UNKNOWN ETIOLOGY

ALIMENTAÇÃO DE UMA CRIANÇA COM FENDA LABIAL OU PALATINA

Durante o primeiro dia de vida, o aspeto mais crítico é a alimentação, uma vez que a criança com fenda palatina não pode gerar pressão intra-oral negativa, os pais têm de a alimentar, caso contrário as necessidades calóricas da criança não serão satisfeitas. Existem vários dispositivos disponíveis para ajudar na alimentação:

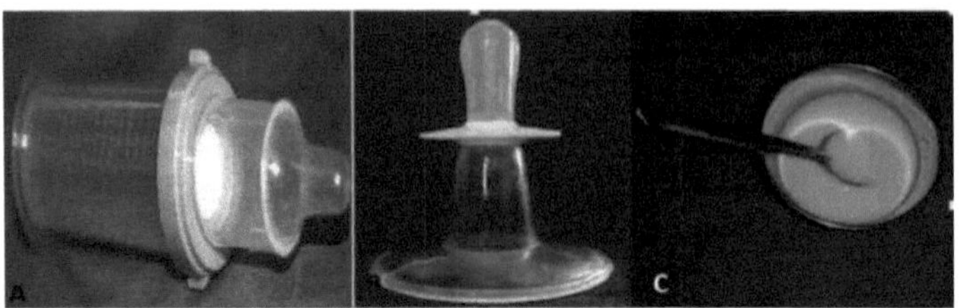

Fig. 24 (A) Biberão macio com um orifício grande, uma vez que preenche o defeito palatino e requer uma sucção mínima por parte do recém-nascido (B) Tetina Haberman, que fornece leite sob ligeira pressão, mais posteriormente na orofaringe (C) Taça e colher, se estas não estiverem disponíveis

A criança deve ser alimentada na posição sentada e é necessário arrotar frequentemente, uma vez que a criança tem tendência para engolir ar também com a alimentação (aerofagia). Como resultado, as crianças com fenda ficam cansadas cedo. Estes doentes necessitam de pequenas quantidades de alimentos frequentes, caso contrário a criança pode ficar subnutrida. Se a criança não conseguir alimentar-se com este método, pode ser necessária uma prótese palatina que faça uma ponte sobre o defeito. Este tipo de prótese ajuda na alimentação e actua como moldagem nasoalveolar (MNA) no pré-operatório para diminuir o tamanho da fenda. Apesar destas tentativas, mais de 25% das crianças com fenda labial e palatina têm dificuldades de alimentação com fraco ganho de peso até à reparação palatal.

As infecções respiratórias também são comuns nas crianças com fenda labial e palatina, pelo que requerem cuidados adicionais por parte dos pais para prevenir qualquer infeção e evitar que pessoas com infecções respiratórias se aproximem da criança. Além disso, é preferível que a criança tome precauções para não se constipar nos primeiros dias. Os pais têm de passar mais tempo com a criança e têm de ser devidamente aconselhados sobre o acompanhamento regular para exame da hemoglobina, diarreia recorrente, qualquer perda de peso, caso contrário estes factores podem levar a um atraso na intervenção cirúrgica e podem afetar negativamente o resultado final.

Placa de alimentação para o tratamento de recém-nascidos com fenda labial e palatina[102]

A comunicação oronasal devida ao defeito coloca grandes problemas ao recém-nascido na sucção do leite e pode afetar o crescimento físico e mental global da criança. A reabilitação deste recém-nascido envolve principalmente o encerramento do defeito.

A cirurgia pode fechar completamente a comunicação oronasal e resolver os problemas associados à fenda. No entanto, o momento da cirurgia difere significativamente entre os centros médicos e pode ser tão cedo quanto 10 a 12 semanas de idade ou 12 a 18 meses ou mesmo muito depois dos 12 meses de idade.

McNeil e outros autores defenderam vários aparelhos protéticos, tanto activos como passivos, para o tratamento de crianças nascidas com fenda labial e palatina. Uma dessas próteses, um obturador maxilar intra-oral, provou ser benéfica ao fornecer a placa de alimentação.

As vantagens da placa de alimentação são:

- Proporciona um palato falso contra o qual o bebé pode sugar, reduz a incidência de dificuldades de alimentação nos recém-nascidos e ajuda a manter uma nutrição adequada.

- Proporciona estabilidade ao arco cruzado e evita o colapso do arco após a queiloplastia definitiva.
- Fornece moldagem ortopédica maxilar dos segmentos da fenda para aproximação antes do enxerto ósseo primário da fenda alveolar.

Método para o fabrico de uma placa de alimentação para um recém-nascido com fenda labial e palatina.

A realização da moldagem num bebé com fenda palatina é um procedimento crítico. Foram adoptadas várias posições para a realização da moldagem da fenda palatina em bebés, incluindo de bruços, com a face para baixo, na vertical e até de cabeça para baixo. A moldeira de impressão deve ter um tamanho adequado para cobrir todo o maxilar e o defeito da fenda palatina. Estão disponíveis comercialmente tabuleiros pré-fabricados para fazer a moldagem de um bebé com fenda palatina. Os palitos de gelado também podem ser utilizados para transportar materiais de moldagem para impressões em bebés. Os materiais de moldagem podem ser apoiados com os dedos e colocados na boca do doente até o material endurecer completamente. Os materiais utilizados para a moldagem incluem compostos de moldagem termoplásticos de baixa e média fusão, material de moldagem de silicone de corpo pesado e alginato, que têm sido utilizados por rotina para efetuar moldagens de neonatos com fendas oro-faciais. A moldagem com massa de impressão pode produzir impressões precisas com boa reprodução dos pormenores e a sua maior vantagem é a sua maior resistência ao rasgamento e a possibilidade de fazer vários moldes com a mesma impressão.

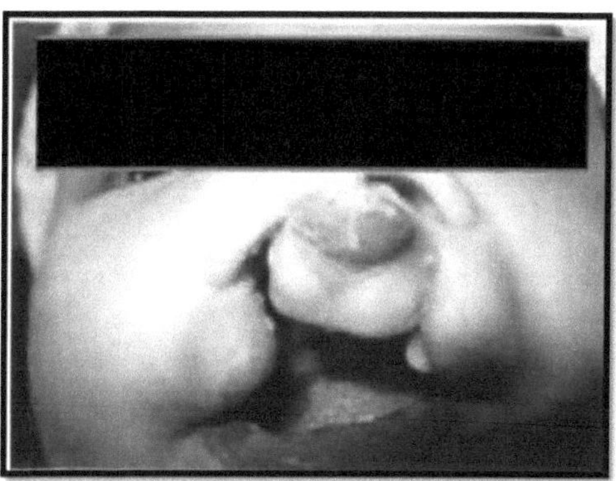

Fig. 25 Neonato com fenda labial e palatina bilateral

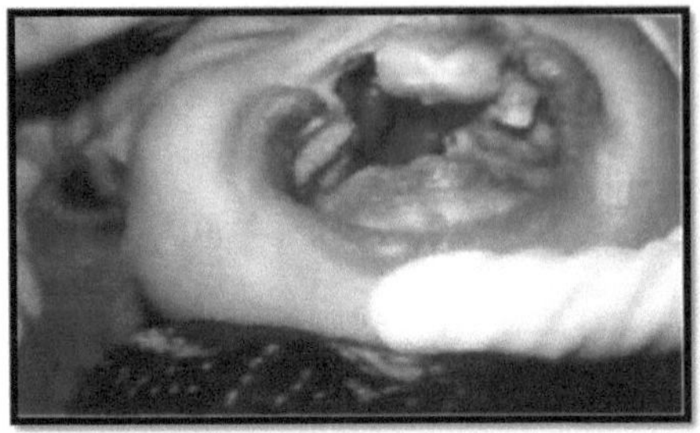

Fig.26 Neonato com fenda labial e palatina bilateral - Vista intra-oral

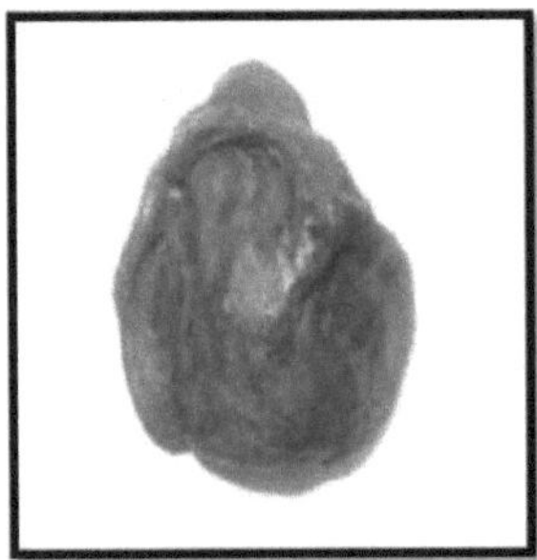

Fig.27 Impressão primária

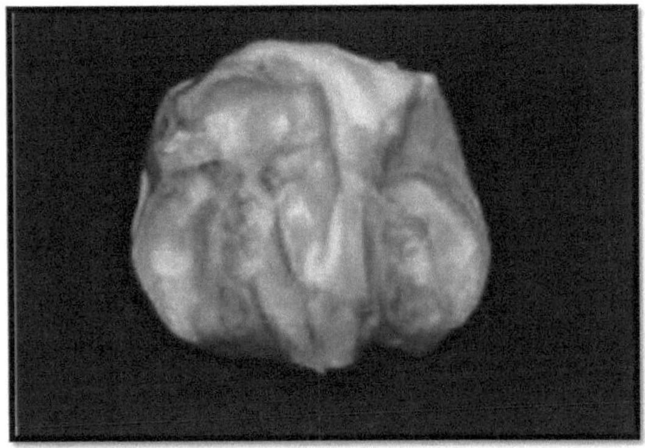

Fig.28 Impressão final efectuada com um material de impressão de silicone

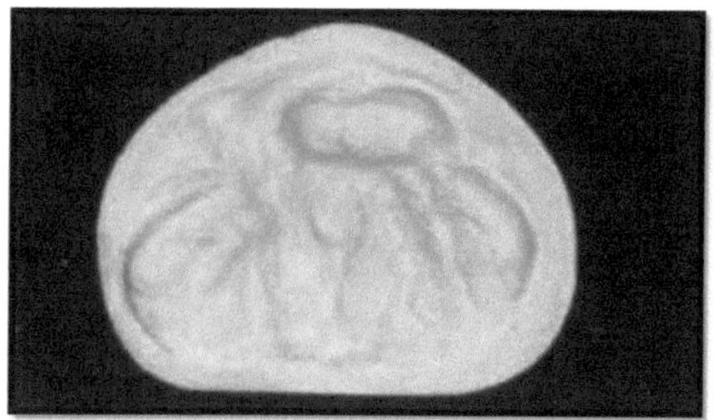

Fig. 29 Molde final

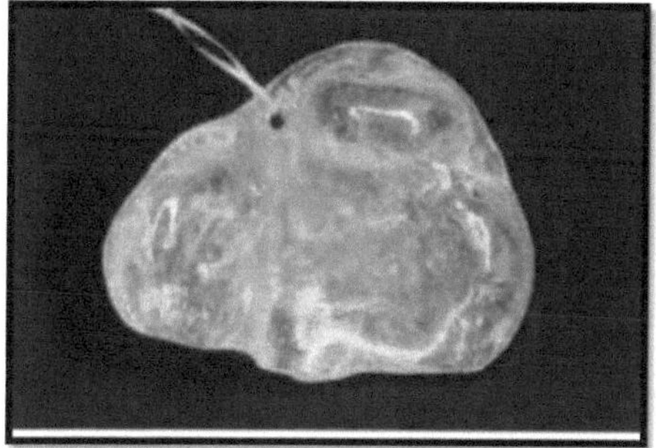

Fig. 30 Placa de alimentação feita com resina acrílica transparente

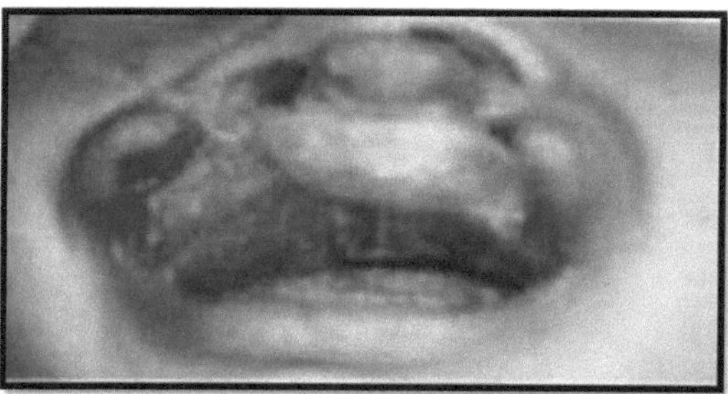

Fig. 31 Neonato a usar o prato de alimentação

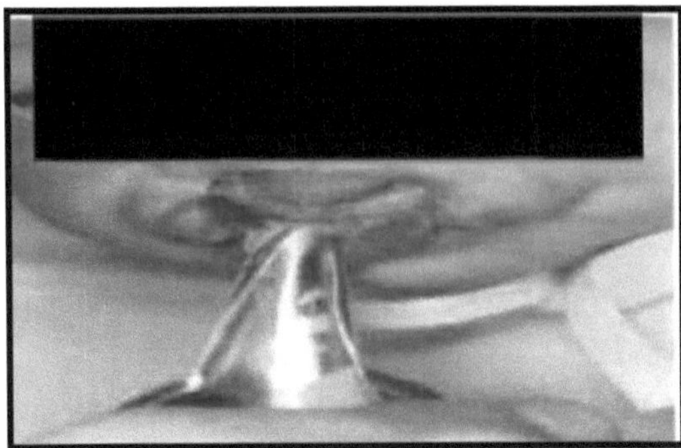

Fig.32 Alimentação com a ajuda de um aparelho

MOLDAGEM NASOALVEOLAR

A moldagem nasoalveolar pré-cirúrgica (MNAP) é um método não cirúrgico de remodelar as gengivas, os lábios e as narinas antes da cirurgia de FLP, diminuindo assim a gravidade da fenda. Antes da introdução do conceito de NAM, a reparação de uma fenda enorme implicava várias cirurgias entre o nascimento e os 18 anos de idade, colocando a criança em risco de problemas de adaptação emocional e social. Com o advento do PNAM, o procedimento cirúrgico múltiplo é contornado e obtêm-se melhores resultados, com apenas uma ou duas cirurgias.

Princípio da NAM

O PNAM funciona segundo o princípio da "escultura negativa" e da "moldagem passiva" do alvéolo e dos tecidos moles adjacentes. Na moldagem passiva, é utilizada uma placa de moldagem personalizada de acrílico para direcionar suavemente o crescimento do alvéolo, de modo a obter posteriormente o resultado pretendido.

Enquanto que na escultura negativa são efectuadas modificações em série nas superfícies internas do aparelho de moldagem com adição ou eliminação de material em determinadas áreas para obter a forma desejada do alvéolo e do nariz.

Objectivos

- O principal objetivo do PNAM é diminuir a gravidade da deformidade primária da fenda e proporcionar simetria à cartilagem nasal distorcida.
- Alongamento não cirúrgico da columela.
- Aproximação dos segmentos labiais para diminuir a tensão nos tecidos após a reparação dos lábios e assim reduzir as cicatrizes.
- Para produzir uma formação óssea adicional favorável, diminuindo o tamanho da fenda e melhorando a projeção da ponta nasal, diminuindo a largura da base alar nasal e da ponta nasal.
- Reduzir a necessidade de enxertos ósseos alveolares secundários.

- Em bebés com FLAP bilateral, o objetivo consiste no alongamento não cirúrgico da columela, retração da pré-maxila suavemente para obter continuidade com os segmentos posteriores da fenda alveolar e centralização da pré-maxila ao longo do plano médio-sagital. O ponto principal da moldagem nasal é mover as cúpulas alares anteriormente num caminho sagital para aumentar o comprimento da columela.

Etapas da terapia NAM

A avaliação do bebé para PNAM é iniciada logo após o nascimento. Durante a primeira semana ou no início da segunda semana após o nascimento, devem ser iniciados os procedimentos clínicos e o fabrico da placa de PNAM. A moldagem dos tecidos é mais fácil devido ao nível elevado de ácido hialurónico e de estrogénio materno circulante nos recém-nascidos. O ideal é que o PNAM seja concluído antes dos 6 meses de idade.

Técnica de impressão

A moldagem inicial é efectuada com um material de moldagem de silicone de corpo pesado. A impressão deve ser efectuada logo após o nascimento, uma vez que a cartilagem é plástica e moldável. A presença do cirurgião é importante durante o procedimento para ajudar em caso de emergência das vias respiratórias. **Grayson e Maull**[103] seguram o bebé de cabeça para baixo para manter a língua para a frente, o que permite que os fluidos saiam da cavidade oral e a moldeira de impressão é colocada. A moldeira deve ser colocada até que o material de moldagem comece a sair do bordo posterior. **Yang et al**[104] fizeram a moldagem utilizando uma moldeira pediátrica personalizada pré-aparada com o bebé principalmente na posição erecta, sendo segurado por um dos pais. A cera utilitária é utilizada para contornar quaisquer arestas vivas na moldeira e para melhorar a adaptação à boca do bebé. **Prashanth et al**[105] obtiveram a impressão quando o bebé estava acordado numa posição deitada na cadeira dentária. A criança é segurada ao colo dos pais sem anestesia numa clínica de ambulatório. Dubey et al[106] efectuaram a moldagem da arcada superior da região da fenda utilizando um palito de gelado e uma massa de moldagem.

Deixa-se que o material de moldagem assente e, em seguida, retira-se a moldeira da boca do bebé (**Fig. 33**). A boca é verificada quanto ao material de impressão remanescente. É feito um molde ou modelo com um material de gesso denso (pedra dentária). A placa é feita no modelo de pedra.[103] Utilizando uma moldeira especial e material de moldagem elastomérico de polivinil de consistência pastosa, efectua-se a moldagem final, com a mesma técnica da moldagem primária.[106]

Fabrico de electrodomésticos

Os sulcos presentes no molde são bloqueados com cera utilitária. É aplicado um meio de separação. A placa NAM descrita por **Grayson e Maull**[103] é preparada com acrílico duro, transparente e auto-polimerizável. É revestida com uma camada fina de um material macio de dentadura. O braço de retenção está localizado a cerca de 40 graus para obter uma ativação adequada e para evitar o deslocamento da placa NAM do palato. A posição vertical do braço de retenção deve estar na intersecção do lábio superior e inferior, enquanto o botão de retenção, com a ajuda de elásticos e fitas extra-orais, fixa a placa de moldagem na cavidade oral. Esse é o aparelho NAM mais comumente utilizado (**Fig. 35**). Vários materiais foram substituídos por uma resina autopolimerizável na confeção do aparelho por diversos pesquisadores. São eles: material de polimerização de cura a quente (**Sharma et al**[107] **Soltan-Karimi et al**[108] **, material de polimerização de cura à luz (Yang et al**[104]) e placa de base termoplástica de 2 mm (**Upadhyay et al**[109]).

Inserção do aparelho

A placa de moldagem é examinada quanto a áreas ásperas e, em seguida, é inserida na cavidade oral. O aparelho é verificado quanto ao seu correto ajuste e retenção. A retenção primária do aparelho é feita através de fitas adesivas faciais bilaterais extra-orais, aplicadas nas bochechas (**Fig. 36** e **Fig. 37**) e na extensão acrílica da placa oral, que é posicionada entre os lábios, sob a fenda, e em uma das extremidades são fixados elásticos ortodônticos.[103] Dependendo do objetivo clínico e da tolerância da mucosa, a quantidade de força utilizada pode variar.[110]

O braço de retenção único é utilizado em casos de fenda unilateral e é posicionado no bordo labial da placa. É determinado puxando os segmentos da CL juntos enquanto centra o filtro e a columela. A aproximação dos segmentos labiais sem obstrução do lábio inferior é observada quando a posição vertical do braço de retenção assenta na junção dos lábios superior e inferior.[103] Após a inserção inicial, o bebé é observado durante alguns minutos para verificar a estabilidade do aparelho no seu lugar contra o palato. A alimentação com biberão foi efectuada para garantir uma sucção adequada sem engasgos.[106] Alguns autores sugerem um adesivo líquido, como o Mastisol, pintado com um aplicador com ponta de algodão horizontalmente nas bochechas onde as Steri Strips serão colocadas.[104]

A placa é mantida na boca durante todo o tempo, e os pais são instruídos a retirá-la apenas para a limpeza diária. Nos primeiros dias, os pais podem ter dificuldade ou precisar de tempo para se adaptarem à alimentação do bebé com o aparelho NAM.

A manutenção da justa aposição dos segmentos labiais com a fita resulta nos benefícios ortopédicos da tradicional adesão labial sem a consequente cicatriz. Também serve para melhorar a posição da região da base nasal, trazendo a columela para o plano médio-sagital e progredindo a regularidade das aberturas das narinas. A adesão labial isolada produz benefícios ortopédicos não controlados; já a adesão com fita labial combinada com as placas de moldagem produz movimento controlado dos segmentos alveolares.[24]

Ajuste do aparelho

O aparelho é deixado na boca durante 24 horas e os pais são instruídos a retirá-lo apenas para fins de limpeza. Após 24 horas, o paciente é chamado de volta para avaliar e corrigir pontos doloridos ou outros problemas com o aparelho, se houver. As consultas de retorno são marcadas semanalmente para modificar a placa de moldagem através do corte seletivo e da adição de acrílico para direcionar os fragmentos alveolares para o local necessário. À medida que o espaço alveolar se fecha, os segmentos labiais se unem, reduzindo a largura da base nasal e provocando frouxidão do rebordo alar. A adição do stent nasal deve ser adiada até que a frouxidão da borda alar seja alcançada, pois pode resultar no aumento da circunferência da narina. Os elásticos devem ser mudados regularmente, o que garante a eficiência do aparelho através da manutenção da tensão.

Stent nasal

A incorporação de um stent nasal é recomendada quando a largura do espaço alveolar é reduzida para 5 mm. É constituído por um fio redondo de calibre 0,036 e assemelha-se à forma de um rim (**Fig.38**). É adicionado à proteção vestibular do aparelho. A ponta do stent nasal é apontada na direção da parede medial da narina defeituosa. O fio pode estender-se para dentro da narina e, em seguida, é curvado para trás para criar um pequeno laço que ajuda a reter a parte intranasal. O lóbulo superior entra no nariz e eleva ligeiramente a cúpula até ser visível uma quantidade razoável de branqueamento do tecido. O lobo inferior eleva o ápice da narina e delineia o topo da columela. O rebordo alar, esticado à nascença, apresenta alguma flacidez e, com o stent nasal, é elevado para uma forma proporcionada e convexa.[103,110] O encerramento cirúrgico maior do lábio e do nariz é efectuado entre os 3 e os 5 meses de idade. Como os segmentos alveolares estão em aproximação, uma gengivo-periosteoplastia (GPP) é simples de realizar, o que evita uma dissecção generalizada e não afecta o crescimento da face média.[103]

Aparelhos activos e passivos

Os aparelhos são classificados em activos, passivos ou semi-passivos, dependendo das forças necessárias. Os aparelhos activos são fixados intra-oralmente e aplicam tração através de meios mecânicos, tais como correntes elásticas, parafusos e placas. Os aparelhos passivos mantêm a distância entre os dois segmentos maxilares, enquanto a força externa é aplicada principalmente para reposicionar os segmentos posteriormente. A aplicação de forças externas é feita através da colocação de fita adesiva externa no lábio, de uma calota craniana com tiras elásticas no prolábio ou de uma adesão cirúrgica do lábio. Os aparelhos maxilares activos utilizam forças controladas para mover os segmentos da fenda alveolar de uma forma pré-determinada, mas os aparelhos passivos actuam apenas como uma dobradiça sobre a qual as forças produzidas pelo encerramento cirúrgico do lábio moldam e modelam os segmentos alveolares de uma forma esperada.[111-113]

Alterações

São eles o aparelho ortopédico maxilar modificado ativado pelo músculo, utilizado por **Suri e Tompson**[114] na terapia NAM; Retnakumari et al[112] descreveram o aparelho de moldagem alveolar com parafuso de expansão; aparelho intraoral dinâmico pré-cirúrgico de remodelação nasal desenhado por Bennun e Figueroa[115] aparelho extra-oral de moldagem nasal de **Doruk e Kiliç**"[6] e aparelho auto-retentivo com fio ortodôntico usado por **Singh et al**[117] **e Ijaz**[118] na ortopedia infantil pré-cirúrgica.

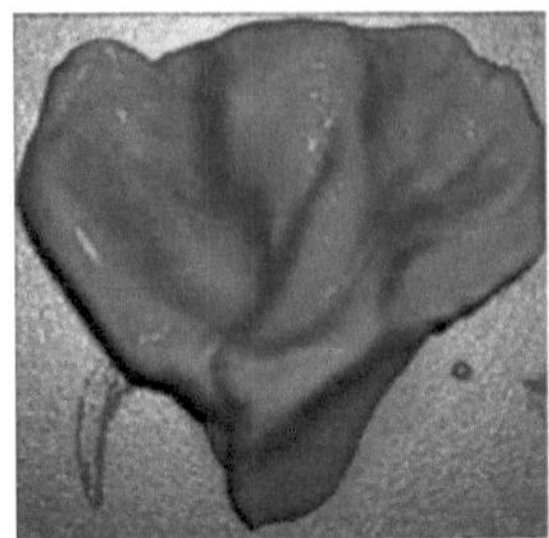

Fig.33 Impressão em alginato

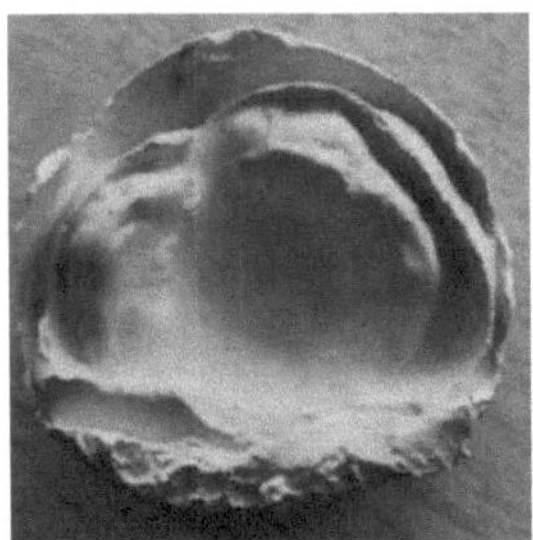

Fig.34 Molde de pedra dentária

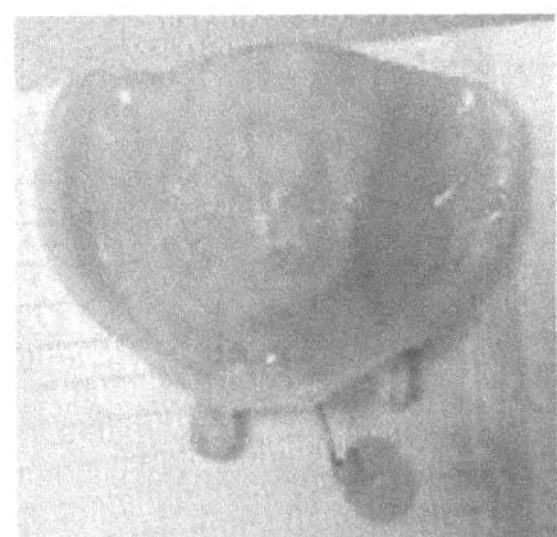

Fig.35 Aparelho NAM

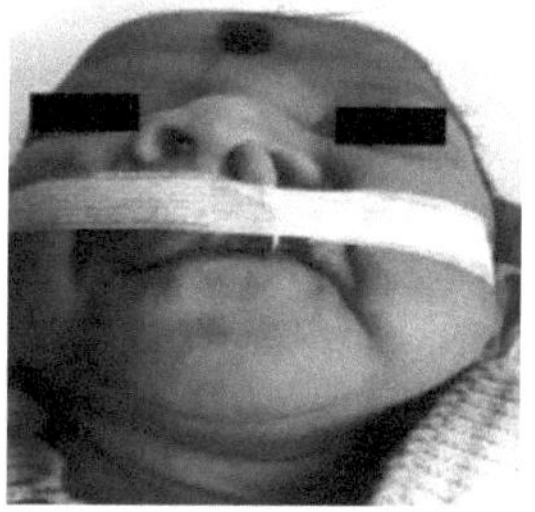

Fig.36 Inserção do aparelho

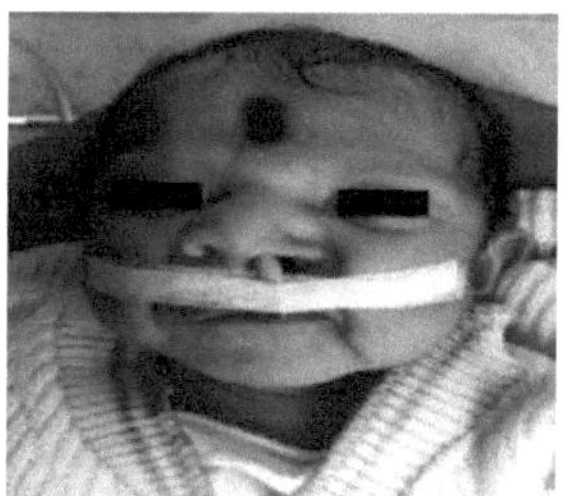

Fig.37 Fitas adesivas bilaterais extra-orais

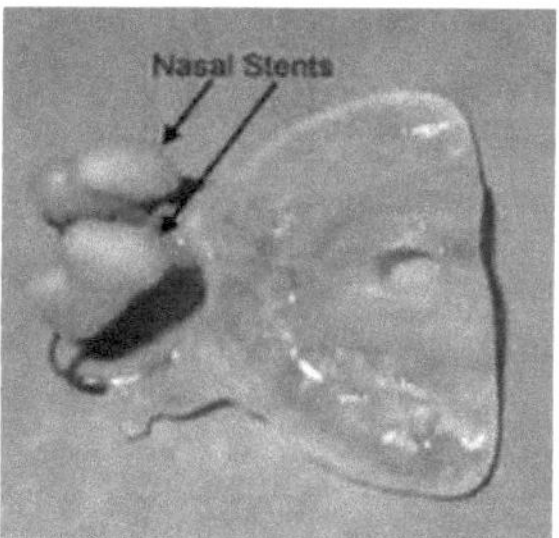

Fig.38 Aparelho NAM com stents nasais

As complicações associadas à NAM.

- Irritação da mucosa oral.
- A aplicação de mais força pelo lobo superior do stent nasal pode causar inflamação do revestimento intranasal da ponta nasal.
- Se o lóbulo inferior não estiver corretamente posicionado, pode ocorrer um entalhe ao longo da borda alar.
- Se a banda for demasiado apertada, a região sob a banda horizontal do prolábio pode ficar ulcerada.

- Perda de tempo valioso de tratamento se os pais não cumprirem o tratamento.
- O risco de deslocação da placa de moldagem que pode obstruir as vias respiratórias.
- Possibilidade de o limite posterior da placa NAM cair sobre a língua se os braços forem fixados demasiado horizontalmente ou com uma ativação inadequada.
- A pressão da placa de moldagem pode causar a emergência prematura da superfície vestibular dos incisivos centrais decíduos superiores.

Benefícios

A vantagem da NAM é que permite ao cirurgião obter um melhor resultado com uma menor formação de tecido cicatricial. Diminui as curvaturas laterais da fenda alar, aumenta o comprimento da columela e torna o prolábio mais visível. Estudos demonstram que a forma nasal é estável[119] com uma melhor forma labial e nasal. A NAM diminui o número necessário de revisões cirúrgicas para fístulas oronasais, tecido cicatricial excessivo e deformidades nasais e labiais. Os dentes adultos irrompem numa boa posição com suporte periodontal suficiente.[120] Estudos mostram que os pacientes tratados com NAM e GPP não necessitaram de enxerto ósseo secundário.[121] A NAM provou ser económica para as famílias devido ao menor número de cirurgias[122] e é uma oportunidade para os pais participarem ativamente na habilitação do seu filho.[120]

CAPÍTULO 4

REPARAÇÃO DA FENDA LABIAL

Vários procedimentos evoluíram ao longo do tempo. O primeiro procedimento a basear-se em princípios cirúrgicos sólidos foi a reparação em linha reta **de Rose e Thompson**. As técnicas mais utilizadas são:

1. Reparação em linha reta. (quando se verificou que a cicatriz do lábio se contrai e não produz nada, surgiram as outras técnicas)

2. Técnica do retalho triangular. **(Tennison (1952)**[125] e Randall (1959)[126] reparação com retalho triangular)

.... X[127]

3. Técnica do retalho quadrangular. **(Técnica de Mirault 1955)**

4. Técnica do retalho de rotação. (Rotação de **Millard** e reparação de avanço **1958)**[128]

5. A técnica de Delaire **(1993)**[129]

124 ,18

1. Reparação em linha reta

Não é uma técnica comummente praticada para as deformidades unilaterais do lábio leporino, uma vez que as contracções da cicatriz resultam invariavelmente no entalhe do lábio. Como no caso da deformidade bilateral do lábio leporino o segmento do prolábio tem tecido inadequado e a mobilização ou avanço/rotação não é possível, geralmente recorre-se à reparação em linha reta e as cicatrizes bilaterais produzidas são consideradas como colunas do filtro (**Fig.39** e **Fig.40**).

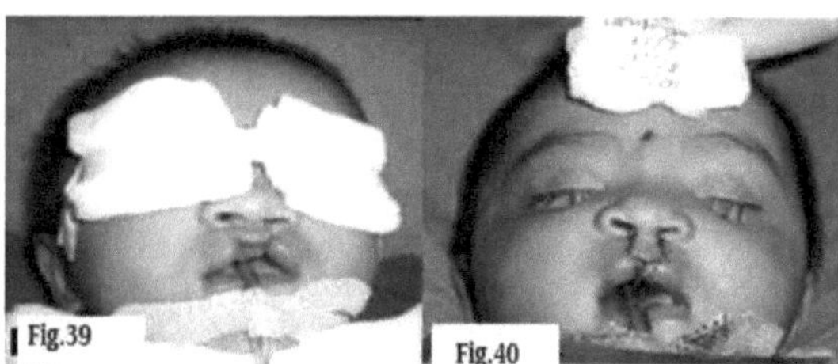

Fig.39 Fotografia pré-operatória de reparação em linha reta de fenda labial parcial bilateral. Fig.40 Fotografia do encerramento final.

2. Reparação com retalho triangular de Tennison e Randall.

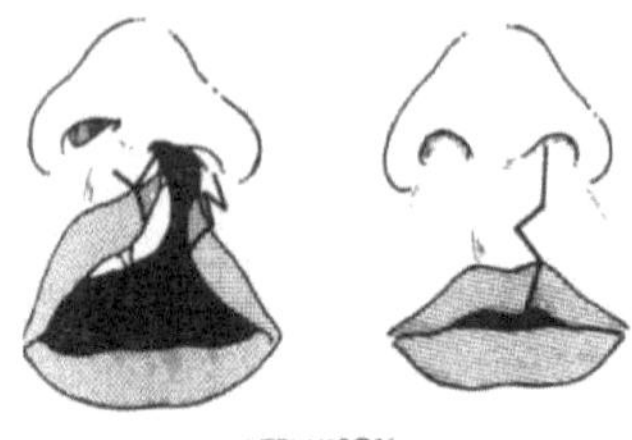

Fig. 41: Marcação das incisões e linha de sutura final de uma técnica de retalho triangular

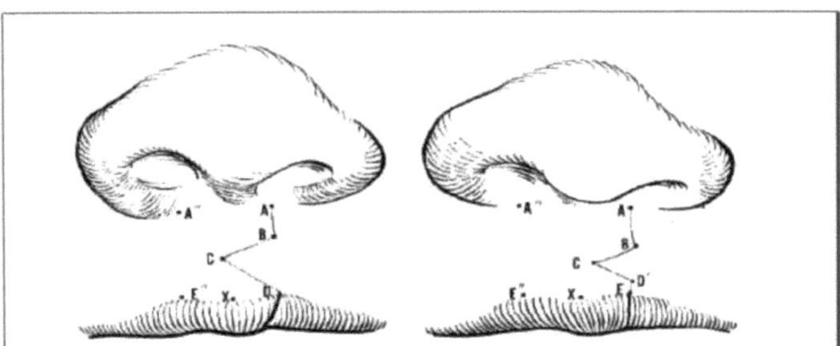

Fig.42 Aspeto habitual de uma reparação do tipo Tennison com a cicatriz a unir-se obliquamente ao bordo do vermelhão.

Procedimento-

Em primeiro lugar, deve ser marcado o lado medial, ou lado esquerdo. De seguida, sugerem-se os seguintes passos.

a) Medir o comprimento do lado não coberto do lábio. Situar A" na base da columela. Colocar E" no pico do arco do cupido. A distância A"-E" é o comprimento vertical do lábio e, em bebés com cerca de dois meses de idade, é de cerca de 10 mm. Por conseguinte, o comprimento planeado do lábio na linha de reparação será 1 mm inferior, ou seja, 9 mm.

b) Identifica o centro da parte mais baixa do arco do cupido e identifica-o com X.

c) A uma distância igual a E"-X, localize o pico do arco do cupido na margem da fenda e identifique-o como E. Este ponto deve estar perto do fim da crista cutânea do vermelhão, mas ainda sobre ela. Uma crista cutânea contínua do vermelhão é essencial, porque uma lacuna chama imediatamente a atenção para o lábio.

d) Traçar uma linha perpendicular à crista do vermelhão através de E, estendendo-se 1 mm sobre a pele até D e ao longo de todo o vermelhão.

e) Desenhe uma linha B-C com cerca de 4 mm de comprimento, começando na borda do vermelhão e passando pelo ponto D. Esta linha deve formar um ângulo um tanto agudo com a crista do vermelhão, de modo que a aba C-D-E-X gire facilmente para baixo. Se a linha C-B for feita a 90° ou mais, também não pode ser rodada para baixo. A linha C-B nunca deve ultrapassar a linha A"-E, uma vez que isso resultaria num aumento do comprimento vertical do lado normal do lábio. A linha C-B é 1mm mais comprida que a linha C-D. Praticamente, D-E tem o mesmo comprimento que D-B.

f) O ponto A situa-se na base da columela. Para ajudar a localizar este ponto, coloca-se um pequeno gancho de pele no ângulo entre a columela e a asa e levanta-se até um nível correspondente ao lado normal. Os pontos A e B estão ligados.

g) No lado da fenda, colocar E' no ponto mais medial onde o vermelhão ainda tem espessura total e a crista do vermelhão ainda está presente.

h) Traçar uma linha perpendicular à crista do vermelhão através de E', estendendo-se 1 mm sobre a pele até D' e ao longo de todo o vermelhão.

i) O ponto A' situa-se na base da ala, de modo que, ao ser aproximado de A, a ala será simétrica em relação ao lado normal.

j) O lado normal do lábio é 10mm. A soma de A'-B' e D'-E' subtraída de 10mm, o comprimento do lábio no lado reparado, dá a dimensão da base da aba triangular B'-C'-D'. Um compasso está centrado em A' com os pontos separados por uma distância igual a A-B. Outro compasso está centrado em D' com os seus pontos definidos na largura desejada da base da aba. O ponto B' é colocado no ponto onde estes dois arcos se intersectam.

k) O ponto C' está localizado da seguinte forma: C'-B' deve ser igual a C-B e C"-D' deve ser igual a C-D. Com dois compassos colocados a estas distâncias, respetivamente, os pontos são centrados em B' e D' e o ponto de intersecção dos seus arcos é marcado com C'.

Depois de os pontos terem sido marcados na superfície da pele, conforme indicado, mergulha-se uma agulha n.º 25 em azul de metileno e perfura-se a pele em cada ponto, fazendo assim uma marca que não desaparece com a lavagem. Estes pontos são ligados como indicado no diagrama. Infiltra-se com moderação um a 1½ cc de xilocaína a 1% com adrenalina 1:100.000 no sulco e na zona operada, tendo o cuidado de distorcer o lábio o menos possível. Após 8 a 10 minutos para obter o efeito vasoconstritor da adrenalina, a mucosa no sulco é incisada e os tecidos labiais são dissecados do periósteo apenas o suficiente para garantir a aproximação do lábio.

Agora, com uma lâmina de madeira colocada sob o lábio e mantida firmemente por um assistente, o lábio é ainda fixado por pressão perto da linha de incisão com o dedo indicador da mão esquerda do operador. O lábio é incisado com uma lâmina nº 15, tendo o cuidado de cortar exatamente ao longo das linhas e em ângulos rectos em relação à superfície da pele. A lâmina é pressionada através do lábio até à lâmina da língua. Se necessário, os pequenos pedaços de tecido não cortados com a faca são cortados com uma tesoura de íris pontiaguda. Os cortes D-E e D'-E' são efectuados ao longo de todo o vermelhão, tendo o cuidado de não prolongar o corte na profundidade do lábio para além dos pontos D e D', uma vez que isso teria o efeito de tornar as linhas D-E ou D'-E' demasiado longas.

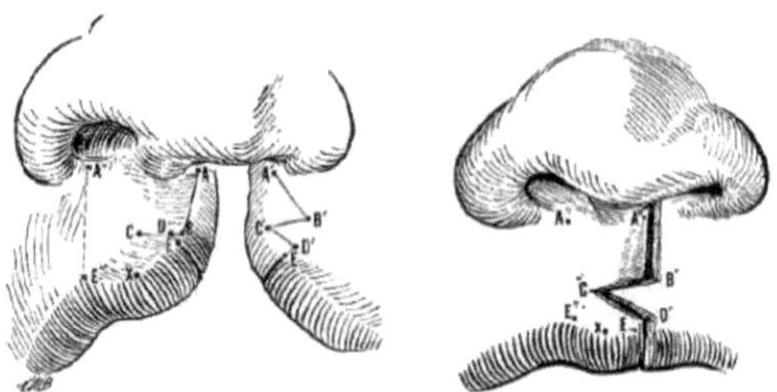

Fig.43 (A) Método de marcação das linhas de incisão. (B) Mostra o fecho do lábio.

A incisão é alargada até ao nariz, conforme necessário, para além dos pontos A e A'. Introduz-se agora um ponto de sutura simples de categute 4-0 no músculo por baixo da asa e da columela e puxa-se com firmeza para testar o alinhamento correto. Se for satisfatório, pode ser atado. Em seguida, as partes do lábio são interdigitadas, sendo utilizado um ponto de sutura simples de categute 4-0 no músculo para colocar cada ponto bem no ângulo oposto. Não são utilizadas mais suturas musculares. Os vários ângulos da pele são de seguida aproximados com suturas finas e agulha, como o dermalon 6-0. A crista do vermelhão é cuidadosamente alinhada com uma sutura de cada lado, e não na crista, evitando assim a possibilidade de mutilar a crista com uma cicatriz de sutura. A superfície da mucosa é suturada com catgut simples 4-0, completando a reparação.

É aplicada uma pomada antibiótica na linha de sutura, seguida de um pequeno penso para absorver o exsudado. O penso é retirado às 24 horas e o lábio é deixado exposto. Cerca de metade das suturas são removidas no terceiro dia de pós-operatório e as restantes no dia seguinte. O lábio é suportado durante cerca de uma semana com uma tira de guaze de rede larga e colódio U.S.P. (não flexível).

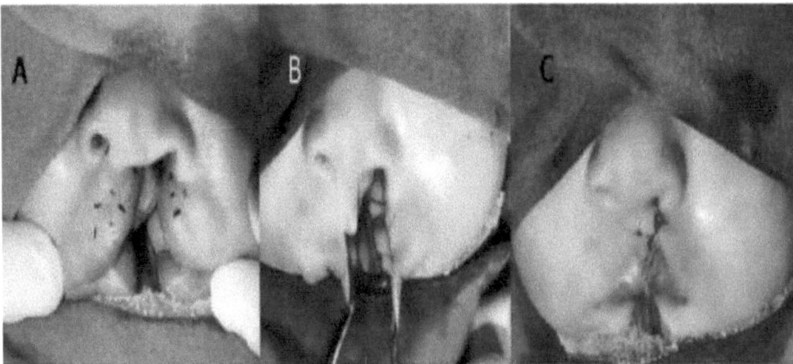

Fig. 44: Técnica do retalho triangular (A) Fotografia pré-operatória com marcações. (B) Intra-operatório com o retalho de ambos os lados levantado. (C) Fecho final.

Vantagens: -

- Alonga os segmentos labiais tanto dos lados com fenda como dos lados sem fenda.
- O resultado é um lábio final simétrico e equilibrado com um arco de Cupido bem definido.
- Apenas uma pequena quantidade de tecido é descartada.
- Contribui igualmente para a correção da deformidade nasal.
- Esta técnica é comparativamente mais fácil para cirurgiões inexperientes.

Desvantagens

- O resultado é uma cicatriz final horizontal no lábio.
- É essencial uma correspondência exacta das incisões em ambos os lados, tanto para o músculo como para a mucosa.
- Todas as camadas devem ser suturadas com base num retalho triangular. Se for cometido algum erro na marcação ou na incisão, não pode ser rectificado.
- O procedimento é difícil de rever em procedimentos cirúrgicos secundários.

3. Rotação de Millard e reparação do avanço. Medição e conceção de retalhos [130]

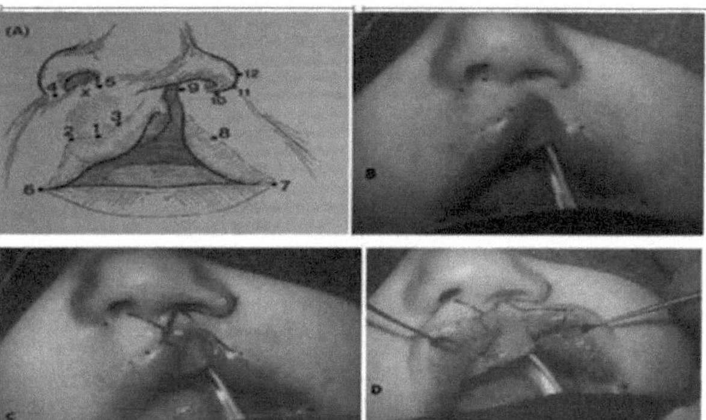

Fig.45 (A-D) (A) diagrama esquemático dos pontos de referência associados à reparação da fenda unilateral do avanço da rotação de Millard (B) os pontos de referência marcados num doente de três meses de idade com fenda incompleta (C) desenho do retalho no mesmo doente (D) vista da mucosa medial (M) e da mucosa lateral (L)

QUADRO 6 Os pontos de referência importantes da técnica do retalho de rotação-avanço são os seguintes

Non-Cleft side (NCS)	Cleft side (CS)
1 Center (low point) of Cupid's bow	7 Commissure (CS)
2 Peak of Cupid's bow- (lateral NCS)	8 Peak of Cupid's bow
3 Peak of Cupid's bow- (medial NCS)	9 Medial tip of advancement flap
4 Alar base	10 Midpoint of Alar Base
5 Columellar base	11 Lateral alar base
6 Commissure-(NCS)	X Back-cut point

Alguns destes pontos são anatómicos, enquanto que os outros são "medidos". Podem ser utilizadas várias medições para maximizar o desenho do retalho e a eventual estética do lábio. O objetivo final destas medições é assegurar que o comprimento do retalho de rotação (3 a 5+X) é igual ao comprimento do retalho de avanço.

A incisão da pele com uma lâmina nº 15 cria dois grandes retalhos de espessura total: A (rotação) e B (avanço) levantados num plano supra-periosteal. Um retalho de pele menor, o retalho columelar (retalho c) é elevado num plano subcutâneo e utilizado para o encerramento do pavimento nasal. A incisão perialar (lado da fenda) cria um retalho alar de espessura total (retalho D). Os retalhos mucosos são incisados com uma lâmina nº 11 e incluem os retalhos M (medial e mucoso) e L (mucoso lateral). Depois de incisar e dissecar estes retalhos labiais, procede-se à dissecção e reaproximação do músculo orbicularis oris. Este fecho maximiza a função labial, minimizando a tensão na eventual ferida labial. A reparação do lábio com rotação e avanço de Millard também permite o encerramento ativo do pavimento nasal e a rinoplastia da ponta nasal. O acesso completo à ponta nasal pode ser obtido através das incisões perialares padrão e da margem da fenda, sem criar incisões nasais adicionais. Isto permite uma melhor simetria da ponta nasal e uma relativa equalização da base alar.

Vantagens

- Este procedimento permite ajustes no momento da cirurgia.

- A quantidade mínima de tecido é descartada.

- Coloca a cicatriz na posição anatomicamente correta, ou seja, a linha da cicatriz forma a crista filtral no lado da fenda.

- O peitoril da narina é reforçado e construído com este procedimento.

- A revisão é fácil aquando de cirurgias secundárias.

Desvantagens

- Esta técnica é difícil de dominar, especialmente em fendas largas.
- A maior parte dos segmentos labiais encontra-se no centro e não na borda livre inferior, dando uma aparência de beicinho em fendas largas.
- Dificuldade em obter um comprimento adequado dos lábios.
- Tem uma tendência para a contratura vertical da cicatriz.
- Forma uma narina apertada na direção do lado da fenda.

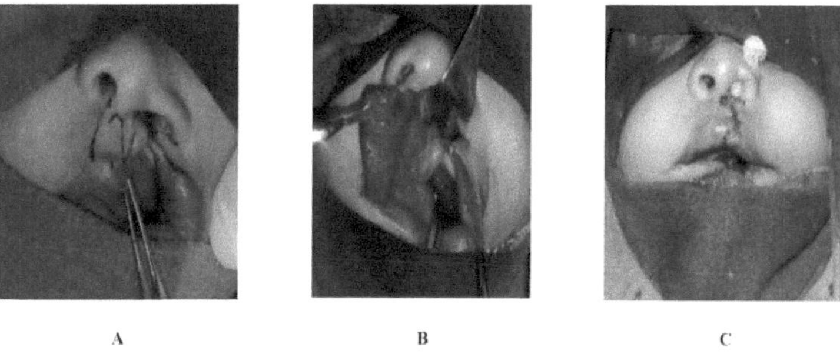

A B C

Fig. 46: Técnica do retalho rotacional de Millard: A, Imagem pré-operatória com marcação. B. Intra-operatório com o retalho de ambos os lados levantado. C. Encerramento final.

4. A filosofia de Delaire para a reparação da fenda labial e palatina:

Dada pelo **Professor Jean Delaire**, que desenvolveu uma filosofia sobre o significado, as relações e as interações de várias estruturas, da qual derivou uma lógica para o tratamento das deformidades do lábio leporino e do palato. Segundo ele:

- A reconstrução e o alinhamento muscular cuidadosos são fundamentais para uma boa estética e função do palato mole, do lábio e do nariz.
- É lançado o conceito de queliorrafia de função primária.
- O descolamento subperiosteal da fenda lateral da bochecha é considerado um pré-requisito para a sutura sem tensão da musculatura nasolabial com o descolamento subperiosteal alargado da maxila anterior, da pirâmide nasal e do bordo orbital inferior.
- O encerramento do palato duro é efectuado com retalhos bipediculados apenas da fibromucosa das prateleiras palatinas, deixando a fibromucosa maxilar intacta. Quando a fenda é estreita, o descolamento da fibromucosa palatina e o desbaste dos bordos são suficientes.
- O encerramento em duas fases de todos os retalhos palatinos largos (primeiro o palato mole) e o

encerramento numa fase das fendas palatinas estreitas utilizando a fibromucosa das prateleiras do palato.

Encerramento do palato mole aos 7 meses e do palato duro aos 16-18 meses. A reparação do palato duro pode ser adiada até aos 3 anos de idade se o encerramento necessitar da transposição da fibromucosa maxilar.

Marking and Flap Design-

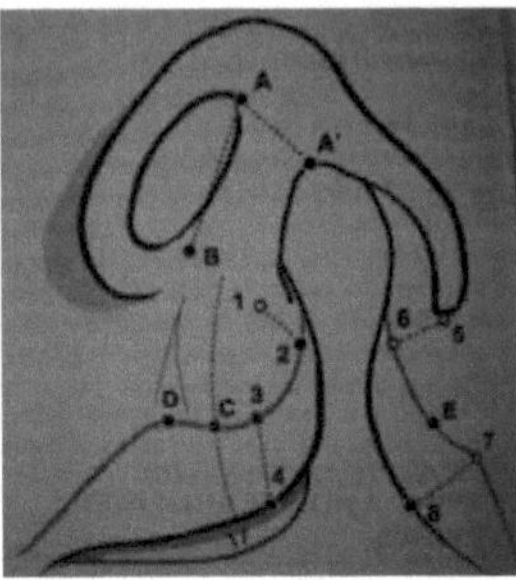

Fig. 47: Marcas da técnica delaire para a fenda labial

Os seguintes pontos de referência são utilizados na conceção da incisão: A - ângulo interno superior da narina não esquerda

A^1 - ângulo interno superior da fenda nasal

B - base da columela do lado não esquerdo C - base do arco de Cupido

D - cume do arco de Cupido do lado não esquerdo

E - ponto em que o cilindro branco se funde com a junção mucocutânea do lado da fenda A-B - altura da columela do lado não fendido, paralela e com o mesmo comprimento que a linha A^1 -1, altura da columela do lado da fenda A-A^1 - paralela a B-l

1. Prolongamento a partir de B, na base da columela, a uma distância de A^1 igual a A-B 2. Prolongamento da linha B-l no ponto em que encontra a junção mucocutânea do lado não esquerdo, aproximando-se da linha que separa a pele nasal da pele labial.
2. Ponto na junção mucocutânea do lado não esquerdo à mesma distância de C que D.
3. Junção entre as membranas mucosas seca e húmida do lábio, a uma distância da linha média igual a C-3, paralela a uma linha que pode ser marcada, para orientação, de C até à linha média do frénulo do lábio superior.
4. Junção da base alar com a pele labial

5. Ponto situado na junção mucocutânea, sendo a linha 5-6 perpendicular a esta.

6. Fim do rolo branco no ponto exato em que começa a desaparecer. E é o ponto onde o rolo branco desapareceu completamente e o ponto 7 situa-se normalmente a 2-3 mm de E.

7. Ponto situado na junção do vermelhão com a mucosa húmida, numa perpendicular ao cilindro branco a partir do ponto 7.

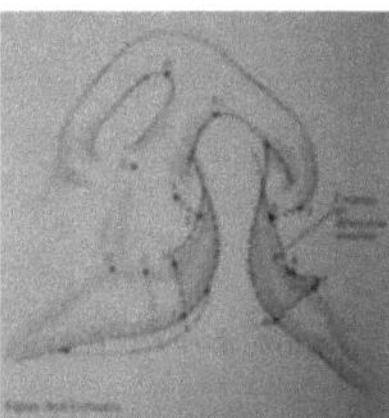

Fig.48 Incisões, técnica delaire para fenda labial

As incisões são agora efectuadas com os pontos de referência descritos. Começando na face medial e no assoalho do nariz na sua junção com o septo, a incisão segue a junção mucocutânea, mantendo-se dentro da pele (em vez da mucosa) e incorporando os pontos 2,3 e 4, ao longo da face interna da mucosa até ao ponto de partida.

Esta incisão é superficial, permitindo a remoção da mucosa. Pode ser efectuada uma pequena curva, como se mostra, na região da junção mucocutânea no ponto 3, para permitir um ligeiro alongamento da pele. É efectuada uma incisão de espessura total a partir do ponto 1 - 2 para permitir o acesso aos tecidos na região do nasalsepto anterior e da cartilagem septal. No lado lateral da fenda, a incisão começa no assoalho do nariz, progredindo ao longo da junção mucocutânea (mantendo-se apenas sobre a pele), incorporando os pontos E, 7 e 8, e voltando ao assoalho do nariz. Mais uma vez, pode ser acrescentada uma pequena curva à incisão na junção mucocutânea, na região do ponto 7. Se o defeito for grande, a mucosa pode ser utilizada no assoalho do nariz, mantendo um pedículo superior (retalho de Muir modificado). Caso contrário, a mucosa é descartada. É efectuada uma incisão de espessura total do ponto 5 ao ponto 6 até ao periósteo, inclusive.

Para evitar qualquer dicripância vertical do rolo branco, tatuar com azul de metileno e marcar de cada lado do rolo branco, imediatamente a meio dos pontos 3 e 7. É útil utilizar um marcador Veau (agulha dupla).

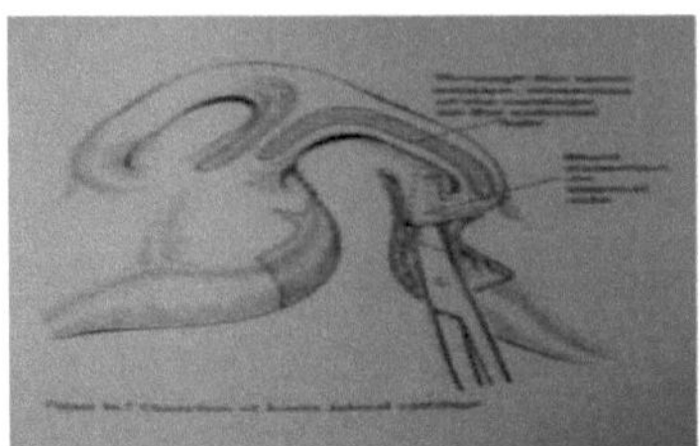

Fig.49 Identificação do músculo

Seguem-se as incisões, começando pelo lado lateral da fenda com um descolamento mínimo entre a pele do lábio e o músculo. Segue-se uma dissecção romba com uma tesoura pontiaguda, entre a cartilagem lateral inferior e a pele sobrejacente, primeiro na sua superfície interna e depois na sua superfície externa (**Fig.49**). Esta dissecção é prolongada até à linha média e ao longo de todo o aspeto exterior da cartilagem.

Identificar os grupos musculares individuais, começando pelo músculo transverso nasal, os músculos elevadores, os músculos zigomáticos e a extremidade superior e interna da cabeça oblíqua do músculo orbicular (**Fig. 50**). Identificar a camada profunda do músculo orbicular e do depressor nasi septi, que devem ser separados por dissecção cuidadosa da camada glandular da mucosa adjacente.

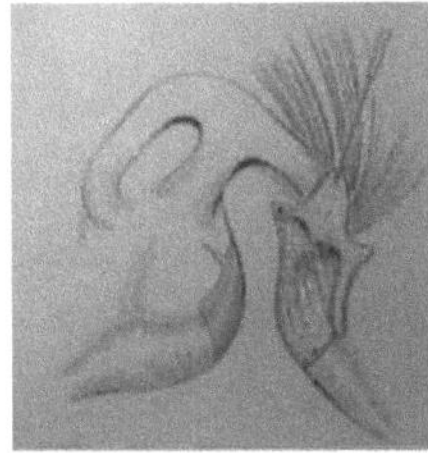

Fig.50 Identificação dos grupos musculares individuais, começando pelo músculo transverso nasal, os músculos elevadores,
os músculos zigomáticos e a extremidade superior e interna da cabeça oblíqua do músculo orbicular

No lado medial da fenda, as fibras da cabeça horizontal do músculo orbicular do lábio superior estão aderentes ao vermelhão. Separar a camada profunda do tecido glandular da mucosa húmida adjacente sem danificar o frénulo e o septo celular do lábio superior. Continuar a dissecção para identificar a espinha nasal anterior e a parte anterior e inferior da cartilagem do septo nasal. O pericôndrio do septo nasal pode então ser amplamente elevado, estendendo-se a dissecção até ao vômer e à face anterior dos ossos nasais.

Vale a pena relembrar a anatomia do músculo transverso nasal, que deve ser considerado como um músculo constituído por duas cabeças (**Talmant,1993**). A parte superior, o transverso nasal, nasce da crista do osso nasal e passa inferiormente e em torno da cartilagem alar lateral para a soleira nasal, onde se junta ao depressor nasi septi. Este músculo origina-se normalmente na região acima dos dentes incisivos laterais, caninos e primeiros pré-molares. Devido à sua natureza, este músculo tem um papel importante na dimensão vertical e transversal do nariz e a sua reconstrução cuidadosa é importante. É importante deixar algum tecido mole em torno da espinha nasal anterior para posterior reconexão da parte depressora nasi septi dos músculos que formam a soleira nasal.

Por fim, é efectuada uma dissecção subperiosteal ampla no lado lateral sobre toda a superfície anterior do maxilar (**Delaire, Precious e Gordeef, 1988**). Efetuar uma incisão no sulco bucal, geralmente até ao contraforte zigomático, com uma pequena incisão vertical de alívio posterior. Deve ter-se o cuidado de não danificar os botões dentários superficiais. Prolongar a dissecção posteriormente até ao pilar zigomático, superiormente até à margem infra-orbitária em torno do nervo infraorbitário (com libertação do periósteo, se necessário) e medialmente até aos ossos nasais e à abertura piriforme. Deve agora ser possível obter uma deslocação medial do periósteo e dos músculos a partir do lado lateral e o reposicionamento das cartilagens nasais.

Fecho-

O encerramento da pele do pavimento nasal é iniciado de trás para a frente, utilizando uma sutura contínua de vicryl 4/0. A parte mais anterior deve ser deixada e só deve ser fechada quando os músculos subjacentes tiverem sido suturados. O periósteo, os músculos nasais transversos são identificados e suturados individualmente à região da parte anterior inferior do septo nasal e aos tecidos moles à volta da espinha nasal anterior. Sutura com 30 pontos de prolina. As suturas individuais não são atadas até que as suturas tenham sido colocadas em todos os grupos musculares. Quando isto tiver sido feito, atar as suturas começando pelo periósteo. De seguida, suturar a parte oblíqua profunda do músculo orbicular ou a parte imediatamente acima e atrás do freio labial. Suturar a incisão no sulco bucal com vicryl 4-0. Suturar a cabeça horizontal do músculo orbicularis oris, começando na sua superfície profunda e contornando-a até à sua superfície superficial. A sutura deve ser efectuada com muito cuidado, uma vez que dá forma ao lábio e, em particular, ao filtro e ao ângulo nasolabial. Não dar um nó em nenhuma das suturas (também vicryl 4-0) até que a exatidão da reposição muscular tenha sido avaliada. Tal como anteriormente, estas suturas devem ser seguradas por uma pinça de artéria e atadas na mesma sequência em que foram inseridas.

Quando todas as suturas musculares tiverem sido atadas, a sutura da pele é completada com prolene 5-0 e a superfície da mucosa com vicryl 4-0, são inseridas suturas de transfixação (vicryl 4-0) através da crura medial e da cartilagem septal superiormente na linha média e inferiormente. Da mesma forma, são colocadas suturas para manter a cartilagem lateral inferior em posição, bem como para evitar a formação de hematoma. Por fim, retira-se o saco da garganta e limpa-se a boca, a faringe e as narinas de quaisquer detritos. Insere-se um pacote Sofra-tulle na parte anterior da narina do lado da fenda e aplica-se Bactroban (mupirocina) no lábio.

Reparação primária da fenda bilateral do lábio/nariz utilizando uma técnica Millard modificada

Técnica cirúrgica

O doente é colocado em posição supina na mesa de operações com um pequeno rolo de ombro para apoio. Um antibiótico de largo espetro, normalmente uma cefalosporina, é administrado antes da cirurgia como profilaxia. Antes do procedimento, para reduzir a fase inflamatória pós-operatória, é administrada uma combinação de esteróides de ação curta e longa, a menos que seja contraindicado. Após a indução, um tubo endotraqueal oral é fixado ao queixo do paciente na linha média. Após a preparação cirúrgica, as estruturas anatómicas são palpadas e marcadas com uma caneta cirúrgica esterilizada.

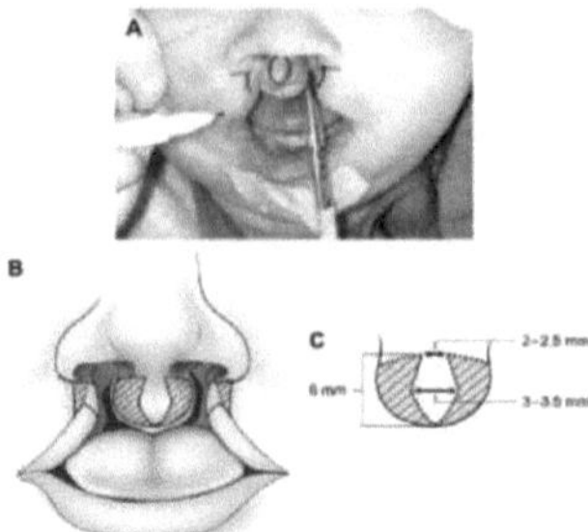

Fig.51 Reparação primária bilateral da fenda do lábio/nariz utilizando uma técnica Millard modificada (A) o desenho das incisões cirúrgicas planeadas é marcado, começando com o prolábio (B,C) ao nível da prega lábio-columelar na linha média, são colocados dois pontos separados aproximadamente 2 a 2,5 mm. O comprimento da coluna filtral é então estabelecido através da marcação de um ponto 6 mm inferior ao sulco lábio-columelar. O ponto mais largo da coluna filtral, estabelecido 1,5 mm acima do ponto inferior, tem 3 a 3,5 mm de largura e forma os picos do arco de Cupido. Estes pontos são ligados para formar o desenho final da coluna filtral

Desenho do lábio anterior

Marca-se o traçado das incisões cirúrgicas planeadas, começando pelo prolábio (**Fig.51 A**). Ao nível do sulco lábio-columelar, na linha média, são colocados dois pontos distanciados cerca de 2 a 2,5 mm. O comprimento da coluna filtral é então estabelecido através da marcação de um ponto 6 mm inferior ao sulco lábio-columelar. O ponto mais largo da coluna filtral, estabelecido 1,5 mm acima do ponto inferior, tem 3 a 3,5 mm de largura e forma os picos do arco de Cupido. Estes pontos são ligados para formar o desenho final da coluna filtral (**ver Fig.51 B, C**). A largura do arco de Cupido e o comprimento da coluna filtral estão diretamente relacionados com a idade do doente. As reparações em pacientes mais velhos têm menos tendência a alargar-se com o tempo. As medidas utilizadas para desenhar a coluna filtral devem ser ligeiramente aumentadas em doentes mais velhos para compensar esta diminuição do potencial de crescimento.

Lábio lateral

As incisões da base nasal são primeiro marcadas bilateralmente, criando uma linha curvilínea ao longo da prega alar. Isto forma as incisões de libertação que ajudam no avanço dos elementos do lábio lateral. Os picos do arco de Cupido são então marcados e posicionados no limite vermelhão-cutâneo, onde o limite vermelhão do lábio e o rolo branco começam a convergir. As marcas podem então ser ajustadas para criar uma distância igual, bilateralmente, da comissura da boca até aos pontos marcados (ilustrado na **Fig. 51**). Uma linha perpendicular à linha tangencial na borda vermelhão-cutânea é então marcada através do vermelhão. Após as marcações, são efectuados bloqueios bilaterais do nervo infra-orbital e os lábios anterior e lateral e as bases alares são injectados com lidocaína a 1% e uma mistura de epinefrina 1:100.000.

Incisão

Após a colocação do saco de garganta humedecido, inicia-se a primeira incisão no prolábio, que inclui pele e tecido subcutâneo. O retalho deve ser levantado a partir da incisura filtral, elevando-se superiormente e aumentando gradualmente a espessura do retalho, de modo a preservar a irrigação sanguínea columelar. O vermelhão e a pele restantes são reflectidos e virados intra-oralmente como um retalho baseado na pré-maxila. Este tecido ajuda no fecho intra-oral da superfície da mucosa.

As bases alares são então libertadas dos elementos labiais laterais ao longo da linha curvilínea. O bordo do vermelhão é incisado numa espessura parcial até ao ponto que marca o pico do arco de Cupido. A preservação dos retalhos mucosos do vermelhão lateral inferiores ao pico do arco de Cupido é essencial para a reconstrução da região central do lábio. A dissecção para libertar os elementos do lábio lateral da maxila é feita com uma tesoura afiada num plano submucoso. Os elementos do lábio lateral devem ser completamente separados da mucosa intra-oral. Esta dissecção é geralmente efectuada nas proeminências malares para uma mobilização adequada. O orbicularis oris é separado dos retalhos do lábio lateral no plano subdérmico. Os feixes musculares são separados da maxila anterior na base alar para reorientar as fibras na direção horizontal. O tecido nasovestibular é libertado da sua fixação no bordo piriforme. Esta libertação permite o avanço na direção anteromedial, corrigindo a largura da base alar.

Encerramento

O pavimento nasal é reconstruído a partir de retalhos criados a partir da pré-maxila e da membrana nasovestibular libertada. Os bordos do vermelhão são aproximados e suturados temporariamente para ajudar no posicionamento inicial. Quando o bordo do vermelhão estiver na posição correta, inicia-se o encerramento da mucosa. Recomenda-se uma sutura de reabsorção lenta, como a poliglactina 4-0 910, nestas áreas. A mucosa do lábio lateral é avançada e suturada à mucosa pré-maxilar. Pode ser necessário aparar a borda do lábio lateral ou da mucosa pré-maxilar antes da sutura.

Após os fechos intra-orais, a atenção é virada para a construção de um músculo orbicularis oris contínuo. As extremidades reorientadas do músculo são avançadas horizontalmente e suturadas em posição utilizando suturas horizontais em colchão, começando no bordo inferior e trabalhando superiormente. Nesta área, recomenda-se uma sutura de poliglactina 3-0 910 ou de polidioxanona de reabsorção mais lenta numa agulha cónica. Uma vez no bordo superior, o músculo orbicular é suturado profundamente à base columelar na espinha nasal anterior para manter o posicionamento. Os bordos da pele do lábio lateral são avançados depois de a coluna filtral recém-criada ser inserida (**Fig. 52**). O encerramento é efectuado com uma sutura fina não reabsorvível de forma escalonada para evitar danos no retalho filtral. As restantes suturas de pele nas bases alares completam o encerramento.

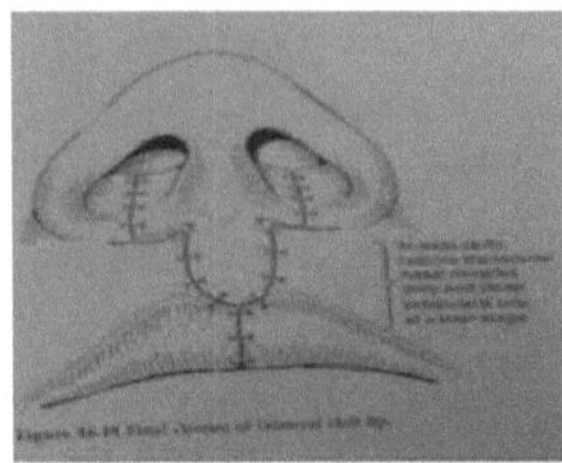

Fig.52 O encerramento final - técnica de Millard modificada.

Cuidados pós-operatórios

São aplicadas tiras esterilizadas após a aplicação do adesivo para reduzir a tensão colocada no fecho. O doente é internado para monitorização durante a noite e tem alta para casa no 1º ou 2º dia de pós-operatório. A ferida é mantida seca durante, pelo menos, 48 horas e as tiras esterilizadas são retiradas aquando da remoção da sutura, dentro de 5 a 7 dias. Durante o período pós-operatório, o doente é alimentado através de uma seringa equipada com um cateter de grande calibre durante 1 semana; durante esse período, a alimentação por biberão é limitada.

CAPÍTULO 5

REPARAÇÃO DA FENDA PALATINA

As técnicas cirúrgicas de reparação da fenda palatina que são atualmente praticadas por diferentes cirurgiões em vários centros são mencionadas abaixo. Existem muitas variações de cada uma destas técnicas. No entanto, apresentamos apenas algumas delas, que são mais relevantes e úteis.

- técnica de retalho bipediculado de von Langenbeck
- Técnica de retrocesso de Veau-Wardill-Kilner
- Técnica de duas abas de Bardach
- Z-Plasty Furlow de dupla oposiçáo
- Reparação do palato em duas fases
- Reparação de buracos num só
- Palatoplastia sem área crua
- Palatoplastia de extensão alveolar (AEP)
- Retalho faríngeo primário
- Veloplastia intravelar
- Vomerflap
- Retalho miomucoso bucal

a. Técnica de Von Langenbeck

Em **1861, Bernard von Langenbeck** descreveu um método de uranoplastia (palatoplastia) utilizando retalhos mucoperiosteais para a reparação da região do palato duro. Defendia que a fixação anterior do retalho mucoperiosteal devia ser mantida na margem alveolar para o tornar um retalho bipediculado. Originalmente, apenas as bordas da fenda eram incisadas, uma incisão lateral era feita, o retalho era elevado do palato duro, a musculatura palatina era dividida e, finalmente, as suturas eram aplicadas.

Esta técnica ainda é utilizada na reparação da fenda palatina isolada. A dissecção muscular e a sutura muscular são efectuadas como procedimentos adicionais para criar um sling muscular.

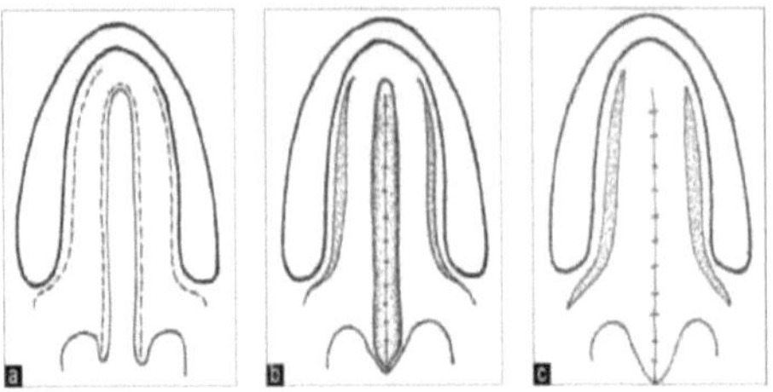

Fig. 53 Diagrama de linhas da palatoplastia de von Langenbeck para uma fenda palatina completa isolada.

Fig. showing Von Langenback procedure. A. Cleft soft palate B. Incision C. Closure D. Post- op view.

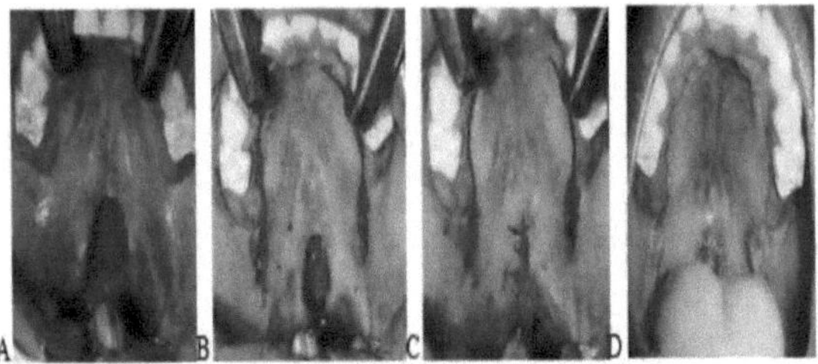

Fig. 54: Procedimento de Von Langenback. (A) Fenda palatina.(B) Incisão.(C) Encerramento. (D) Pós-operatório

b. Palatoplastia de Veau-Wardill-Kilner

Até há alguns anos, este procedimento era a técnica mais comum de palatoplastia. Nesta técnica, o procedimento em V-Y é efectuado de modo a que todo o retalho mucoperiosteal e o palato mole sejam retropostos e o palato seja alongado. No entanto, deixa uma extensa área cruenta anterior e lateralmente ao longo da margem alveolar com osso membranoso exposto. A área cruenta cicatriza por segunda intenção. Isso causa encurtamento do palato e resulta em incompetência velofaríngea. A área cruenta adjacente à margem alveolar também resulta em deformidade do arco alveolar e desalinhamento dentário.

Para aumentar o comprimento do palato mole, George Dorrance preconizava um corte posterior horizontal no revestimento nasal, na junção do palato duro com o palato mole. Isto deixa uma grande área crua na superfície nasal que é deixada aberta. Esta pode contrair-se após a cicatrização por segunda intenção e pode anular o alongamento do palato. Uma vez que se efectua uma reparação de camada única na região do corte posterior, a incidência de fístula palatina é elevada. Devido a estas desvantagens, as técnicas de pushback e V-Y caíram em descrédito e atualmente cada vez menos centros praticam esta técnica.

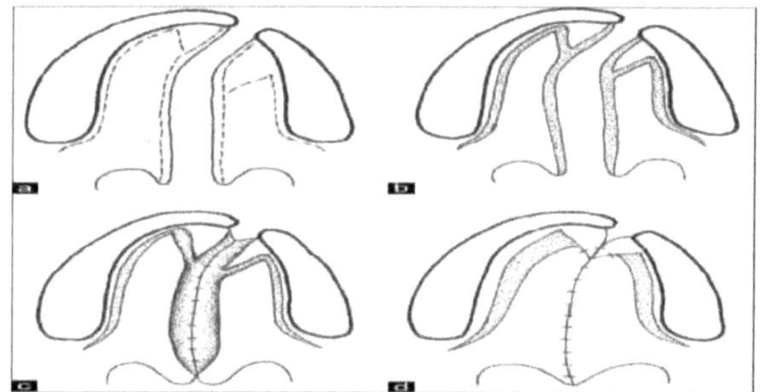

Fig.55 A técnica de Veau-Wardill-Kilner de reparação do palato numa fenda labial e palatina unilateral.

c. Palatoplastia de dois retalhos de Bardach

Trata-se de uma modificação da técnica de von Langenbeck em que a incisão é efectuada ao longo da margem da fenda e da margem alveolar. Estes são unidos anteriormente para libertar os retalhos mucoperiosteais. Estes retalhos são baseados nos vasos palatinos maiores. A placa mole é reparada em linha reta. A dissecção do músculo elevador do palato e a reconstrução do sling muscular são efectuadas como na veloplastia intravelar. Esta é uma técnica comummente seguida (**Fig.56**).

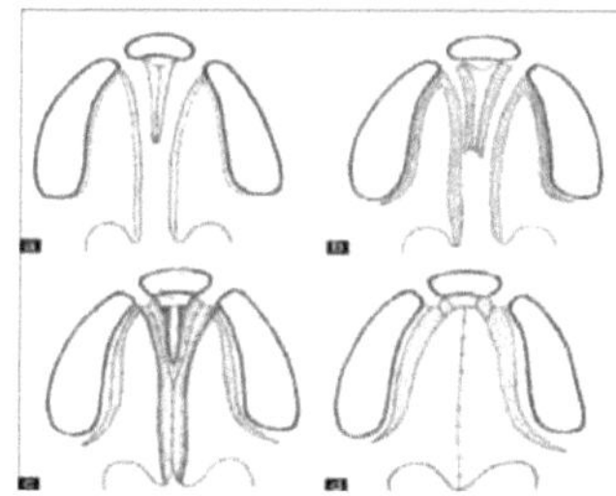

Fig.56 Diagrama de linhas mostrando a técnica de palatoplastia de dois retalhos de Bardach numa fenda labial e palatina bilateral

d. Z-Plástica Furlow Duplo Oposto

Furlow adoptou uma dupla Z-plastia reversa para as superfícies oral e nasal do palato mole. O músculo é incorporado no retalho triangular posterior do lado esquerdo para facilitar a dissecção. A região do palato duro é fechada através de uma incisão ao longo da margem da fenda, elevando o mucoperiósteo do lado medial e aproveitando o arco alto, a fenda é fechada em duas camadas sem fazer uma incisão lateral. Furlow descreveu a utilização da incisão lateral relaxante apenas quando necessário.

Na transposição dos triângulos, há um alongamento efetivo do palato mole, a linha de sutura é horizontal e há uma boa sobreposição do músculo elevador. Muitos cirurgiões afirmam que a técnica de reparação de Furlow permite obter melhores resultados a nível da fala. No entanto, os estudos não o provaram objetivamente. A principal objeção a esta técnica é a colocação não anatómica do músculo.

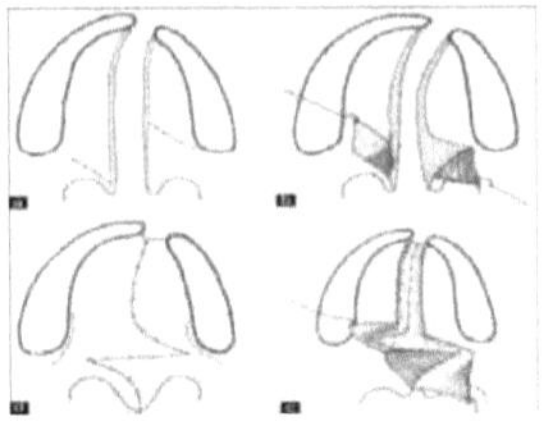

Fig.57 Diagrama de linhas mostrando a técnica de palatoplastia em Z de Furlow num doente com fenda labial e palatina unilateral

e. Palatoplastia em duas fases

É um facto bem estabelecido que os pacientes com fendas não reparadas têm uma melhor relação e desenvolvimento maxilar. A intervenção cirúrgica palatina precoce causa hipoplasia maxilar. Por este motivo, muitos cirurgiões costumavam efetuar a reparação do palato em duas fases. O palato mole era reparado precocemente e mais tarde o palato duro era reparado. Na altura da introdução deste protocolo, o palato mole era reparado juntamente com o lábio por volta dos quatro a seis meses de idade e o palato duro era reparado aos 10-12 anos de idade. Posteriormente, esta idade foi reduzida para quatro a cinco anos. Este atraso reduziu significativamente a largura da fenda na região do palato duro e foi fácil de fechar sem a necessidade de uma dissecção extensa. Isto reduziu significativamente a hipoplasia maxilar. No entanto, o resultado da fala ficou comprometido. Por isso, esta técnica caiu em descrédito. Delaire introduziu a palatoplastia funcional em dois estágios. É descrito um método de reparação da fenda palatina, baseado numa reparação funcional do palato mole, seguida do encerramento do palato duro, tendo posteriormente em conta a anatomia e a fisiologia da mucosa palatina.

f. Reparação "hole in one" (reparação da fenda labial e palatina numa só fase)

Nos países em desenvolvimento, a hospitalização repetida é uma desvantagem para a cirurgia independente da fenda labial e da fenda palatina. Para evitar este problema, alguns cirurgiões popularizaram a reparação numa única fase de toda a extensão da fenda. Este procedimento é efectuado em crianças com mais de 10 meses de idade. Os cirurgiões afirmam que os resultados são extremamente bons, sem quaisquer complicações. Este é um bom procedimento e ganhou popularidade no nosso país. O termo "hole in one" foi emprestado do jogo de golfe e popularizado pelo Prof. K.S. Goleria

g. Palatoplastia sem área crua

Esta técnica é exatamente igual à palatoplastia de dois retalhos. Aqui o alongamento do palato é efectuado através do corte posterior da mucosa nasal, no entanto, a área cruenta é coberta com um retalho local como o retalho de vómer ou o retalho da mucosa bucal. No lado oral, também se tenta suturar todas as incisões laterais. Desta forma, não é deixada nenhuma área cruenta em nenhuma das superfícies. A cicatrização do palato ocorre com intenção primária, pelo que é menos provável que ocorram deformações secundárias e encurtamento do palato.

h. Palatoplastia de extensão alveolar

Michael Carsten descreveu recentemente a técnica de palatoplastia de extensão alveolar (AEP) para palatoplastia. Nesta técnica, todo o tecido gengivo-periosteal lingual é incorporado no retalho mucoperiosteal. Espera-se assim alongar e alargar o retalho para cobrir o defeito maior. Carsten afirma que este procedimento é mais favorável aos angiossomas. Espera-se que isto reduza a hipoplasia maxilar.

i. Retalho faríngeo primário

Para melhorar a fala em crianças com fenda palatina, a faringoplastia primária com retalho faríngeo é realizada em alguns centros. Uma vez que a maioria destes doentes não desenvolverá incompetência velofaríngea após a palatoplastia clássica, este procedimento parece ser um exagero. Isto cria uma anatomia anormal em todos os doentes com fenda palatina, o que não é aceitável para a maioria dos cirurgiões. Atualmente, este procedimento não é popular, uma vez que sujeita desnecessariamente os doentes às desvantagens da cirurgia de retalho faríngeo, como a apneia do sono, a hiponasalidade, etc.

j. Veloplastia intravelar

Em **1968, Braithwaite** descreveu pela primeira vez a dissecção do músculo levantador do palato a partir do bordo posterior do palato duro, da mucosa nasal e oral e o seu reposicionamento posterior. Ele descreveu a sutura independente do músculo com o do lado oposto para a reconstrução do sling do Levator. Desde então, a veloplastia intravelar evoluiu consideravelmente e muitos cirurgiões modificaram os detalhes cirúrgicos para conseguir uma melhor reconstrução anatómica da funda muscular. Sommerlad defende a dissecção radical do músculo sob um microscópio. Sommerlad disseca o ventre do elevador do palato separadamente e sutura-o independentemente, uma vez que o elevador é o músculo dominante para a elevação do palato mole durante a fala. Court Cutting transecta o Tensor Palati e, para manter a sua função intacta, a extremidade cortada é transfixada com o gancho do hamulus.

Durante várias reuniões, a discussão sobre "qual a quantidade ideal de dissecção muscular" permanece inconclusiva. A maioria dos cirurgiões disseca o músculo, mas a extensão varia. Provavelmente, o resultado final continua a ser o mesmo.

k. Vomerflap

O tecido mucoperiosteal do vómero é muito versátil. A maioria dos cirurgiões utiliza o retalho de vómer apenas para a reparação da fenda anterior na região do palato duro e na região alveolar. Nesta região, o retalho de vómer é invariavelmente utilizado como um retalho de rotação com base superior. Este tecido foi revisitado e tem sido amplamente utilizado para cobrir defeitos palatinos. Foram descritas muitas variedades de retalhos de vómer para utilização em fendas palatinas unilaterais e bilaterais para revestimento nasal e recobrimento da mucosa oral.

l. Retalho da mucosa bucal

A área cruenta deixada sobre a superfície nasal após o pushback sempre foi motivo de preocupação. O retalho da mucosa bucal foi utilizado por Mukherjee MM, 1969, para cuidar dessa área cruenta criada após a cirurgia de pushback após a palatoplastia de Veau-Wardill. Ele também usou retalhos bilaterais de mucosa bucal simultaneamente para cobrir as superfícies oral e nasal. Esta técnica foi recentemente popularizada por Jackson para cobrir o defeito criado após o corte posterior na junção entre o palato duro e o palato mole.[132]

ENXERTO DE OSSO ALVEOLAR

História do enxerto ósseo alveolar

Não há como esconder os estigmas da fenda labial não reparada. É provável, por esta razão, que a primeira reparação da fenda labial remonte aos tempos de Hipócrates em 400 a.C. e Galeno 150 d.C. As melhorias na técnica e nos resultados têm continuado ao longo dos anos. Existem também relatos iniciais de intervenção cirúrgica para a fenda do palato por razões semelhantes. Em 1764, Le Monnier, um dentista francês, reparou uma fenda no velum. A fenda do alvéolo é um componente menos visível do continuum da fenda; este facto e a necessidade de enxerto ósseo resultaram numa escassez de referências históricas antigas à reparação da fenda alveolar. Foi apenas num passado não muito distante que os pioneiros tentaram e tiveram sucesso com a reparação da fenda alveolar. Os primeiros relatos de enxertos ósseos no alvéolo foram feitos em 1901 por Von Eiselsberg. Foi relatado que ele usou um retalho osteocutâneo pediculado para reconstruir um defeito palatino. O primeiro enxerto ósseo bem-sucedido para um defeito alveolar foi feito por Drachter em 1914; ele utilizou um enxerto de osso tibial, incluindo periósteo. Veau não obteve sucesso em 1931 em sua tentativa de enxertar a fenda alveolar com lascas de tíbia. Millard escreveu que houve uma relativa falta de entusiasmo pelo enxerto alveolar até a década de 1950. Durante as décadas de 1950 e 1960, muitos cirurgiões começaram a empregar o enxerto ósseo primário do alvéolo durante os primeiros meses de vida. [133]

O enxerto ósseo precoce na dentição decídua recebeu amplo apoio na literatura dos anos 60 e 70 (Backdahl e Nordin 1961; Stellmack 1963; Muir 1966; Monroe, Griffith et al. 1968; Robinson e Wood 1969; Nylen, Korlof et al. 1974; Schmid, Widmaier et al. 1974). No entanto, efeitos deletérios da intervenção precoce no crescimento subsequente do complexo maxilar foram observados por várias investigações (Pickrell, Quinn et al. 1968; Robertson e Jolleys 1968; Troxell, Fonseca et al. 1982). Pruzansky, Robertson e Jolley, e Epstein e colegas acreditam que o enxerto ósseo em bebés não está indicado. As razões para não enxertar osso no grupo de bebés incluem: a combinação de tecidos moles e enxertos ósseos é demasiado demorada para um bebé; a constrição do maxilar superior numa fase posterior da vida ocorre porque o osso enxertado não cresce de forma compatível com o osso circundante; as deformidades estéticas e a sua extensão não podem ser previstas no bebé; não é possível construir um rebordo alveolar adequado, uma vez que a proliferação do processo alveolar não ocorre até à erupção da dentição permanente; não é possível prever, no bebé, a necessidade futura de ortodontia do maxilar superior e de enxertos ósseos subsequentes para estabilização da arcada (Broude e Waite 1974).[134] Os oponentes do enxerto ósseo primário também afirmam que os resultados a longo prazo mostraram um padrão de crescimento facial e desenvolvimento da dentição mais desfavorável com o tratamento do que sem tratamento (Helms, Speidel et al. 1987).[135]

O enxerto ósseo adiado até depois da erupção da dentição permanente é agora um procedimento mais amplamente aceite (Stenstrom e Thilander 1963; Boyne e Sands 1972; Hogeman, Jacobsson et al.1972; Johanson, Ohlsson et al. 1974; Hall e Posnick 1983; Hinrichs, el-Deeb et al. 1984; Turvey, Vig et al. 1984).

Do ponto de vista dentário, dois dos benefícios mais importantes do enxerto ósseo secundário são a melhoria do suporte ósseo para os dentes adjacentes ao local da fenda e a eliminação do rebordo entalveolar (Long, Paterno et al. 1996). O enxerto ósseo realizado após o desenvolvimento da dentição permanente é geralmente referido como enxerto ósseo "secundário". De acordo com investigadores anteriores, foi descrito como enxerto ósseo "secundário precoce", que ocorre entre os 5 e os 6 anos; enxerto ósseo "secundário" que ocorre entre os 9 e os 11 anos ou antes da erupção do canino permanente; e enxerto ósseo "secundário tardio" ou "atrasado", que ocorre após a erupção do canino permanente (Helms, Speidel et al. 1987).[3] Os oponentes do enxerto secundário afirmam que o osso não apresenta aposição na superfície do enxerto, o que resulta na incapacidade do enxerto de acompanhar o desenvolvimento alveolar vertical e no subsequente comprometimento do suporte dos dentes adjacentes (Pickrell, Quinn et al. 1968; Rehrmann, Koberg et al. 1970; Schmid, Widmaier et al. 1974; Helms, Speidel et al. 1987). Grande parte da discordância sobre o momento do enxerto ósseo da fenda alveolar parece ser o resultado de vários factores. Em primeiro lugar, os termos usados para definir os estágios do enxerto ósseo são imprecisos porque descrevem uma faixa de idade cronológica em vez de um estágio de desenvolvimento preciso. Além disso, diferentes clínicos podem avaliar o sucesso dos procedimentos de enxerto de forma diferente. Existem poucos dados publicados que apoiem a preferência pelo enxerto ósseo numa determinada altura em relação a outra. **Wait e Kersten (1980)**[136] implicaram que os dentes permanentes que delimitam a área da fenda não enxertada são frequentemente deficientes em suporte ósseo ao longo da superfície da raiz proximal à fenda e têm um suporte periodontal deficiente para a longevidade normal do dente. Isso foi um impedimento para o enxerto ósseo tardio.

Histórico de enxerto ósseo alveolar

1901 Von Eiselberg Primeiro enxerto de fenda, enxerto ósseo de todo o dedo mindinho

1908 Lexer Tentativa de enxerto de osso alveolar

1914 Draenter Primeiro enxerto ósseo alveolar bem sucedido utilizando osso tibial e periósteo

1921 Been, TessierRecorte mucoperiosteal do corneto inferior

1931 Veau Tentativa infrutífera de utilização de retalho periosteal vomerinemuco concomitantemente com enxertos ósseos da tíbia

1954 Scnmid Enxerto ósseo primário com local doador de crista ilíaca

1955 Johanson Nordin Enxerto ósseo primário com enxertos tibiais

1957 Schoidde Enxerto autógeno de costela em enxertos ósseos primários

1960 Schuchardt-Pfeifer Enxerto ósseo primário bem sucedido utilizando dois enxertos de costela de espessura total colocados no alvéolo aquando do encerramento do lábio

1964 Ritter, Gabka Levantou pela primeira vez preocupações sobre o comprometimento do crescimento maxilar com a grade óssea primária

1964 Pruzansky Estudo longitudinal de 1000 crianças mostrando resultados comparáveis obtidos sem ortopedia infantil e enxerto ósseo primário. Apelou ao adiamento do tratamento até à altura da dentição permanente

1964 Johanson Defendeu o enxerto ósseo secundário 1964 Kling Mostrou um aumento de 88% na incidência de retrusão maxilar com enxerto ósseo primário

1967 Skoog relatou o enxerto ósseo sem osso (periosteoplastia) 1968 Pickrell Quinn Masengill Mostrou ausência de crescimento no enxerto ósseo primário e colapso contínuo da arcada sem suporte ortodôntico

1972 Boyne, Sands O enxerto ósseo canceloloso na fenda alveolar responde fisiologicamente ao movimento dentário ortodôntico

1974 Bjork referiu que, aos 7 anos, o crescimento esquelético sagital e transversal do maxilar está em grande parte concluído e o crescimento vertical subsequente deve-se principalmente à adição de osso alveolar 1979 hellquist formação óssea satisfatória e enxerto ósseo primário - 47% bons resultados com enxerto ósseo tardio (acima dos 7 anos -80%)

1981 Berglland se o crescimento transversal da maxila for afetado após os 7 anos, a expansão dentoalveolar pode compensar

1985 Proffit A erupção da dentição permanente estimula a formação de osso alveolar, dando impulso ao crescimento vertical da maxila

1986 Bergland,Semb Abyholm Utilização do crescimento para o fecho do arco e subsequente orientação ortodôntica dos dentes para o local do enxerto gera osso.

Necessidade do procedimento

A simples união de retalhos de tecidos moles sobre o defeito ósseo através da cirurgia do lábio e do palato não resulta na formação de osso para unir segmentos separados. . Qualquer anomalia ou perturbação dos tecidos moles sobrejacentes, dos elementos esqueléticos adjacentes e dos dentes em desenvolvimento é suscetível de influenciar o crescimento e o desenvolvimento da pré-maxila. Isto é bem ilustrado na fenda labial e palatina, particularmente na fenda bilateral, onde a pré-maxila é subdesenvolvida, "flutuante" e projectada anteriormente. Somente quando uma continuidade óssea é estabelecida é que a maxila anterior pode ser estabilizada. Isto proporciona um bom suporte para a base alar e pode canalizar o nariz para uma posição menos assimétrica do que a que ocorreria sem uma maxila anterior estável, resultando numa face assimétrica. Esta continuidade óssea também diminui a possibilidade de formação de fístulas orais, com os seus efeitos adversos secundários na fala, na higiene oral, nas crostas nasais e na obstrução das vias respiratórias nasais. Também proporciona uma excelente melhoria do ponto de vista do tratamento ortodôntico, na medida em que o arco alveolar contínuo pode ser utilizado de forma mais vantajosa para atingir uma oclusão óptima e um bom suporte periodontal para os dentes adjacentes à região da fenda, diminuindo assim o número de unidades dentárias a sacrificar para atingir uma oclusão óptima. Além disso, é provável que a expansão dos segmentos maxilares colapsados seja mais estável. [137]

Expansão maxilar em pacientes com fissura labiopalatina

A deficiência transversal do maxilar pode ser tratada por RPE ou SPE. As forças de elevada magnitude utilizadas na EPR maximizam a separação esquelética da sutura palatina mediana, sobrecarregando a sutura antes de poder ocorrer qualquer movimento dentário ou ajuste sutural fisiológico. Por isso, os defensores da expansão rápida da maxila acreditam que esta resulta num movimento dentário mínimo (inclinação) e num movimento esquelético máximo.[149]

As desvantagens da utilização de expansores palatinos rápidos incluem o desconforto devido à separação traumática da sutura palatina mediana, a incapacidade de corrigir molares rodados, a necessidade de cooperação do paciente ou dos pais na ativação do aparelho, a abertura da mordida, a recidiva, o microtrauma da articulação temporomandibular, a reabsorção radicular, o impacto nos tecidos, a dor e o trabalho intensivo no fabrico do aparelho. Os defensores dos aparelhos de expansão lenta questionaram a necessidade de forças tão grandes e rápidas para a separação sutural.[150]

A facilidade com que a expansão palatina foi obtida no presente estudo corrobora as observações de Lilja et al.[151] . Nos pacientes com FLP, o sistema de sutura palatina encontra-se perturbado e irregular ou ausente. Esses fatores permitem uma resposta ortopédica à expansão da hélice Quad. Outros autores[152,153] também observaram que a resistência esquelética na direção transversal é reduzida em pacientes com fenda palatina devido à situação anatómica especial na área da mandíbula e do palato.

Os aparelhos Quad helix foram utilizados com grande sucesso no tratamento de pacientes com fenda palatina, nos quais os segmentos laterais do maxilar tinham colapsado devido aos defeitos ósseos.

McNally et al[150] sugeriram que o torque radicular vestibular pode ser colocado nas bandas molares antes da cimentação do aparelho. A melhor maneira de se conseguir a desratização dos molares é deixar os braços anteriores da hélice Quad afastados das superfícies linguais dos dentes cúspides. À medida que os dentes molares desdentam, os braços anteriores passam a pressionar os dentes cúspides, que se expandem juntamente com o restante dos dentes superiores. Ele também afirmou que o movimento esquelético e a rotação do segmento podem ocorrer facilmente com aparelhos tão simples como o Quad helix removível. Frank et al[154] usando expansão lenta da maxila (Quad helix) encontraram um aumento de 5,88 mm na largura intermolar. Outros estudos também sugerem que a expansão maxilar utilizando o aparelho Quad helix representa uma alternativa razoável ao uso de aparelhos convencionais de expansão rápida da maxila em pacientes com fissura .[155]

As alterações dentárias comparam-se favoravelmente com as de **Manuel et al[156]** , que examinaram as alterações com o aparelho fixo de expansão lenta da maxila. Uma diferença entre os dois grupos foi encontrada na capacidade de rotação dos molares, com o grupo SPE produzindo uma mudança estatisticamente significativa na rotação dos molares. Resultados semelhantes também foram encontrados na literatura.[157] Como os aparelhos RPE são rígidos e são fabricados a partir de moldes dentários pré-tratamento, espera-se que, durante a expansão, haja muito pouca ou nenhuma rotação dos molares. Por outro lado, os aparelhos de expansão do grupo Quad helix são flexíveis e projetados para causar a rotação mesiovestibular de um molar que tenha sofrido rotação mesiolingual.

Os aparelhos Quad helix e RPE são clinicamente capazes de expandir a maxila e corrigir mordidas cruzadas posteriores em fissuras labiopalatinas. A expansão ocorre através do aumento da distância entre os segmentos da fenda. Os aparelhos de expansão Quad helix têm a capacidade de corrigir molares rodados, enquanto os aparelhos RPE não. Os achados clínicos sugerem que a expansão maxilar com o aparelho Quad Helix representa uma alternativa razoável ao uso de aparelhos convencionais de expansão rápida da maxila em pacientes com fissura.

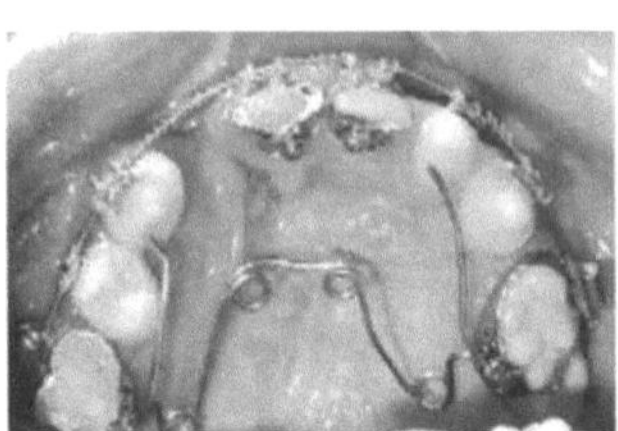

Fig.58 Aparelho de quatro hélices

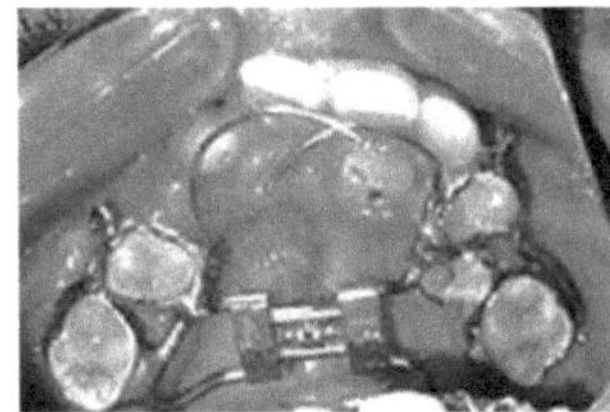

Fig. 59 Aparelho de expansão rápida do palato

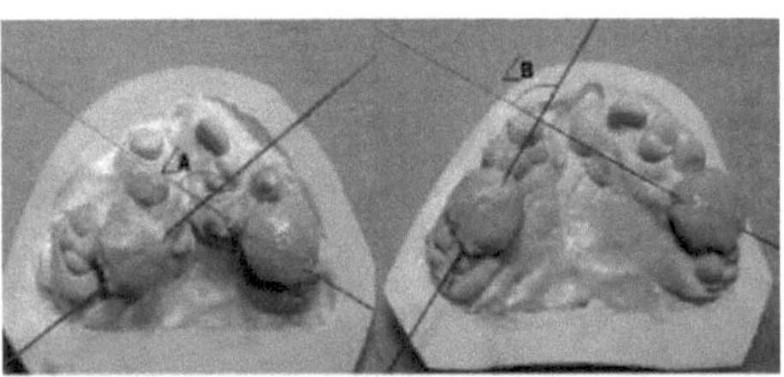

Fig. 60 Avaliação da rotação molar

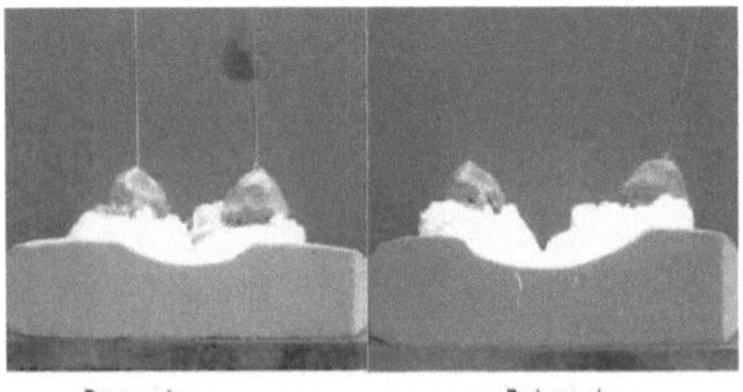

Fig.61 Avaliação da inclinação do molar

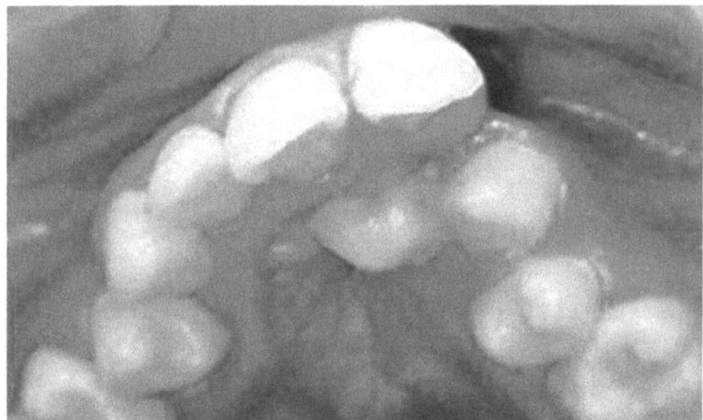

Fig. 62 Arcada maxilar antes da expansão

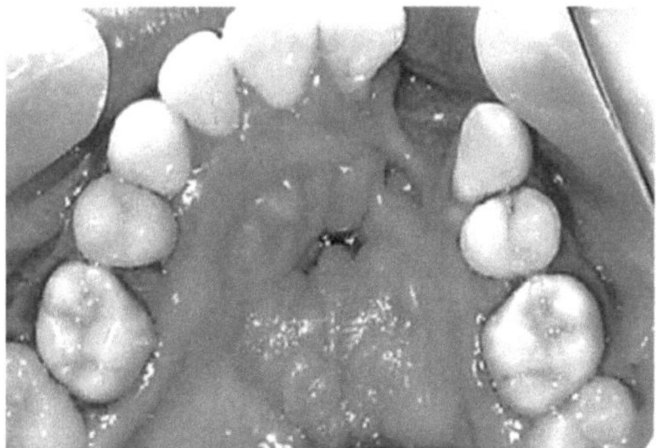

Fig. 63 Arcada maxilar após expansão

Momento do enxerto de fenda alveolar

Para compreender melhor as diferentes ideologias relativas ao momento da realização do enxerto de fenda alveolar, é necessário, em primeiro lugar, conhecer bem a sua classificação:

- - **Primária** (0-2,5 anos, geralmente na altura da reparação do lábio)
- - **Secundário precoce** (2-5 anos, antes da erupção dos incisivos permanentes)
- **Secundário** (6-13 anos, antes da erupção dos caninos permanentes)
- - **Tardia ou terciária** (> 13 anos, após a erupção dos caninos permanentes).[117]

O enxerto de osso alveolar é uma parte essencial do tratamento cirúrgico de muitas deformidades fissuradas. O estabelecimento da união óssea entre a maxila fissurada tem benefícios bem reconhecidos, que incluem a prevenção do colapso e da constrição do segmento maxilar; o fechamento de fístulas oronasais alveolares, eliminando assim a regurgitação de líquidos para o nariz; o estabelecimento de um ambiente ósseo favorável que estimula a erupção do canino na arcada; e o fornecimento de um melhor suporte periodontal para os dentes adjacentes à fissura. Embora esses objetivos cirúrgicos sejam geralmente aceitos, ainda existe uma controvérsia considerável sobre o momento do enxerto ósseo. O enxerto deve ser colocado no início da vida ou adiado até a fase da dentição mista, quando o canino permanente está mais completamente formado? Para evitar confusão na discussão desta questão, a nomenclatura cronológica utilizada no enxerto ósseo alveolar deve ser definida com precisão. Convencionalmente, são utilizados os termos primário (menos de 2 anos de idade), secundário precoce (entre 2 e 5 anos de idade), secundário (entre 5 e 16 anos de idade) e secundário tardio (mais de 16 anos de idade). Estes termos baseiam-se exclusivamente na idade do doente e não no desenvolvimento esquelético facial ou dentário. No entanto, do ponto de vista do crescimento facial pós-operatório, pode ser melhor discutir o enxerto ósseo alveolar em relação à reparação do palato. Sabe-se que o fechamento cirúrgico do palato tem um efeito restritivo significativo no crescimento médio-facial precoce, principalmente na direção transversal da maxila. Para simplificar esta discussão sobre enxertos ósseos, pode ser útil considerar o momento do enxerto de osso alveolar em relação à reparação do palato. Assim, um enxerto primário ocorreria antes do fechamento palatino, e um enxerto secundário ocorreria após o fechamento palatino.[160]

ENXERTO ÓSSEO PRIMÁRIO

Os enxertos ósseos primários e secundários iniciais foram praticados principalmente nas décadas de 1950 e 1960 por toda uma geração de cirurgiões de fendas.

A indicação para o enxerto ósseo primário foi a eliminação da deficiência óssea, a estabilização da pré-maxila, a criação de nova matriz óssea para a erupção dos dentes na área da fissura e o aumento da base alar. Havia também a expetativa de normalização ou mesmo estimulação do crescimento maxilar.

O enxerto ósseo alveolar primário é um enxerto efectuado antes da erupção do canino primário. Pode ser efectuado em:

A. Antes da reparação dos lábios

B. Aquando da reparação dos lábios

C. Após a reparação do lábio, antes da reparação do palato

D. Aquando da reparação do palato

Alguns clínicos acreditam que o enxerto ósseo primário tem um papel vital. Eles acreditam que, com o refinamento das habilidades cirúrgicas, o advento da proteína morfogenética óssea e a melhoria no manejo do tecido cicatricial, o enxerto da fenda alveolar é sensível durante o período primário. No entanto, estes estudos parecem ter limitado o seu foco a componentes isolados da deformidade (assimetria, fendas apenas estreitas e condição dos dentes adjacentes). Na década de 1950, Nordin, Johansen e Schmid' descreveram a reparação precoce para unir a fenda alveolar e o palato com enxerto ósseo antogénico concomitante. Este conceito era apelativo porque abordava simultaneamente o défice ósseo e de tecidos moles e poderia potencialmente conduzir a um desenvolvimento médio-facial mais harmonioso. Alguns centros começaram a realizar rotineiramente o reparo alveolar primário com enxerto autógeno em forma de fenda. Para auxiliar o cirurgião no fechamento primário e para evitar a deiscência da ferida, a ortopedia maxilar era frequentemente utilizada pelos ortodontistas para estreitar ou alinhar os segmentos fissurados.[138] Com o envolvimento precoce da ortodontia e o desenvolvimento da análise cefalométrica, alguns dados longitudinais tornaram-se disponíveis. O enxerto primário continuou a crescer em popularidade porque oferecia as vantagens da estabilização precoce do arco maxilar e melhorava a forma do arco sem colapso, particularmente em fendas bilaterais com uma pré-maxila móvel. Além disso, observou-se que os dentes adjacentes ao local da fissura irromperam nas áreas enxertadas. No entanto, no final da década de 1960, Robertson e Jolley' publicaram relatos de que a intervenção cirúrgica precoce e o enxerto alveolar resultaram em deficiência do terço médio da face e má oclusão, quando comparados com crianças semelhantes que não tinham sido submetidas a enxerto ósseo primário. Outros relatos adversos se seguiram, "levando a maioria dos centros a descontinuar o enxerto alveolar primário. Os restantes proponentes deste procedimento argumentam que as diferenças de técnica, nomeadamente o grau de remoção de tecidos moles nas regiões do septo e das prateleiras palatinas posteriores, conduziram a estes alegados resultados adversos em termos de desenvolvimento. Desde 1964, muitas publicações têm sugerido que o enxerto nessa fase inicial causa sérios distúrbios de crescimento do terço médio do esqueleto facial. A técnica operatória que envolve a sutura vómero-pré-maxilar foi considerada como causadora de inibição do crescimento maxilar. A maioria dos estudos sobre enxerto ósseo primário indica um impedimento no crescimento anterior e inferior da maxila e angulações pobres dos dentes e da pré-maxila. Jolley et al, num estudo sobre o enxerto ósseo precoce de fissuras alveolares, relataram não só uma limitação do crescimento ântero-posterior, mas também uma maior propensão para mordidas cruzadas como resultado. Embora alguns centros ainda realizem o procedimento de enxerto ósseo precoce, este foi abandonado na maioria dos centros de fissura labial e palatina em todo o mundo.[139]

O principal objetivo do enxerto alveolar primário é evitar o colapso significativo do segmento maxilar e a distorção da arcada. Essa estabilização precoce pode eliminar ou diminuir a quantidade de expansão do arco subsequentemente necessária durante o tratamento ortodôntico nos períodos de transição ou dentição adulta. Além disso, a obliteração precoce das fístulas oronasais ao nível alveolar promove uma melhor higiene dentária e oral e o desenvolvimento da fala. Com poucas excepções, todos os pacientes com fissuras completas devem receber um aparelho ortopédico (obturador) maxilar no primeiro mês após o nascimento. As fendas incompletas, nas quais parte do palato duro está intacta, não correm o risco de colapso maxilar transversal e não são candidatas a enxerto ósseo alveolar primário. Embora a alimentação e o apoio psicológico à família também sejam melhorados com a criação de um selamento palatino aloplástico em pacientes com fissuras completas, o objetivo dinâmico do obturador é alinhar ortopedicamente os segmentos maxilares. Isso é auxiliado, secundariamente, pela moldagem externa obtida através do fechamento labial, que geralmente é feito aos 3 meses de idade. A rotação do segmento maxilar maior, nas fissuras unilaterais, e o retroposicionamento da pré-maxila, nas fissuras bilaterais, ocorrem de modo a se obter o alinhamento dos segmentos do arco através da fissura. Em algumas fissuras bilaterais, e raramente em fissuras unilaterais, um dispositivo de expansão incorporado ao aparelho pode ser necessário para expandir os segmentos maxilares colapsados para alcançar esse alinhamento. É fundamental que o alinhamento segmentar maxilar de ponta a ponta seja alcançado antes do enxerto ósseo primário, que geralmente ocorre aos 9 a 12 meses de idade. Se persistir uma lacuna entre os segmentos maxilares, ocorrerá um contacto incompleto do onlay ósseo com o maxilar subjacente e diminuirá o potencial para um enxerto bem sucedido. Além disso, um grande espaço intersegmentar impõe uma maior tensão no fecho da mucosa sobre o enxerto ósseo, e o risco de deiscência da ferida pós-operatória e exposição do enxerto é maior. A técnica de enxerto ósseo primário foi previamente descrita SZ6 e é resumida da seguinte forma: Sob anestesia geral e infiltração da mucosa com um vasoconstritor, um retalho trapezoidal da mucosa é levantado no vestíbulo do lábio superior. As incisões são efectuadas ao longo das paredes laterais da fenda alveolar e na superfície palatina. Para preparar o local do enxerto, a dissecção subperiosteal é limitada às superfícies labiais do alvéolo, sem extensão para o palato ou para o nariz. A aproximação e o fecho dos retalhos da mucosa palatina com uma sutura 4-0, de reabsorção lenta, separa o local do enxerto ósseo das cavidades oral e nasal. Um enxerto de costela (2,5 cm de comprimento para fendas unilaterais e 3,5 cm de comprimento para fendas bilaterais) é colhido através de uma pequena incisão cutânea colocada na prega inframamária. A costela é seccionada ou naqueles em que não foi possível obter um alinhamento satisfatório do segmento maxilar (n = 56). A incapacidade de obter um alinhamento maxilar adequado foi causada por um cumprimento inadequado do uso do obturador, pela largura da deformidade original da fenda, pela idade óssea dos segmentos no momento da reparação do lábio ou pela tonicidade do lábio após o encerramento do lábio. A partir desta população de pacientes, são apresentados os efeitos sobre o crescimento facial pós-operatório, a forma do arco maxilar, a presença de fístulas residuais, bem como o sucesso da consolidação do enxerto ósseo através da fenda e a morbidade da colheita do local doador.[140] Para um enxerto ósseo bem-sucedido, portanto, está positivamente correlacionado com a eliminação das comunicações alveolarnasais.[10]

Sucesso do enxerto ósseo

Numa revisão anterior de 108 pacientes com fissura primariamente enxertada (72 unilaterais e 36 bilaterais) "três pacientes (<3%) tiveram perda completa do enxerto devido à deiscência da ferida e extrusão parcial do enxerto. Seis pacientes (5%) foram considerados fracassados devido à falta de osso no local do enxerto quando avaliados por radiografias. Esses pacientes tiveram, ou terão, um procedimento de enxerto secundário realizado no período da dentição mista. Não foi registada qualquer diferença na taxa de sucesso entre enxertos unilaterais e bilaterais. Esta taxa de sucesso de aproximadamente 90% para enxertos primários é apenas ligeiramente inferior às taxas muito elevadas tipicamente relatadas para enxertos ósseos secundários, independentemente da fonte doadora. De igual interesse é a correlação entre a largura inicial e a largura residual da fenda alveolar no momento do enxerto primário e o sucesso final do enxerto ósseo. Os enxertos primários efectuados em fendas alveolares entre 0,0 e 2,0 mm de largura resultaram numa elevada taxa de sucesso (92%) com apenas quatro falhas. Quando o defeito alveolar excedeu 2,0 mm, a incorporação do enxerto diminuiu para 70% no número limitado de pacientes" que foram enxertados nestas larguras maiores.[141]

Morbilidade no local do dador

As complicações no local doador da parede torácica foram raras (~0,01%). Nos 148 enxertos de costela colhidos, não houve ocorrências de pneumotórax, hematoma ou cicatrizes inaceitáveis. Um paciente apresentou infeção da ferida operatória que necessitou de drenagem e uma paciente do sexo feminino apresentou uma incisão alta, que pode se sobrepor ao desenvolvimento futuro da mama. Dois doentes desenvolveram atelectasia pós-operatória que prolongou o internamento hospitalar por vários dias. Nos doentes em que estavam disponíveis para análise radiografias torácicas pós-operatórias de longa duração, foi possível observar a regeneração da costela extraída. Claramente, a colheita de costelas em bebés representa uma experiência muito diferente (diminuição da morbilidade) da dos adolescentes ou adultos.[142]

Crescimento facial

A preocupação mais significativa em relatórios anteriores de diferentes técnicas de enxerto ósseo de fenda alveolar primária (ou seja, mais invasivas) tem sido a atenuação do crescimento médio-facial a longo prazo. Um estudo com mais onze pacientes de 4 anos de idade com fissuras completas unilaterais foi comparado radiograficamente com pacientes de uma série separada que não receberam enxerto ósseo e que tinham fissuras semelhantes.'79'8Uma vez realizada a cefalometria, não foram observadas diferenças em 26 medidas separadas, com exceção do comprimento da base do crânio (maior no grupo de controlo), da profundidade facial (maior no grupo experimental) e da projeção mandibular (maior no grupo experimental), que não sugerem qualquer tendência para a restrição do crescimento médio-facial. As relações maxilomandibulares parecem ser proporcionais às de outros pacientes com fissura não enxertada.[143]

Forma do arco

O principal objetivo do enxerto primário é conseguir uma melhor forma de arco a longo prazo, com diminuição do colapso. A avaliação oclusal de 23 pacientes (16 fissuras unilaterais e 7 fissuras bilaterais) entre 6 e 9 anos após a colocação do enxerto demonstrou uma relação maxilar ipsilateral de borda a borda ou mordida cruzada em 75% (n = 12) das fissuras unilaterais e uma relação pré-maxilar de borda a borda ou mordida cruzada em 57% (n = 4) das fissuras bilaterais.Apesar da incidência de desvios oclusais observados, os pacientes não enxertados exibiram uma taxa de quase 100% de colapso lateral da arcada maxilar, que foi mais grave.A quantificação adicional da quantidade de colapso da arcada foi determinada através do Método de Medição da Relação, conforme descrito por Butow." Este método de medição foi utilizado em modelos de estudo dos maxilares dos mesmos 18 pacientes que foram estudados quanto ao crescimento facial. "A análise indicou que, aos 8 anos de idade, havia uma média de 15% de mordida cruzada posterior lateral, 25% de mordida cruzada anterior e 20% de colapso na região dos caninos em relação à simetria perfeita da arcada. Embora estes resultados não sejam ideais, a falta de dentes e a contração transversal do palato causada pela cicatrização contribuíram para algumas destas observações. Além disso, a simetria ideal do arco pode não ser realisticamente possível no paciente com fissura completa .[144]

ENXERTO ÓSSEO SECUNDÁRIO

O enxerto ósseo secundário, ou seja, o enxerto ósseo na dentição mista, tornou-se um procedimento estabelecido após o abandono do enxerto ósseo primário. Os pré-requisitos eram: tempo preciso, técnica operatória e tecido mole suficientemente vascularizado. As vantagens do enxerto ósseo primário, que permitia a erupção dentária através do osso enxertado, também podiam ser mantidas.

Além disso, o enxerto ósseo secundário pode estabilizar a arcada dentária maxilar, melhorando as condições para o tratamento protético, como coroas, pontes e implantes. Também facilitará a erupção dos dentes, aumentando a quantidade de tecido ósseo na crista alveolar, permitindo o tratamento ortodôntico. O suporte ósseo dos dentes vizinhos da fenda é um pré-requisito para o encerramento ortodôntico dos dentes na região da fenda. Deste modo, serão alcançadas condições de higiene mais favoráveis, reduzindo as cáries e a inflamação periodontal. Os problemas de fala causados pelo posicionamento irregular dos articuladores ou pela fuga de ar através da comunicação oronasal também podem ser melhorados. O enxerto ósseo secundário também pode ser utilizado para aumentar a base alar do nariz, de modo a obter uma simetria com o lado não enxertado, melhorando assim a aparência facial.[146]

Enxerto ósseo secundário precoce

Numerosos estudos demonstraram a eficácia deste procedimento na satisfação dos objectivos anteriormente mencionados.

As vantagens de efetuar a cirurgia durante este período de tempo são:

1. Proporcionar uma elevada probabilidade de sucesso (até 98% num estudo),
2. Proporcionar uma excelente fixação periodontal para os dentes adjacentes,
3. Permitir a erupção do canino,
4. Permitir o alinhamento ortodôntico,
5. E garantir um impedimento mínimo do crescimento facial. Posnick também menciona que a espera permite que o crescimento transversal (posterior) máximo da maxila ocorra antes do enxerto ósseo. É importante lembrar que, no caso da fissura labiopalatina, a sequência de erupção é geralmente atrasada. A maioria dos cirurgiões concorda que a idade preferida para o tratamento depende mais da idade dentária do que da idade cronológica. Com base nos estudos limitados sobre o enxerto de fenda alveolar durante o período secundário inicial, é difícil justificar a realização do enxerto ósseo neste grupo etário. Boyne defendeu o enxerto de fissura alveolar durante este período de tempo nos casos em que os incisivos laterais ou centrais permanentes parecem estar a erupcionar para a fissura, causando um mau posicionamento grave do dente e diminuindo o suporte periodontal do dente em erupção. Em pacientes adultos, a probabilidade de sucesso do enxerto ósseo numa fenda alveolar é menor do que no adolescente. O principal objetivo nesta população é conseguir o encerramento oronasal, proporcionar continuidade e estabilidade da arcada maxilar e permitir uma possível restauração com implantes.

O facto de existir controvérsia nesta área indica que ainda há muita investigação por fazer. À medida que se progride na compreensão do crescimento da maxila, na melhoria e aperfeiçoamento dos materiais de enxerto e no refinamento da técnica cirúrgica, é necessário reavaliar o sucesso deste procedimento nos diferentes grupos etários.[147]

Enxerto ósseo secundário ou intermédio

A estratégia atual mais comum para a cirurgia de enxerto ósseo alveolar secundário baseia-se no procedimento tal como foi descrito pela primeira vez por Boyne e Sands em 1972 e defende a utilização de osso autógeno para preencher o defeito alveolar (Boyne e Sands, 1972). Atualmente, o enxerto ósseo secundário intermédio entre os 8 e os 12 anos de idade é o procedimento de eleição na maioria dos centros de fissura. Existe um consenso geral de que o enxerto nesta altura -

1. Tende a melhorar o contorno alveolar e facial
2. Facilita melhor a erupção dos dentes permanentes quando comparado com o enxerto secundário e terciário precoce. Esta opinião surgiu como resultado de vários estudos de investigação clássicos e continua a ser apoiada por dados actuais. Bergland e colegas, num estudo de 378 pacientes consecutivos que tinham sido submetidos a enxerto ósseo alveolar secundário, observaram que os melhores resultados de enxerto foram observados nos pacientes que realizaram o procedimento antes da erupção do canino superior permanente. (Bergland et al., 1986).[183]

Enxerto ósseo secundário ou terciário tardio

O enxerto ósseo secundário tardio (também conhecido como terciário) tem lugar na dentição permanente e é efectuado em situações em que o doente, por várias razões, não pôde ser tratado mais cedo na dentição mista. Um enxerto ósseo colocado nesta altura não beneficia da remodelação óssea que ocorre durante a erupção dentária e, embora normalmente seja adequado, a altura da crista óssea é tipicamente mais baixa após o enxerto do que em pacientes que receberam enxertos secundários na dentição mista (Dempf et al., 2002).[148]

O enxerto ósseo tem uma taxa de sucesso mais baixa quando efectuado após a erupção dos caninos do que antes da erupção. Também se verificou que a possibilidade de encerramento ortodôntico da fenda na arcada dentária é menor do que nos doentes enxertados antes da erupção dos caninos. Nos adultos, a higiene oral é de grande importância. O procedimento cirúrgico deve incluir a perfuração de várias pequenas aberturas através da camada cortical até à camada esponjosa, facilitando o crescimento de vasos sanguíneos no enxerto. Apesar de quase um século de experiência cirúrgica na reparação e enxerto de fendas alveolares, continua a existir uma controvérsia significativa relativamente ao momento, à sequência e à seleção do enxerto. Com o refinamento e a popularização das técnicas por Boyne e Sands, o enxerto alveolar secundário tornou-se parte integrante da filosofia e dos protocolos de tratamento da maioria dos centros de fissura palatina e craniofacial.

Dempf e colegas (2002)[148] compararam retrospetivamente os resultados do enxerto utilizando radiografias oclusais em 60 pacientes tratados com enxerto ósseo secundário e 25 pacientes tratados com enxerto ósseo terciário. Após o procedimento de enxerto, o grupo secundário foi tratado com fechamento ortodôntico do espaço do incisivo lateral perdido, enquanto 14 pacientes do grupo terciário receberam implantes dentários e os nove pacientes restantes do grupo terciário foram tratados com uma prótese fixa. Num exame de acompanhamento pelo menos três anos após o enxerto, verificou-se que 85% dos enxertos secundários apresentavam uma altura óssea crestal de 50-100% da altura do osso alveolar adjacente, e que 68% dos enxertos ósseos terciários apresentavam este mesmo resultado. O estudo concluiu que o stress funcional da ortodontia e/ou da erupção dentária que ocorre no osso enxertado impede a reabsorção progressiva do enxerto ósseo. Para além disso, os enxertos ósseos terciários que receberam posteriormente implantes dentários tiveram melhores resultados em termos de altura da crista óssea do que os enxertos restaurados com prótese fixa.

O momento e a sequência ideais para o tratamento ortodôntico e cirúrgico devem ser baseados no paciente individual. A idade de desenvolvimento dentário e não a idade cronológica é a principal consideração. A maioria dos centros prefere realizar o enxerto quando a raiz do canino adjacente não irrompido está um quarto a dois terços completa. Vários investigadores demonstraram que esta fase do desenvolvimento da raiz está associada a uma erupção acelerada ou ativa.'6X'7 A expansão ortodôntica da maxila é frequentemente realizada antes do enxerto para permitir a cicatrização na posição do arco expandido e para proporcionar ao cirurgião um melhor acesso para as linhas de fecho dos tecidos moles ao longo do local da fenda e do pavimento nasal. O grau de constrição maxilar, a cooperação do paciente e a oclusão desejada têm impacto sobre o momento e a necessidade de expansão maxilar. Os ortodontistas observaram que a expansão da maxila é possível dentro de 3 meses após o enxerto alveolar. Por estas razões, o ortodontista é provavelmente o mais indicado para coordenar e dirigir o tratamento global do paciente com fissura.

Técnica cirúrgica

Três princípios cirúrgicos básicos devem ser satisfeitos para o sucesso do tratamento do enxerto de fenda alveolar.

(1) Fechamento de fístula oronasal,

(2) Volume adequado de material de enxerto e

(3) Fecho estanque e sem tensão.

As considerações pré-procedimento do cirurgião devem incluir a quantidade de mucosa disponível para o fechamento, o melhor desenho do retalho para manter o suprimento sanguíneo adequado e o fechamento sem tensão, a extensão da comunicação oronasal, o nível de suporte necessário para a base alar e a avaliação da área doadora. A anestesia geral é a escolha mais comum de anestesia para a reparação da fenda alveolar, especialmente se estiver envolvida uma zona dadora. A intubação nasal no lado não afetado é preferível; no entanto, um tubo endotraqueal oral colocado no lado oposto pode ser adequado. A presença de um retalho faríngeo deve ser determinada antes da intubação. A colocação de um tampão para a garganta impede a passagem de sangue em excesso para o estômago, o que minimiza a hipótese de emese pós-extubação e possível aspiração. Aconselha-se a irrigação da cavidade oral com solução de clorexidina para diminuir a probabilidade de infeção pós-operatória imediata.

A injeção com anestesia local com epinefrina não só ajuda no controlo da dor pós-operatória e na hemostase intra-operatória, como também permite ao cirurgião identificar as margens da fenda óssea e a comunicação oronasal. Se o material do enxerto permitir uma abordagem por duas equipas, é mais conveniente escolher o local doador oposto ao lado da fenda para diminuir a quantidade de interferência entre as duas equipas e a possível contaminação cruzada do campo do local doador.

Uma vez aplicada a anestesia local, é efectuada uma incisão através da mucosa que cobre a fenda até às margens ósseas para permitir que a porção vertical da fenda seja utilizada para o encerramento do pavimento nasal. Normalmente, existe uma quantidade adequada de tecido presente na fístula oronasal, o que deixa tecido suficiente para conseguir um encerramento oral. A área da abertura piriforme cria um problema único porque não existem margens ósseas. Nesta área, o tecido mole é dividido em duas camadas para criar tecido adequado para o encerramento do aspeto mais superior e anterior da fístula oronasal. É utilizado um elevador periosteal para elevar a mucosa dentro da fenda, o que permite o encerramento da fístula oronasal e a exposição completa das paredes ósseas da fenda. Todo o tecido mole em excesso deve ser aparado desta área para permitir o contacto máximo do osso nativo com o enxerto ósseo.

A posição ideal para a linha de sutura invertida e os nós do fecho da fístula oronasal é na direção do lado nasal. Assim que o desenho do retalho de tecido mole é efectuado e o tecido é elevado, o material de enxerto ósseo pode ser colocado na área da fenda alveolar e o encerramento final pode ser iniciado. Neste momento, o desenho do retalho que foi escolhido no pré-operatório deve ser implementado.

Posnick chama a atenção para dois factores importantes que devem ser considerados na escolha de um desenho de aba:

1. Preservação da arquitetura vestibular e
2. Fornecer o máximo de mucosa aderida na área da fenda alveolar para permitir o desenvolvimento de um sulco periodontal normal e a fixação do canino em erupção.

O retalho bucal dos dedos tem um excelente suprimento sanguíneo e fornece tecido mole adequado para o fechamento sobre o enxerto ósseo. No entanto, ele não satisfaz os dois fatores mencionados anteriormente. Ele encurta o vestíbulo bucal e fornece tecido não queratinizado na área de erupção do canino. O retalho lateral deslizante é levantado no segmento menor com uma base larga e tem um excelente suprimento sanguíneo. Ele traz a gengiva anexa adjacente para a área da fenda alveolar. Leva ao encurtamento (embora menor) do vestíbulo bucal. Outro fator negativo associado a este tipo de retalho é a dependência da cicatrização secundária da mucosa na área desnudada adjacente à fenda alveolar. Este desenho de retalho proporciona um excelente encerramento sem tensão e diminui a hipótese de deiscência.

O retalho deslizante oblíquo é uma modificação do retalho de Moczair. A mucosa adjacente dos segmentos menor e maior é levada para o local da fenda alveolar, cobrindo assim o rebordo recém-formado. Proporciona uma gengiva aderente mais do que suficiente para o encerramento sem tensão de fendas alveolares largas. Verifica-se uma pequena diminuição da profundidade vestibular. Esta mesma abordagem é efectuada com o tecido palatino, e pode haver dependência da cicatrização por segunda intenção nos locais de libertação distal. Os quatro cantos do retalho são fechados com uma sutura de colchoeiro horizontal (**Fig. 64**).

O retalho palatino com libertação posterior permite o avanço anterior da mucosa anexa ao palato para o local da fenda alveolar. O perigo óbvio de danos ao feixe neurovascular palatino maior afasta esse desenho de retalho. Com uma mobilização tão significativa da mucosa adjacente e a colocação do enxerto ósseo, é aconselhável colocar uma tala palatina (fabricada no pré-operatório) para proporcionar a máxima imobilização do enxerto ósseo e apoiar o tecido palatino. A tala também pode desempenhar um papel na minimização da formação de hematoma. Deve ter-se o cuidado de evitar pontos de pressão apertados na mucosa palatina, uma vez que isso cria mais dor e desconforto no pós-operatório para o doente e pode diminuir o fluxo sanguíneo para os bordos do retalho.

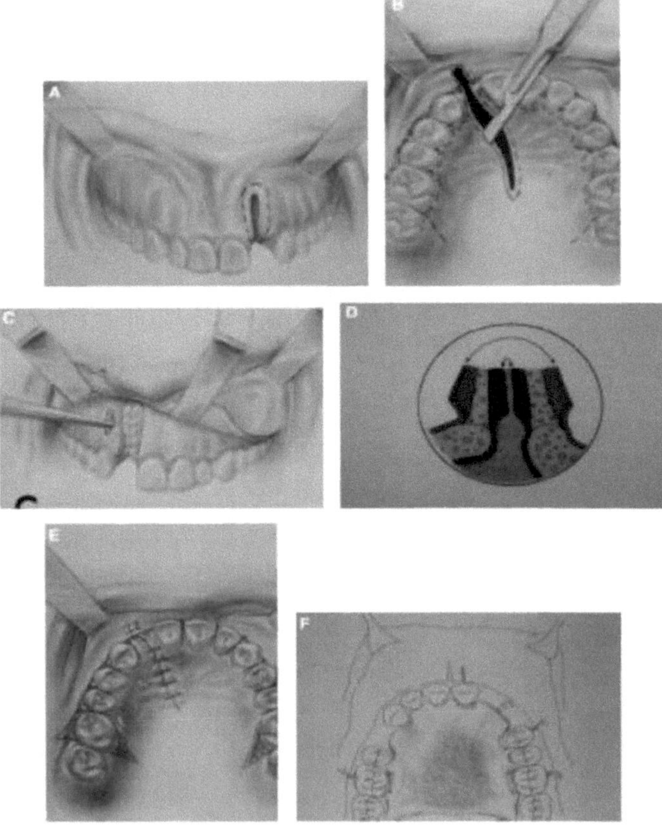

Fig.64 Enxerto ósseo alveolar de uma fenda alveolar unilateral. (A,B) Linha de incisão para um retalho deslizante oblíquo (linha tracejada). (C) O fechamento da mucosa nasal e a introdução do enxerto ósseo no defeito alveolar. (D) Representação do retalho da mucosa nasal juntamente com o fechamento da mucosa oral. (E) Fechamento final da mucosa com o retalho oblíquo deslizante. (F) Uma tala palatina colocada sobre a área de fechamento para evitar a formação de um hematoma e estabilizar o enxerto ósseo.

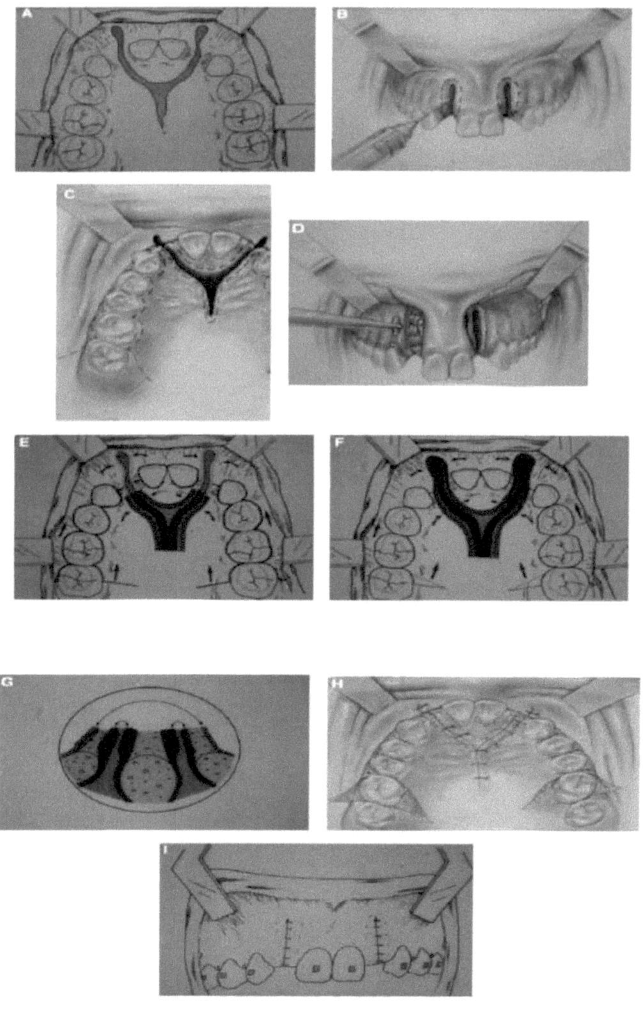

Fig.65 Enxerto ósseo alveolar de uma fenda alveolar bilateral utilizando uma técnica de retalho deslizante oblíquo. (A) Uma fenda palatina alveolar bilateral. (B) Palpação com agulha dos bordos ósseos da fenda alveolar durante a injeção de anestesia local. (C) A linha de incisão (linha tracejada). (D) Elevação da mucosa nasal à esquerda e fechamento da mucosa nasal à direita. Colocação do enxerto ósseo sobre a mucosa nasal fechada. (E,F) Representação palatina do movimento da mucosa adjacente na técnica do retalho deslizante oblíquo. (G) Fechamento da mucosa em fenda alveolar bilateral. (H,I) Fechamento final do reparo da fissura alveolar bilateral utilizando a técnica do retalho oblíquo deslizante.

No caso de uma fenda alveolar bilateral, a técnica é essencialmente a mesma, com a precaução de que a pré-maxila não pode fornecer tecido significativo para o avanço. Os locais adjacentes devem fornecer a cobertura de tecido mole. O maior desafio no fechamento desses casos ocorre na área diretamente posterior à pré-maxila. No pós-operatório, recomenda-se uma dieta líquida, evitar traumas no local e evitar actividades como a natação durante 5 a 7 dias (ou até à primeira consulta pós-operatória). O doente é medicado com antibióticos e descongestionantes nasais após a operação e durante pelo menos 1 semana no pós-operatório. Uma higiene oral meticulosa com bochechos de clorexidina é essencial para minimizar a possibilidade de infeção. O tempo de internamento hospitalar nestes procedimentos depende de cada doente, da escolha do local doador e de outros factores diversos que requerem uma observação mais cuidadosa do doente.

As complicações do enxerto de fenda alveolar com encerramento oral e nasal primário podem incluir infeção, deiscência da ferida, perda do enxerto e encerramento incompleto da fístula oronasal. Uma infeção é a complicação mais prejudicial que pode ocorrer nesta cirurgia.

A observância dos passos seguintes pode ajudar a reduzir a taxa de infeção e a evitar a criação de um defeito maior e de uma fístula oronasal maior:

1. Higiene oral pré-operatória
2. Antibióticos intra e pós-operatórios adequados
3. Excelente higiene oral pós-operatória
4. Descongestionantes nasais
5. Reconhecimento e tratamento imediatos das infecções respiratórias superiores.

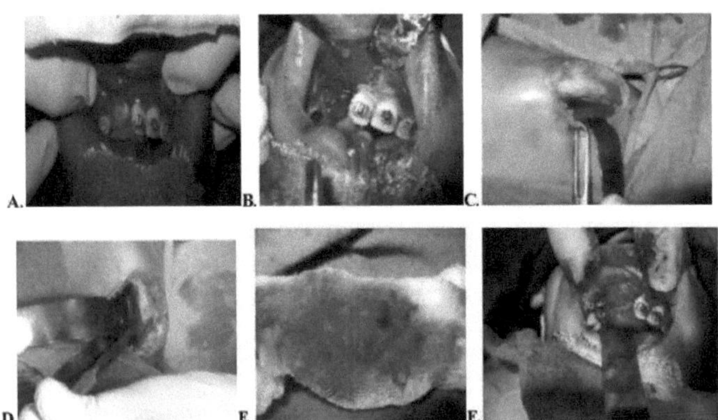

Fig. 66. Mostrando o enxerto de osso alveolar (A) fotografia pré-operatória (B) camada nasal fechada e local de receção do enxerto preparado (C) exposição da crista ilíaca (D) colheita do enxerto da crista ilíaca (E) enxerto colhido (F) encerramento do local doador

Erupção de caninos permanentes após enxerto ósseo alveolar secundário

Muitos relatos citam os inúmeros benefícios do enxerto ósseo alveolar (Long et al., 1995). Boyne e Sands (1976) relataram a reabilitação dentária completa após o enxerto ósseo com tratamento ortodôntico, sem o uso de aparelhos protéticos. Se os caninos permanentes não estiverem irrompidos no momento do enxerto ósseo, é procedimento padrão esperar que eles irrompam antes de estabelecer a dentição permanente. No entanto, a exposição cirúrgica é necessária em pacientes com evidência radiográfica de direções ou localizações marcadamente desviadas dos caninos permanentes não irrompidos após o enxerto ósseo e em pacientes com reabsorção radicular de dentes adjacentes ou radiolucência cística ao redor dos caninos. Além disso, a necessidade de exposição cirúrgica foi examinada através da comparação da largura do defeito ósseo entre os pacientes que foram submetidos a exposição cirúrgica dos caninos e aqueles cujos caninos irromperam naturalmente. A largura da fenda foi medida diretamente de forma visual no momento da preparação do leito do enxerto e foi comparada entre os pacientes que foram submetidos a exposição cirúrgica dos caninos e os pacientes cujos caninos irromperam naturalmente. A distância entre as margens esquerda e direita da fissura foi medida com um paquímetro na crista alveolar e na abertura piriforme.

Os pacientes com fissura labiopalatina que apresentam fendas alveolares devem ser submetidos a enxertos ósseos sempre que possível para melhorar as hipóteses de reabilitação dentária completa. O enxerto ósseo facilita a erupção de dentes naturais na fenda alveolar e o fecho não protético e ortodôntico da arcada dentária, promovendo assim os cuidados orais.

De acordo com Matsui (2000)[158] , o enxerto ósseo é efectuado para reparar fendas alveolares durante o período entre a erupção dos incisivos permanentes e a erupção dos caninos permanentes. Após o enxerto ósseo, é política básica orientar a erupção dos caninos no local enxertado da fenda alveolar, porque os incisivos laterais permanentes associados à fenda estão geralmente ausentes de forma congénita. Este intervalo foi selecionado porque o enxerto ósseo em pacientes com dentição decídua pode inibir o aumento subsequente da largura nas regiões dos caninos e o aumento da largura nas regiões dos caninos é maior durante a erupção dos incisivos permanentes.

Mesmo quando o enxerto ósseo é realizado após a erupção dos caninos, tenta-se deslocar os dentes permanentes para o local do enxerto ósseo na fenda alveolar. No entanto, os implantes ou outros dispositivos protéticos são utilizados para garantir um espaço adequado na região da fissura e restaurar a arcada dentária em pacientes com muitas ausências congénitas de dentes no maxilar superior, em pacientes com boa oclusão na região molar maxilomandibular no início do tratamento ortodôntico, para os quais a manutenção de um espaço na região dos dentes anteriores facilitaria o estabelecimento da oclusão, e em pacientes para os quais se pretende um período de tratamento mais curto.[159]

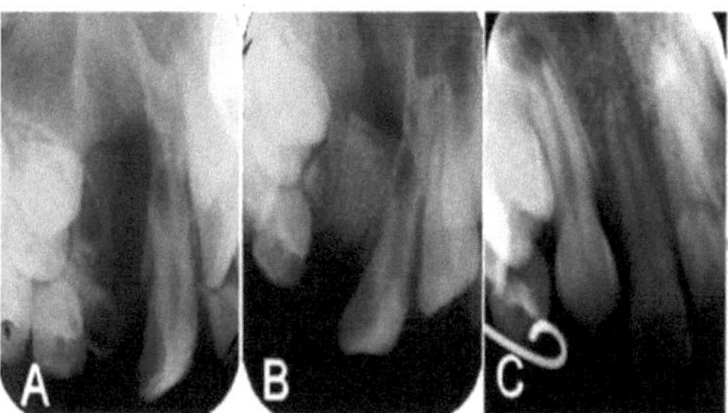

Fig.67 Radiografia periapical da área da fenda no paciente (A) Imediatamente antes do enxerto ósseo (B) Imediatamente após o enxerto ósseo, reconhecem-se enxertos rectangulares na fenda. (C) Aos 42 meses de pós-operatório, o canino irrompeu espontaneamente na arcada dentária.

CAPÍTULO 6

TERAPIA DA FALA

A comunicação eficaz sob a forma de linguagem falada é uma grande parte da forma como os outros nos percepcionam. O terapeuta da fala e da linguagem tem como objetivo ajudar a dar a cada criança o melhor resultado possível em termos de fala. O ideal é que a criança inicie o ensino formal com uma fala tão próxima do normal quanto possível. No entanto, para algumas crianças, podem ser necessários muitos anos de terapia e várias operações para as ajudar a atingir o seu melhor discurso. O objetivo de todos os tratamentos para o indivíduo nascido com fenda labial e/ou palatina é permitir-lhe obter o melhor resultado possível, de modo a permitir-lhe viver uma vida equilibrada e plena.

Insuficiência velofaríngea em pacientes com fenda palatina

Os doentes que nascem com fenda palatina têm, por definição, uma malformação que envolve componentes anatómicos críticos do mecanismo velofaríngeo. Normalmente, o palato mole, ou véu palatino, faz parte do complexo acoplamento e desacoplamento das cavidades oral e nasal para produzir sons da fala de base oral ou nasal. Quando existe uma fenda do palato mole, as inserções musculares anómalas localizam-se no bordo posterior do palato duro. A cirurgia não deve visar simplesmente o encerramento do defeito físico do palato, mas sim a libertação das inserções musculares anormais, o estabelecimento da continuidade muscular e a orientação correta para que o véu possa servir como uma estrutura dinâmica semelhante a uma funda. Apesar do fechamento bem-sucedido do palato mole e duro, o mecanismo de válvula velofaríngea pode não funcionar adequadamente para permitir o fechamento apropriado da nasofaringe a partir da orofaringe. O mecanismo insuficiente resulta em dificuldade com determinados sons da fala, manifestando-se mais frequentemente como insuficiência velofaríngea (IVF). O mais comum é que essa insuficiência do mecanismo de válvula velofaríngea resulte em hipernasalidade, a emissão nasal audível de ar, que também pode estar associada a problemas anormais de articulação compensatória. Embora este seja o cenário mais comum quando ocorrem problemas de fala em pacientes com fenda palatina, um espetro complexo de problemas requer avaliação e diagnóstico cuidadosos.

A maioria das crianças com fenda palatina reparada na altura certa e de forma bem sucedida tem um discurso normal ou apresenta pequenas anomalias que podem ser tratadas com sucesso com terapia da fala. Aproximadamente 20% das crianças com palatos reparados adequadamente desenvolvem VPI, que pode exigir tratamento cirúrgico adicional usando uma das várias opções cirúrgicas.

Uma segunda situação clínica em que os pacientes com fissura de palato podem desenvolver IPV é após procedimentos cirúrgicos ortognáticos. Dependendo do grau de movimento do esqueleto, as estruturas do palato mole podem ser avançadas até o ponto em que o fechamento velofaríngeo adequado não é mais possível. Quando isso ocorre, o paciente desenvolve IPV durante o período pós-operatório. O IPV em pacientes com fenda palatina após o avanço médio-facial Le Fort I geralmente se resolve dentro de 6 meses após o procedimento, mas há um pequeno subgrupo de pacientes que se beneficiam de um procedimento cirúrgico adicional para ajudar no fechamento adequado do mecanismo velofaríngeo.

Anomalias da fala no doente com fissura

A produção dos sons da fala ocorre devido a uma complexa interação entre múltiplas estruturas anatómicas que actuam em conjunto. Uma das complexidades da malformação da fenda palatina é a função do esfíncter velofaríngeo. Em circunstâncias normais, a vedação entre a cavidade nasal e a cavidade oral ocorre através da elevação simultânea do palato mole, da contração das paredes laterais da faringe e da ativação da musculatura associada para produzir um esfíncter. Isto separa efetivamente as cavidades nasal e oral. Em pacientes com fenda palatina reparada, o aparelho é alterado e o paciente aprendeu a superar um palato curto ou cicatrizado que não se move bem, recrutando esforços extras das estruturas adjacentes. A ativação da crista de Passavant (hipertrofia do tecido na parede posterior da faringe) é um exemplo de um esforço compensatório que muitos doentes com fenda desenvolveram para ultrapassar a insuficiência do movimento e alongamento velar.

A teoria das exigências aerodinâmicas de Warren provavelmente explica melhor os problemas com a VPI[161] . Ele afirma que as deficiências graves do fechamento velofaríngeo fazem com que o paciente tente articular as consoantes de pressão no nível da laringe ou da faringe em vez de dentro da cavidade oral. Essa tentativa causa sons anormais de articulação compensatória.

Emissão de ar nasal

Durante a produção de consoantes, a criação de uma pressão oral relativamente alta é fundamental para produzir o som apropriado. Se o escape nasal ocorrer devido ao fechamento velofaríngeo incompleto ou à presença de fístula, as consoantes não soam como deveriam devido à emissão excessiva de ar nasal. Este problema ocorre frequentemente com a hipernasalidade, que é um problema de ressonância associado à produção de vogais, não à produção de consoantes.

Ressonância

Os problemas de ressonância referem-se a perturbações, como a hipernasalidade, que ocorrem acima da glote durante a produção das vogais. As perturbações hipernasais ocorrem durante a produção de sons vocálicos que requerem o fechamento adequado do espaço nasal em relação ao espaço oral. Dos 20% de pacientes que têm distúrbios da fala relacionados com a fenda palatina, a maioria dos problemas de fala apresenta-se como hipernasalidade.[162] A hiponasalidade é uma redução da ressonância nasal que ocorre devido a uma obstrução anormal (um retalho faríngeo demasiado largo).

Articulação

Os problemas de articulação podem estar relacionados com dificuldades em criar a quantidade adequada de pressão oral necessária para criar sons fricativos, africativos, de paragem oral, laterais e de glide (/f/,/th/, /v/, /s/, /z/, /sh/, /zh/, /ch/, /j/, /p/, /b/, /d/, /k/, /g/, /t/, /l/, /r/, /y/, e /w/,). Quando o mecanismo velofaríngeo funciona corretamente para fechar a cavidade nasal, a fuga de ar torna difícil a produção destes sons. A articulação compensatória ocorre quando o paciente tenta moldar patologicamente a corrente de ar mais posteriormente no trato vocal, em vez de nos locais normais do palato anterior, dentes e língua.

Avaliações do discurso

A avaliação de doentes com malformações da fenda palatina exige uma análise cuidadosa da interação dos diferentes mecanismos envolvidos na produção da fala e requer os conhecimentos de um patologista da fala experiente. A IPV é apenas um elemento dos problemas de fala que podem ser observados em pacientes com fenda palatina. Uma avaliação padronizada da fala deve ser usada em cada centro que avalia esses pacientes. Este exame formal permite a consistência do diagnóstico e a capacidade de adotar estratégias de melhoria da qualidade. A mesma avaliação clínica e as mesmas medidas devem ser obtidas em cada consulta e, idealmente, devem ser efectuadas pelo(s) mesmo(s) patologista(s) da fala. Para além das ferramentas padrão de rastreio e avaliação, são normalmente necessários testes especializados como a nasometria, a videofluoroscopia e a nasofaringoscopia.

A nasometria pode ser uma ferramenta útil para avaliar a fala em pacientes com nasalidade e VPI. Este dispositivo mecânico associa a diferença relativa entre a energia acústica nasal e a da cavidade oral, detectada por microfones posicionados no nariz e na boca.

O dispositivo documenta objetivamente as caraterísticas da ressonância oral e nasal. Vários estudos sugerem que, apesar da capacidade desta técnica para avaliar com exatidão a hipernasalidade, não é tão eficaz como a avaliação clínica. O dispositivo de nasometria pode ser uma ferramenta útil para acompanhar a resposta de um indivíduo ao longo do tempo, mas como ferramenta de diagnóstico o dispositivo carece de sensibilidade e especificidade previsíveis. A videofluoroscopia da via aérea com material de contraste oral pode ser útil na avaliação da fala, visualizando os diferentes aspectos da ação muscular dinâmica e outros factores anatómicos. As fístulas e o seu impacto na produção da fala também podem ser avaliados desta forma. São necessárias várias incidências para avaliar todo o mecanismo velofaríngeo, e um fonoaudiólogo experiente deve estar presente para administrar o teste verbal na sala de radiologia. Isto permite a realização de testes dinâmicos do mecanismo velofaríngeo e a revisão do teste com outros médicos para o planeamento do tratamento. As imagens digitais e os dados de áudio podem ser armazenados, manipulados e analisados com maior facilidade do que a fita de vídeo.

A nasofaringoscopia com um fibroscópio flexível permite uma visão direta do mecanismo velofaríngeo a partir da nasofaringe, enquanto o doente é testado verbalmente por um patologista da fala experiente. A técnica evita a exposição à radiação, requer o uso de anestesia tópica, comportamento complacente do paciente e boa técnica. Podem ser obtidas excelentes imagens do mecanismo velofaríngeo em movimento, incluindo a visualização do palato mole e das paredes laterais da faringe durante a fonação. As informações podem ser armazenadas e revistas posteriormente por outros médicos para permitir o planeamento do tratamento.

Tratamento da insuficiência velofaríngea relacionada com a fenda

Uma vez feito o diagnóstico de IPV, o tratamento pode consistir em terapia da fala não cirúrgica, obturação com um bulbo da fala, colocação de um elevador palatino ou cirurgia reconstrutiva da via aérea. A IPV leve pode ser tratada com sucesso apenas com terapia da fala, mas a IPV mais significativa geralmente requer tratamento cirúrgico do palato. Os pacientes que apresentam VPI limítrofe podem ser tratados com terapia da fala, elevadores palatais e obturadores do bulbo da fala.

O tratamento cirúrgico utilizando um destes procedimentos é geralmente considerado quando as medidas iniciais mais conservadoras não são bem sucedidas. O tratamento cirúrgico do IPV é indicado quando o problema está relacionado com factores anatómicos e está documentado como sendo consistente. O procedimento específico mais adequado para um doente com IPV é frequentemente debatido, mas o objetivo da cirurgia permanece o mesmo. Ao recrutar cirurgicamente tecido local adicional para diminuir a abertura, pode ocorrer um fecho completo ou melhorado do esfíncter velofaríngeo. Uma vez confirmado o diagnóstico, o momento da intervenção cirúrgica deve ser precoce para evitar dificuldades de fala a longo prazo e compensações articulatórias anormais que são difíceis de corrigir mais tarde na vida. O diagnóstico definitivo de IPV pode não ser possível antes dos 3 anos de idade porque é difícil efetuar testes adequados em crianças tão pequenas. Para a maioria das crianças, podem ser realizados testes fiáveis entre os 3 e os 5 anos de idade. No entanto, a decisão de intervenção cirúrgica baseia-se na fala e na idade fonémica de cada criança, e não apenas na idade cronológica. Uma vez que não existem dados convincentes que favoreçam uma técnica em detrimento de outra, o cirurgião e o patologista da fala devem trabalhar em conjunto para selecionar o procedimento que poderá oferecer o melhor resultado com base na situação clínica específica.

O procedimento do retalho faríngeo com base superior recruta tecido da parede posterior da faringe e insere-o na musculatura do palato mole (**Fig. 68 A-D**). **Schoenborn**[164] descreveu pela primeira vez o retalho faríngeo em 1876. Este retalho cria essencialmente duas portas laterais, que normalmente podem ser fechadas sob função eficaz se o movimento da parede lateral da faringe for bom. O tamanho da porta pode variar consideravelmente com base nas técnicas de sutura e na largura do retalho de tecido que é elevado da fáscia pré-vertebral. O comprimento do retalho deve permitir a inserção adequada na musculatura do palato sem excesso de cobertura. Os retalhos demasiado longos não funcionam bem devido à flacidez, e os retalhos demasiado curtos são muitas vezes finos ao ponto de as portas laterais serem demasiado grandes, o que perpetua a VPI. Quando aplicados aleatoriamente a pacientes com problemas típicos de VPI, os procedimentos com retalho faríngeo são geralmente cerca de 80% eficazes na melhoria da hipernasalidade.

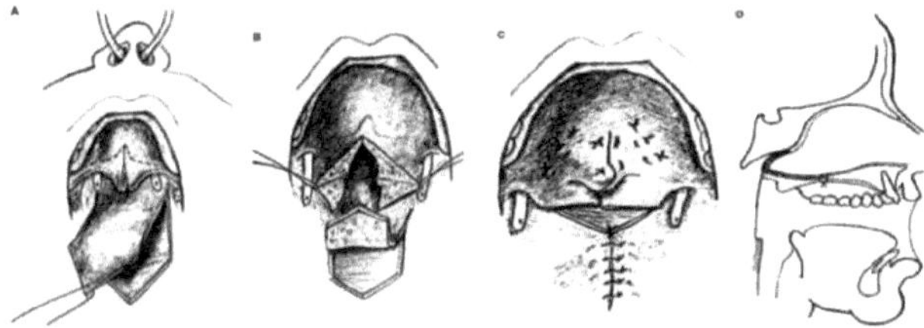

Fig. 68. Retalho faríngeo de base superior (A) Elevação do retalho miomucoso da fáscia pré-vertebral e divisão dos tecidos do palato mole. (B) Dissecção das camadas oral, nasal e muscular para a inserção do retalho (C) Inserção do retalho com fecho da mucosa oral sobre o defeito cruento para diminuir a cicatrização (D) Vista sagital do retalho inserido na altura vertical adequada

Shprintzen demonstrou que, com um diagnóstico e seleção cuidadosos dos doentes, este procedimento é 97% eficaz no tratamento da IPV. Shprintzen defendeu a adaptação da largura e da posição do retalho faríngeo com base nas caraterísticas específicas observadas na endoscopia flexível. Os retalhos finos ou largos podem ser adaptados com base nas caraterísticas do movimento da parede lateral. Os retalhos também podem ser posicionados assimetricamente em alguns pacientes que apresentam VPI assimétrico, como pessoas com microssomia hemifacial. Se houver uma fístula no palato mole ou na junção dos palatos duro e mole, o retalho faríngeo pode ser usado para fechar a fístula durante a inserção na musculatura do palato mole.

Os retalhos limitados são levantados dentro do velum para permitir o encerramento em camadas. O retalho faríngeo com base inferior pode ser útil, mas a maioria dos cirurgiões considera-o de uso limitado devido à sua tendência para se retrair e afinar após cicatrização secundária e contratura. O resultado é um grau limitado de aumento do esfíncter velofaríngeo. Apesar dessas limitações, no entanto, alguns estudos defendem o uso de um retalho faríngeo de base inferior e relatam resultados de fala semelhantes quando comparados com retalhos de base superior.

As operações de esfincteroplastia recrutam tecido lateral, geralmente da região do pilar tonsilar, para permitir um fecho velofaríngeo mais fácil (**Fig. 69 A-D**). Estão descritas muitas técnicas, mas a técnica mais comum sutura estes retalhos laterais de base superior à parede posterior ao nível do palato para diminuir efetivamente a distância entre o palato mole e a faringe posterior. Quando o palato se move efetivamente mas não tem comprimento, esta pode ser uma boa opção. Tem sido sugerido que estes tipos de procedimentos de faringoplastia têm menos complicações imediatas ou tardias nas vias aéreas do que os procedimentos de retalho faríngeo, mas isto ainda tem de ser confirmado adequadamente numa grande avaliação prospetiva dos resultados. Outra vantagem potencial da faringoplastia é a redução dos problemas de retenção de muco nasal posterior.

Os bulbos de fala feitos de acrílico têm sido usados para aumentar o esfíncter velofaríngeo. A maioria dos pacientes inicialmente tratados com aparelhos de fala se beneficia de procedimentos de retalho faríngeo. Embora esses dispositivos possam ser até 97% eficazes no alívio da IPV, a adesão do paciente é limitada porque os dispositivos são desconfortáveis de usar. O uso de um bulbo da fala ou de uma prótese de elevação palatina é uma alternativa melhor em pacientes que não são bons candidatos à cirurgia devido a condições comórbidas.

Várias técnicas têm descrito o aumento da parede posterior da faringe num esforço para facilitar o fecho da via aérea nasal. Têm sido utilizados implantes autógenos e aloplásticos, incluindo retalhos de tecido local, cartilagem da costela, injecções sintéticas de silicone, Silastic, Teflon, Proplast e colagénio. Atualmente, estes tipos de procedimentos são raramente utilizados. A melhoria da fala após o aumento da parede posterior da faringe é imprevisível. Os problemas de migração ou extrusão do material do implante e o aumento da incidência de infeção contribuem frequentemente para a morbilidade associada a estes procedimentos. Estes procedimentos já não são recomendados na maioria dos casos.

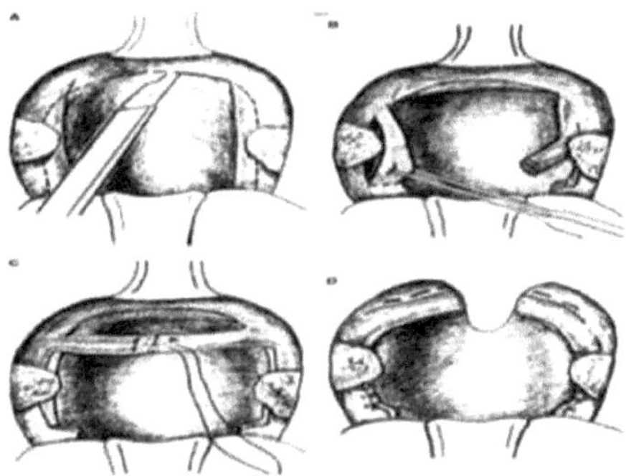

Fig.69 Esfincteroplastia (A) Incisão da parede posterior da faringe e do pilar amigdaliano posterior (B) Elevação dos retalhos miomucosos do pilar amigdaliano (C) Aproximação na área central da faringe para personalizar o tamanho do orifício central (D) Retalhos suturais colocados nas paredes posteriores da faringe e nas paredes póstero-laterais da faringe.

Alguns cirurgiões defendem a utilização de uma palatoplastia revisional em vez de um procedimento de retalho faríngeo no tratamento de pacientes com IPV após a reparação da fenda palatina na infância. Especificamente, um procedimento de Z-plastia de dupla oposição, ou palatoplastia de Furlow, é realizado para alongar o palato mole e facilitar o fechamento velofaríngeo. Infelizmente, os benefícios previstos dessas "segundas palatoplastias" nunca foram estabelecidos. O clínico também deve considerar as desvantagens deste tipo de procedimento cirúrgico e pesá-las em relação aos potenciais benefícios. O procedimento de plastia em Z de dupla oposição requer um desmantelamento mais agressivo do palato do que o necessário durante um procedimento convencional de retalho faríngeo. O resultado pode ser um palato ligeiramente mais longo, mas com uma cicatrização mais extensa e menos movimento fisiológico. Outra consideração é a taxa significativamente maior de formação de fístula associada a esse tipo de reparo.

Complicações da cirurgia da insuficiência velofaríngea

A cirurgia que envolve estruturas das vias aéreas está sempre associada ao potencial de complicações relacionadas à hemorragia e ao edema pós-operatório. Por isso, os pacientes submetidos à fixação de retalho faríngeo necessitam de internação em unidade de terapia intensiva com monitorização contínua da via aérea durante as primeiras 24 horas. Esse tipo de ambiente permite o reconhecimento rápido e o tratamento imediato dessas complicações e do comprometimento resultante das vias aéreas.

De todos os procedimentos relacionados com os cuidados com a fenda, as operações de retalho faríngeo e de esfincteroplastia acarretam o maior risco de comprometimento precoce das vias aéreas. A perda e o comprometimento das vias aéreas não são comuns, mas devem ser tratados rapidamente. As complicações pós-operatórias a longo prazo são frequentemente observadas como parte de uma continuação da resistência patológica na via aérea que pode resultar após a cirurgia do retalho faríngeo. Os pacientes que foram submetidos a cirurgia faríngea para diminuir a abertura do esfíncter para permitir o fechamento durante a formação de certos sons da fala podem apresentar problemas relacionados ao ronco, à seqüência de resistência das vias aéreas superiores ou à apnéia obstrutiva do sono. Estas condições patológicas são, cada uma delas, uma forma progressiva de aumento da resistência das vias aéreas superiores.

O ressonar é o som audível produzido quando o fluxo de ar é ineficaz através das vias respiratórias superiores. Este facto pode não ser significativo do ponto de vista fisiopatológico, mas pode ser incómodo para a outra pessoa se o ressonar impedir o sono normal e repousante da outra pessoa. A síndrome de resistência das vias aéreas superiores desenvolve-se quando ocorre uma resistência mais significativa sem obstrução clara e uma diminuição da oxigenação efectiva. Esta situação é provavelmente importante do ponto de vista clínico e pode contribuir para problemas de saúde a longo prazo. A apneia obstrutiva do sono é a paragem clara da respiração durante o sono que provoca um despertar do ciclo normal do sono. Esta condição contribui para a hipersonolência diurna e está associada a riscos acrescidos de hipertensão, doenças cardiovasculares e acidentes vasculares cerebrais.

Os pacientes que sofrem de hipersonolência devem ser avaliados por um especialista do sono experiente e submetidos a uma polissonografia formal. Muitos pacientes que tiveram retalhos faríngeos na infância podem tolerar a divisão cirúrgica dos retalhos para tentar aliviar a apneia obstrutiva do sono, embora possam necessitar de tratamento adicional, incluindo cirurgia mandibular para alterar a dinâmica das vias aéreas abaixo do nível do palato. Procedimentos adjuvantes, como avanço do genioglosso, suspensão do hioide, procedimentos de redução da base da língua ou cirurgia intranasal, podem

ser útil para melhorar o fluxo de ar. Os médicos com experiência no tratamento da apneia do sono e das fissuras são ideais para abordar estes problemas, porque o equilíbrio entre um mecanismo velofaríngeo funcional e um fluxo de ar eficiente num doente com fissura é delicado.

A reconstrução esquelética das deformidades maxilares e mandibulares pode ser útil no alívio da apneia obstrutiva do sono e deve ser considerada antes de outras manobras que alterem diretamente os tecidos do mecanismo velofaríngeo, como a divisão do retalho.[169]

Considerações velofaríngeas após o avanço da maxila

O deslocamento para frente da maxila em pacientes não fissurados é sempre bem tolerado, pois os pacientes têm reserva neuromuscular adequada para compensar a mudança na posição do palato mole resultante. O avanço médio-facial em pacientes com fissura palatina reparada pode piorar a IPV preexistente ou ser a causa de um novo início de IPV. Uma minoria de pacientes com fissura, com fechamento velofaríngeo limítrofe no pré-operatório, desenvolve fala hipernasal mesmo após graus relativamente pequenos de deslocamento maxilar.

Uma avaliação completa da fala por um fonoaudiólogo familiarizado com a fala da fenda palatina também é recomendada antes do avanço da maxila. Quase todos os pacientes com fissura apresentam algum elemento de hipernasalidade imediatamente após a cirurgia. No entanto, dos pacientes que desenvolvem hipernasalidade significativa após o avanço da maxila, o número dos que necessitam de correção cirúrgica com um retalho faríngeo ou esfincteroplastia é baixo. Felizmente, a resolução ocorre gradualmente com o tempo, de modo que, para a maioria dos pacientes, é típico o retorno à fala inicial 6 meses após a cirurgia. É aconselhável adiar a cirurgia faríngea subsequente para reduzir a nasalidade por pelo menos 6 meses após o avanço maxilar.

Esse atraso permite que ocorra a compensação natural e que a cicatrização óssea prossiga sem a introdução de mais cicatrizes, o que pode contribuir para a recidiva esquelética. A melhora da fala nasal após a cirurgia é uma observação interessante em alguns pacientes com retalhos faríngeos implantados que apresentam alguma IPV antes do avanço do terço médio da face. Embora seja esperado que as distorções sibilantes e os erros de articulação secundários à má oclusão melhorem, a redução da hipernasalidade após o avanço da maxila é paradoxal. A explicação para essa observação está na alteração da dinâmica do esfíncter que ocorre após a cirurgia. O estiramento do retalho e sua mudança de posição aparentemente melhoram a dinâmica do mecanismo velofaríngeo o suficiente para que a fala melhore em alguns pacientes. Essa observação não é previsível, e os pacientes devem ser advertidos adequadamente.

Quando um retalho faríngeo é colocado e o avanço maxilar é realizado, o retalho deve ser removido apenas se não permitir a mobilização adequada da maxila. Quando o retalho está posicionado, a intubação nasal pode ser difícil e o anestesista deve estar preparado para usar a assistência endoscópica na inserção do tubo endotraqueal **(Fig. 70).** Os doentes que desenvolvem IPV consistente (mais de 6 meses e não resolvida com terapia da fala) e relacionada com um problema anatómico documentado por videofluoroscopia ou nasoendoscopia podem ser considerados para colocação de um retalho faríngeo ou outro tratamento.

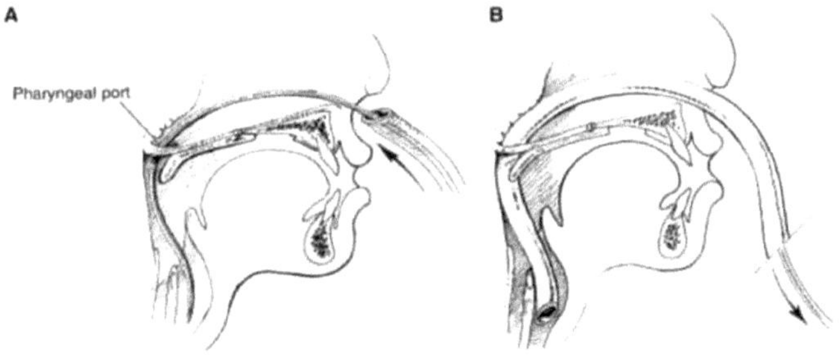

Fig.70 Inserção do tubo endotraqueal

Recentemente, técnicas que combinam osteotomias e distração gradual têm sido aplicadas na correção de problemas esqueléticos residuais encontrados em pacientes com fenda labial e palatina. A distração gradual do esqueleto craniofacial e dos tecidos moles circundantes tem sido explorada como um método alternativo para a reconstrução esquelética, numa tentativa de ultrapassar algumas das limitações inerentes às técnicas convencionais. Aproximadamente 20% dos pacientes que têm avanços maxilares desenvolvem VPI após o avanço da maxila usando técnicas tradicionais.

Inicialmente, acreditava-se que a IPV não ocorreria tão frequentemente com o avanço da maxila porque o mecanismo velofaríngeo seria capaz de se adaptar mais lentamente com o avanço gradual. Os relatórios iniciais indicaram que a IPV ocorre em taxas semelhantes após o avanço da maxila com osteogénese de distração e não oferece qualquer vantagem significativa em relação à cirurgia ortognática tradicional.

Tratamento de terapia da fala e da linguagem

Existem momentos-chave em que a criança pode receber terapia da fala. Deve-se lembrar que deve haver uma função velofaríngea adequada para que a terapia seja totalmente bem sucedida. Algumas equipas defendem a "intervenção precoce" durante a segunda metade do primeiro ano de vida da criança. Por vezes, isto assume a forma de workshops em que as famílias são ensinadas sobre o desenvolvimento precoce da fala e da linguagem e recebem sugestões de jogos destinados a encorajar o desenvolvimento dos sons da fala oral. Para o trabalho direto da fala, a criança precisa de ter a capacidade de atenção e escuta e a motivação para se envolver no trabalho dos sons da fala. O terapeuta deve ser capaz de envolver a criança e adaptar o seu estilo ao indivíduo, de modo a facilitar e apoiar a mudança no seu sistema de sons da fala. Se a criança ou a família tiverem dificuldade em envolver-se no processo terapêutico em qualquer idade, isso pode ter um impacto negativo no progresso. Cada caso tem de ser avaliado individualmente e a prontidão para a terapia é sempre uma competência importante a avaliar. As crianças podem passar por um período em que a terapia parece estar a fazer poucas mudanças. Uma pausa no tratamento para permitir que a criança amadureça mais, seguida de uma nova tentativa, pode ter mais sucesso. Podem ser feitos progressos surpreendentes no primeiro ano de escolaridade da criança, uma vez que a aprendizagem na sala de aula e as relações entre pares podem ter um impacto positivo considerável na criança. A criança mais velha com dificuldades nos sons da fala pode ter dificuldade em alterar padrões que foram estabelecidos ao longo de muitos anos. No entanto, a criança mais velha pode estar mais motivada para mudar o seu discurso.

Relações de trabalho no seio da equipa multidisciplinar

Nunca é demais sublinhar a importância do trabalho em equipa. Na maioria das equipas, um terapeuta da fala e da linguagem especializado em fendas estará presente nas clínicas multidisciplinares de fendas. Não é invulgar ouvir o terapeuta da fala e da linguagem, o ortodontista, o cirurgião e o psicólogo a trabalharem com o doente sobre a forma de programar os tratamentos, não só na ordem mais eficaz, mas também na melhor altura para ele. Esta abordagem coesa é muito mais fácil de conseguir quando todos os profissionais relevantes estão juntos na clínica. O papel do terapeuta da fala e da linguagem durante a visita à clínica é assegurar que quaisquer preocupações com a fala são avaliadas, que são dadas recomendações e que, quando necessário, é efectuada terapia ou outras investigações. O terapeuta da fala e da linguagem também dará feedback ao cirurgião sobre a forma como a criança está a progredir em resultado da cirurgia à fenda. A ligação com os serviços locais de terapia da fala e da linguagem, a educação e os serviços sociais é muitas vezes necessária como resultado das visitas clínicas, particularmente se a criança tiver problemas adicionais de aprendizagem ou de saúde. Existe uma ligação regular com todos os diferentes membros da equipa multidisciplinar, mas as relações específicas são descritas abaixo.

Especialista em enfermagem clínica

O terapeuta da fala e da linguagem trabalha em estreita colaboração com o enfermeiro especialista em fendas. O enfermeiro especialista tem uma relação estreita com a família da criança, que se desenvolveu desde os primeiros dias após o diagnóstico, quando forneceu informações exactas e apoio muito necessários. À medida que o bebé se torna uma criança pequena, o foco do desenvolvimento da criança passa a ser a fala e a linguagem e, em algumas equipas, é realizada uma consulta conjunta, entre os 18 meses e os 2 anos de idade, da criança e da família com o enfermeiro especialista e o terapeuta da fala e da linguagem. Este facto contribui para a continuidade dos cuidados prestados à família. Estas consultas conjuntas servem para reduzir o peso dos cuidados prestados às famílias, que podem ter de efetuar numerosas consultas médicas.

O ortodontista

O ortodontista e o terapeuta da fala e da linguagem trabalham por vezes em conjunto para tratar pacientes com dificuldades de fala persistentes. Apesar de terem recebido terapia da fala adequada, algumas crianças lutam para alcançar sons claros da fala anterior, como [p], [b], [t], [d], [s], [z]. O posicionamento da língua está retraído, mas não parecem ser capazes de obter o som correto apenas através da imitação e da terapia da fala convencional. Em muito poucos casos, a electropalatografia (EPG) pode ajudar a fazer parte do processo terapêutico.[170] Uma placa de EPG é uma placa dentária acrílica feita à medida, na qual estão embutidos vários sensores na secção anterior (Fig.71A). A criança não pode usar o aparelho se estiver numa fase ativa do tratamento ortodôntico. O terapeuta e o paciente usam ambos a placa, que está ligada a um computador de secretária ou portátil. O contacto da língua ilumina os sensores e podem ser copiados padrões sonoros distintos, com feedback visual imediato no ecrã do computador. Isto mostra os contactos da língua da criança no lado esquerdo do ecrã e os contactos do terapeuta no lado direito. A criança pode agora tentar copiar o padrão que aparece em tempo real (Fig.71 B). Uma revisão recente da Cochrane, que analisou as provas da eficácia deste tipo de tratamento, concluiu que "as provas actuais que sustentam a eficácia da EPG não são fortes e continua a ser necessário realizar ensaios controlados aleatórios de alta qualidade nesta área".[171]

Elevadores do palato e bulbos da fala

Outra área conjunta de trabalho com o ortodontista e o cirurgião envolve alguns pacientes com DVP para os quais a cirurgia para superar o problema não é possível ou apropriada por uma variedade de razões.[172] O ortodontista pode confecionar uma placa dentária com uma elevação na porção posterior ou um bulbo de fala (Fig. 71C). A elevação é mais provável de ser útil em uma pessoa com uma provável razão neurológica para um palato mole pouco móvel. O elevador é utilizado durante a fala para criar uma prateleira que mantém o palato elevado, reduzindo assim a hipernasalidade ou a emissão nasal. Um bolbo de fala é utilizado nos casos em que há falta de tecido na área do palato, por vezes causada pela remoção de um tumor.

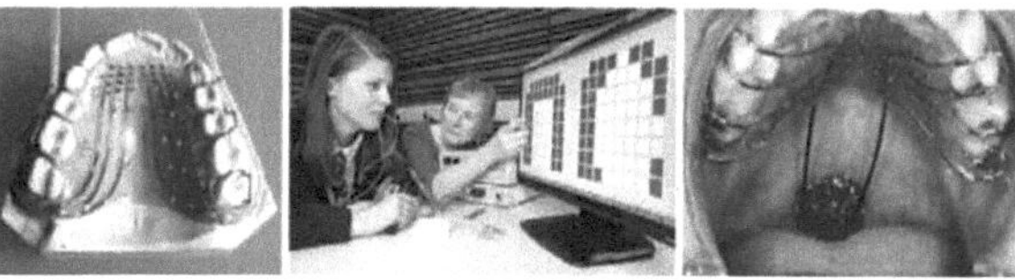

Fig.71 (A) Uma placa EPG num molde mostrando a posição dos eléctrodos na placa de acrílico. (B) Paciente a tentar copiar o padrão de fala de um terapeuta. (C) Bolbo de fala in situ

CAPÍTULO 7

TRATAMENTO ORTODÔNTICO

O papel do ortodontista no tratamento de pacientes com fissura orofacial é desafiador, gratificante e tão variado quanto os diferentes tipos de fissura encontrados. Não há duas fendas iguais e cada paciente tem necessidades, aspirações e desejos diferentes. Há várias ocasiões durante as duas primeiras décadas de vida de uma criança em que pode ser necessária uma intervenção ortodôntica. Estes pacotes de cuidados ortodônticos são muitas vezes concebidos para otimizar os maxilares e a dentição para a intervenção de outras especialidades, nomeadamente as equipas cirúrgicas, de restauração, dentárias e de terapia da fala. Os cuidados ortodônticos de qualidade dependem do pré-requisito de uma excelente higiene oral e de uma dentição imaculada ou bem restaurada, livre de doenças. A doença ativa **(Fig. 72)** deve ser tratada de forma urgente e completa e deve ser instituído um regime preventivo. Há provas de que as crianças com uma fenda intra-oral têm uma elevada experiência de cárie dentária[173] e para contrariar este facto, em todas as fases, deve ser encorajado um regime preventivo agressivo. A ligação regular com o médico de clínica geral e com o especialista em odontopediatria, bem como com o higienista oral, é crucial para permitir que o ortodontista ofereça um resultado de qualidade. O ortodontista especialista em fissuras oferecerá cuidados em diferentes fases de desenvolvimento e estes tratamentos podem durar muitos meses ou mesmo vários anos. Estas fases prolongadas de contacto com o paciente e a sua família colocam o ortodontista na posição de defensor do paciente. O ortodontista facilita frequentemente o encaminhamento para outros especialistas, tanto dentários como médicos, dentro e fora da equipa de fissura.

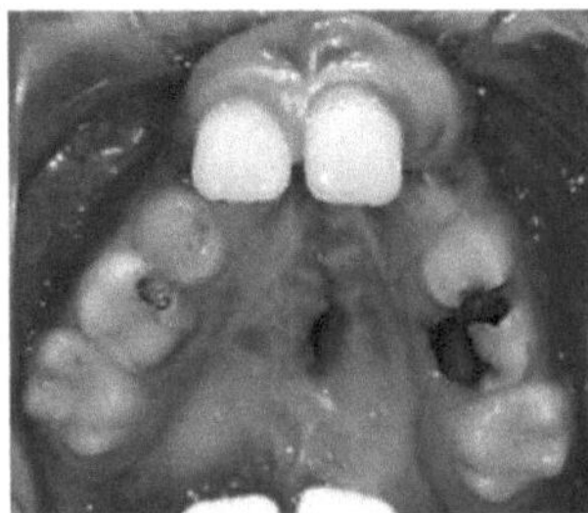

Fig.72 Doença dentária ativa não tratada num doente com fenda labial e palatina bilateral completa.

Todos os membros da equipa de fissuras estão perfeitamente conscientes de que a carga de cuidados para os doentes com fissuras orofaciais deve ser sempre reduzida ao mínimo. Os serviços centralizados podem aumentar as distâncias que os doentes têm de percorrer para aceder aos seus cuidados e, por conseguinte, o tempo de ausência dos compromissos sociais e educativos pode ser significativo. É importante que estas interrupções para a criança e a sua família sejam reduzidas ao mínimo. Os episódios de tratamento ortodôntico podem ser particularmente longos e é importante que sejam definidos objectivos claros, razoáveis e exequíveis no início do tratamento. O ortodontista especialista em fendas esforçar-se-á por assegurar que estes episódios sejam tão concisos quanto razoavelmente praticável. Isto ajudará os pacientes a permanecerem empenhados e concentrados no resultado final, mantendo um nível ótimo de saúde oral durante todo o processo.

Ortopedia pré-cirúrgica dos maxilares

A ortopedia maxilar pré-cirúrgica (OMP) tem como objetivo realinhar as secções ósseas do maxilar superior e reduzir o espaço da fenda, excluindo a língua da fenda, melhorando as relações dos segmentos da fenda antes da correção cirúrgica inicial, e não é um conceito novo.[174] A retenção de aparelhos ortodônticos nos rebordos alveolares de crianças com fissura edêntula não é isenta de complicações. Alguns aparelhos são fixados diretamente aos segmentos alveolares com pinos, fios[175] ou parafusos, mas estas técnicas devem agora ser abandonadas devido aos inevitáveis danos colaterais aos germes dentários em desenvolvimento.[176] As placas bucais intra-orais de acrílico usadas com fitas labiais elásticas ou tiras feitas de pensos e gessos médicos têm uma morbilidade muito menor e podem ser utilizadas para preparar o paciente com fissura orofacial para a cirurgia. Não há assunto mais controverso no tratamento da criança com fissura orofacial do que a eficácia da PSO. Popularizada por **McNeil**[177] na década de 1950, muitas versões, modificações e aplicações diferentes foram descritas. As placas bucais intra-orais podem ser utilizadas em conjunto com fitas labiais ou correias que podem ser aplicadas no rosto da criança ou numa touca. As placas podem ser passivas ou activas, completamente intra-orais ou com componentes extra-orais adicionados para melhorar a retenção. As projecções extra-orais são adicionadas às placas intra-orais na técnica de moldagem nasoalveolar, que se destina a modificar o comprimento columelar e a forma nasoalar.[178]

Ortodontia precoce (5-8 anos de idade)

O desenvolvimento dentário de uma criança com fenda orofacial deve ser monitorizado de perto, uma vez que a perturbação embriológica que produziu a fenda também terá provavelmente perturbado o desenvolvimento da dentição decídua e permanente e a cronologia da erupção.[179] Os dentes afectados podem não ser imediatamente adjacentes à fenda, mas normalmente o número, a posição, a forma, o tamanho, a qualidade do esmalte e a cor podem ser afectados.[180] Os dentes supranumerários podem ser múltiplos e o incisivo lateral pode estar ausente, mas quando presente pode ser encontrado em ambos os lados da fenda, no segmento menor ou maior. O complemento exato dos dentes presentes adjacentes à fenda pode ser identificado primeiro nas radiografias do enxerto ósseo pré-alveolar, mas, especialmente quando estão presentes dentes supranumerários, as imagens tridimensionais por tomografia computorizada de feixe cónico podem ser úteis para identificar a posição exacta dos dentes e estruturas associadas (Fig. 73). O comprimento da arcada maxilar é comumente reduzido e isso pode se manifestar quando os primeiros molares começam a erupcionar. Esses dentes podem ficar impactados sob os segundos molares decíduos e podem causar dor e desconforto à criança. A extração do molar decíduo pode ser indicada, mas é necessário considerar cuidadosamente a provável necessidade futura de espaço ortodôntico.[181]

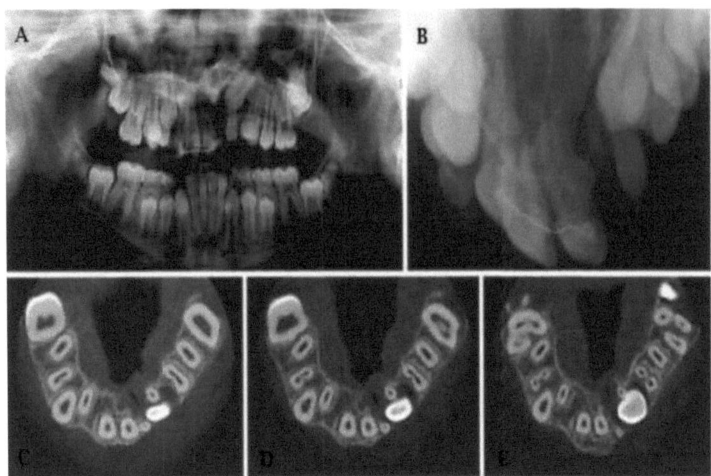

Fig.73 Radiografias panorâmica (A) e oclusal padrão superior (B) de uma criança com fenda labial e palatina unilateral completa, demonstrando um dente supranumerário de desenvolvimento tardio, não irrompido, adjacente à ULI, transposição da UL23 e potencial empilhamento de molares no maxilar esquerdo.

As imagens de TC de feixe cónico (**C-E**) confirmam a posição do supranumerário e o grau de transposição, bem como o tamanho e a dimensão da fenda alveolar.

Os segmentos alveolares maxilares fissurados unilaterais são frequentemente contraídos com mordidas cruzadas anteriores e posteriores unilaterais presentes (Fig. 74). A relação dos incisivos é normalmente de classe III e o segmento inferior da fenda maxilar está inclinado medialmente. Há sobremordida reduzida ou mordida aberta centrada na fenda e os dentes incisivos estão ausentes, inclinados para a fenda, ectópicos, impactados e rodados. Também é comum existirem problemas de linha central da maxila. O paciente com fissura bilateral, em média, apresenta mordidas cruzadas posteriores bilaterais, sobressaliência e sobremordida aumentadas, com uma pré-maxila proeminente, muitas vezes ligeiramente móvel, carregando os incisivos superiores numa posição anterior, muitas vezes retroinclinada, com relações de linha média razoavelmente organizadas (Fig. 74).

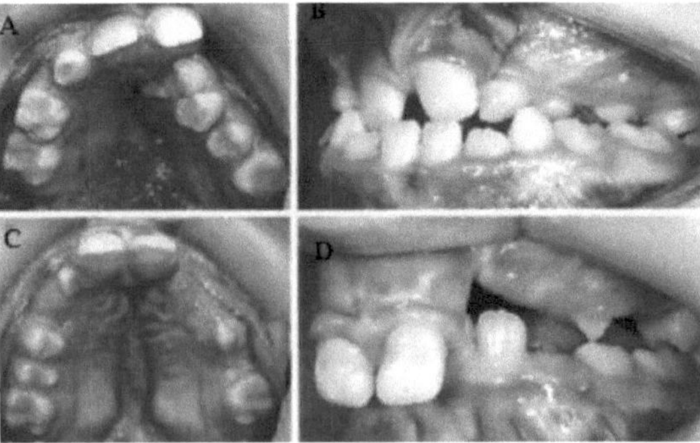

Fig.74 Caraterísticas dentárias e oclusais típicas em fissuras labiopalatinas unilaterais completas (lado esquerdo) (A,

B) e fissuras labiopalatinas bilaterais (C, D).

Pode desenvolver-se uma relação incisiva de classe III independentemente das relações da base esquelética maxilo-mandibular. Se as relações incisais e esqueléticas forem favoráveis, pode ser adequado um tratamento ortodôntico intercetivo. A utilização de aparelhos removíveis simples, de aparelhos ortodônticos fixos seccionais ou, eventualmente, de arcos completos e fios parados pode ser empregue para mover incisivos superiores únicos ou múltiplos "sobre a mordida". Deve ter-se cuidado quando existe fenda alveolar, pois é importante não deslocar os dentes permanentes para a fenda e comprometer a vitalidade dentária.

O ortodontista especialista em fendas pode ser chamado para ajudar a aumentar os cuidados oferecidos pela equipa de terapia da fala e da linguagem. Podem ser indicadas impressões orais para o fabrico de um aparelho de electropalatografia. A electropalatografia é uma técnica que produz uma ajuda visual para os pacientes em terapia da fala quando é necessário melhorar a colocação da língua. São colocados vários eléctrodos na placa de base acrílica de um aparelho removível superior, que são ligados a um computador, que produz um fluxo em direto de imagens do contacto da língua com o palato num ecrã de computador. O terapeuta e o paciente podem então trabalhar em conjunto com este feedback visual para reforçar a terapia. Ocasionalmente, quando os sons da fala têm uma qualidade nasal, pode ser necessária uma abordagem não cirúrgica para combater a insuficiência velofaríngea. Podem ser fabricados aparelhos ortodônticos que obturam fístulas palatinas e défices de tecido palatino ou aparelhos que elevam um palato mole curto ou com pouca elevação. A avaliação da função palatina pode exigir registos da fala, radiografia de vídeo e exame endoscópico. Durante a construção e a adaptação de um elevador palatino ou aparelho obturador, são utilizadas as mesmas avaliações para assegurar o fabrico, a adaptação e a modificação exactos do aparelho e maximizar a sua eficiência clínica.

A relação entre os dentes, os maxilares e os tecidos moles orais pode influenciar a produção de determinados sons da fala. As relações da base esquelética e, consequentemente, a relação dos dentes com a língua podem afetar a produção da fala.

Ocasionalmente, os sons bilabiais e labiodentais podem ser difíceis de reproduzir. A palatalização e a lateralização dos sons alveolares da fala são comuns.[182] O grau em que um paciente é afetado pode estar relacionado com a gravidade da discrepância esquelética. Isto pode melhorar quando as relações são normalizadas após a cirurgia ortognática e a terapia da fala é frequentemente um complemento crucial para ajudar o doente a ultrapassar os seus padrões de fala incorrectos, mas bem estabelecidos, do tipo fenda. O paciente que tem preocupações persistentes com a fala pode muitas vezes beneficiar da adição de volume de tecido na base do palato mole. O tecido pode ser cirurgicamente rodado e virado para trás distalmente a partir da mucosa bucal para os tecidos palatinos. Pode persistir um pedículo vascular muito depois de os tecidos do retalho bucal estarem completamente cicatrizados e vascularizados colateralmente in situ. Este pedículo pode ser traumatizado, gerando sintomas de dor e desconforto, à medida que os novos molares permanentes erupcionam. O momento potencial depende do calendário de erupção dos primeiros ou segundos molares e da sua posição relativa ao pedículo à medida que este atravessa a mesa oclusal. O retalho vestibular, agora totalmente integrado, não depende mais do pedículo e o trauma pode ser resolvido espontaneamente, mas às vezes pode exigir uma divisão cirúrgica. O ortodontista também pode ser chamado antes da cirurgia do retalho bucal para evitar que um pedículo recém-criado seja traumatizado e comprometa potencialmente a vitalidade. Nesta situação, a oclusão pode requerer uma "abertura" temporária, idealmente com um plano de mordida fixo, até que os tecidos tenham cicatrizado, talvez 4-6 semanas após a cirurgia.

Tratamento ortodôntico na dentição mista (8-12 anos de idade)

Após o enxerto ósseo alveolar, o ortodontista especialista em fendas prestará muita atenção à higiene oral, à cicatrização local, ao desenvolvimento dentário subsequente e ao desenvolvimento e alteração das relações esqueléticas dos maxilares da criança com fenda orofacial.

Nas condições corretas, com uma excelente higiene oral, na fase imediatamente a seguir ao enxerto ósseo alveolar, o osso cirurgicamente aumentado na fenda alveolar reorganiza-se e amadurece. O ortodontista especialista em fendas terá estabilizado os dentes e o espaço alveolar antes da reparação, para fixar os segmentos maxilares in situ. Em casos de fissura alveolar unilateral, um arco transpalatino sozinho é normalmente suficiente. Ocasionalmente, pode ser utilizado um aparelho fixo para preparar e reter a fenda unilateral, mas, mais frequentemente, uma fenda bilateral requer uma estabilização mais rígida e direta desta forma (Fig. 75) ou com uma tala rígida fixa de cobertura oclusal cimentada. Durante esta fase de maturação do enxerto ósseo alveolar, serão efectuadas as primeiras radiografias de resultado pós-operatório, mas não antes da erupção do dente com fenda, para que o resultado final seja conhecido e o sucesso do enxerto ósseo seja compreendido em relação a medidas de resultado pré-determinadas.[183] É interessante o facto de um enxerto ósseo poder ser considerado clinicamente um sucesso quando a evidência radiográfica é, até certo ponto, contrária.

Pode levar meses ou anos após o enxerto ósseo alveolar até que os dentes imediatamente adjacentes à fissura entrem em erupção. O incisivo lateral é geralmente deslocado palatalmente da arcada dentária e é relatado que o canino adjacente à fenda pode não erupcionar em até 20% dos casos.[184] A avaliação radiográfica, muitas vezes com filmes para paralaxe ou tomografia computadorizada de feixe cônico, pode ser necessária para avaliar se a exposição cirúrgica e uma técnica de erupção fechada são benéficas ou não. Raramente, pode ser necessário um enxerto adicional, mas este deve ser confinado aos casos em que não é utilizada uma corrente de ouro, uma vez que esta pode transportar a infeção bacteriana para o local da cirurgia. A tração de dentes impactados resultará em um tempo de tratamento prolongado e pode muito bem envolver a fase de tratamento ortodôntico definitivo, à medida que o paciente se move para a dentição permanente completa (Fig. 75).

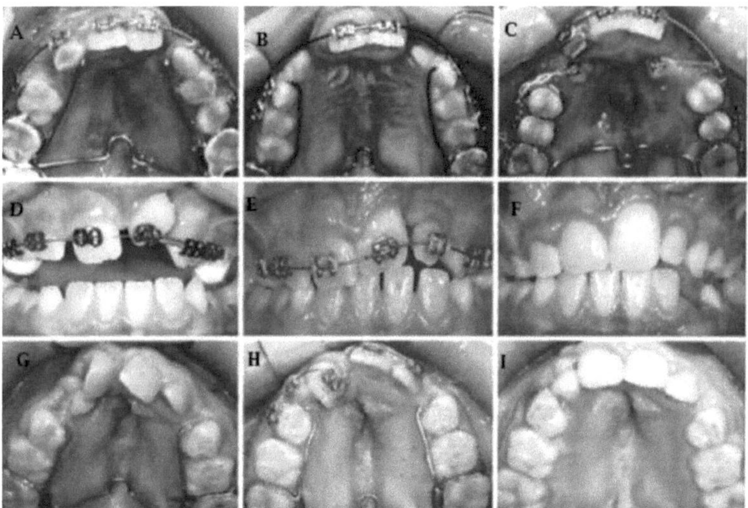

Fig.75 Tratamento ortodôntico na altura do enxerto ósseo alveolar. Fenda labial e palatina completa do lado esquerdo (A) e fenda labial e palatina bilateral estabilizada com arcos transpalatais antes do enxerto ósseo alveolar (B). Tração ortodôntica aplicada a dentes caninos superiores bilaterais ectópicos e impactados (C). A posição da ligação nos dentes adjacentes ao enxerto ósseo deve ser considerada antes e depois do enxerto ósseo alveolar (D-F). Correção de dentes incisivos rodados com aparelho fixo após enxerto ósseo alveolar (G-I).

Uma vez assegurado o sucesso do enxerto ósseo alveolar, a correção dos incisivos rotacionados, inclinados e angulados pode ser realizada, muitas vezes com aparelhos ortodônticos fixos (Fig. 75). Em geral, os sistemas de aparelhos com altos valores de torque da coroa vestibular dos incisivos da arcada superior e torque da coroa lingual na arcada inferior são de grande valia quando é necessária uma compensação para superar as bases esqueléticas menores da Classe III. Após a conclusão desta fase do tratamento ortodôntico, a criança está frequentemente ainda na dentição mista e o uso de contenção removível não é fiável. É aconselhável o uso de retentores provisórios colados e as discrepâncias entre as alturas gengivais melhorarão com o amadurecimento dos tecidos.

Nos anos que se seguem ao enxerto de osso alveolar, as relações esqueléticas da mandíbula da criança com fenda orofacial irão mudar. Em média, a criança com fenda labial e palatina unilateral completa tratada cirurgicamente apresenta retrusão bimaxilar, protrusão relativa e assimetria na pré-maxila, com aumento da largura do arco maxilar. É interessante notar que a mandíbula é frequentemente descrita como sendo retrognática. Há também uma diminuição da altura vertical posterior do maxilar e as cartilagens do septo nasal são normalmente desviadas em direção à fenda.[185] Os estudos do Sri Lanka de indivíduos com fenda labial e palatina não operada[186] demonstram a história natural e o crescimento de indivíduos que não tiveram a oportunidade de realizar qualquer cirurgia corretiva. Isto dá aos observadores a oportunidade única de analisar a história natural do complexo maxilo-mandibular em indivíduos com uma fenda orofacial quando o crescimento não é afetado pelos procedimentos cirúrgicos que oferecem benefícios valiosos e ao longo da vida. O indivíduo médio do Sri Lanka com uma fenda labial e palatina unilateral completa não operada tem uma maxila bem posicionada, mas com uma protrusão significativa do segmento labial superior e um aumento da sobressaliência, proeminência do segmento maior da fenda e uma ligeira contração do segmento menor, mas raramente ao ponto de uma mordida cruzada vestibular. A largura da maxila é geralmente reduzida e é observada uma mandíbula retrusiva, resultados semelhantes aos observados nos estudos de crescimento noruegueses relatados.[187]

Normalmente, as bases esqueléticas de classe III são encontradas na população com fissura e o clínico ortodôntico experiente fará uma avaliação clínica do grau de discrepância esquelética antes de determinar se as relações dos incisivos e mordidas cruzadas devem ser corrigidas. É um desejo óbvio ver bases esqueléticas que tenham crescido bem para proporções de classe I, mas as relações de classe II também podem ser encontradas na população com fissura. Crianças com sequência de Pierre Robin[188] ou fissura bilateral de lábio e palato[189] podem apresentar bases esqueléticas de classe II e estas podem prestar-se ao tratamento de modificação do crescimento com aparelhos funcionais convencionais. As tendências de classe III são mais frequentemente encontradas quando o crescimento maxilar é inferior ao ideal e são de maior incidência na população com fenda. Quando o crescimento maxilar foi severamente reduzido e a aparência facial é uma preocupação para a criança, pode ser considerada a distração osteogénica maxilar precoce/interceptiva. Deve-se resistir à tentação de tratamentos prolongados e pouco fiáveis que envolvam uma máscara facial de protracção maxilar, a não ser que façam parte do regime de retenção após a osteogénese de distração.

Tratamento ortodôntico na dentição permanente precoce (11-15 anos de idade)

Tendo aceite a posição da base esquelética, é crucial adotar um plano de tratamento que apoie ou que crie uma relação de incisivos de classe I. A extração na arcada inferior para reduzir o apinhamento e retroinclinar os incisivos será provavelmente apoiada por um plano para igualar as larguras da arcada, mantendo os incisivos superiores para a frente, mas permitindo a correção da linha central no caso de fenda unilateral. O aumento da sobremordida pode ser um problema no caso bilateral. Quando existe uma relação franca de base esquelética de classe III, o apinhamento da arcada dentária maxilar pode ser tratado isoladamente. As bases esqueléticas de classe III podem ser ignoradas, mas deve ter-se o cuidado de assegurar que a oclusão não é comprometida para uma futura descompensação antes de um tratamento ortognático posterior.

A próxima questão mais importante é o que fazer com os dentes, ou a falta de dentes, ao redor da fenda alveolar. O incisivo lateral está normalmente ausente ou é tão severamente ectópico que requer extração. Será considerada a extração do dente incisivo lateral contralateral ou de um pré-molar, especialmente quando existem problemas de linha central. Quando o incisivo lateral está ausente, é provável que seja adoptada uma abordagem sem extração no maxilar do lado da fenda no caso unilateral. Se o incisivo lateral for substituído pelo canino, pode ser efectuada uma modificação da forma do canino e o espaço lateral pode ser fechado. Raramente, este espaço pode ser mantido ou eventualmente aberto para restauração com pontes ou implantes. Isto pode ter o efeito benéfico de aumentar o comprimento da arcada maxilar e ajudar a manter uma relação de incisivos de classe I, mas compromete o paciente com a manutenção da restauração durante toda a vida. As alturas gengivais podem necessitar de ajustamento, mas tal deve ser avaliado quando se considerar que estão maduras. Quando presente, o incisivo lateral diminuto pode ser movido para dentro da arcada e as suas dimensões melhoradas com a adição de material compósito. Os ortodontistas especializados em fendas podem manter deliberadamente os incisivos superiores proclinados e numa posição anterior, encorajando a criação de um overjet aumentado de modo a dar apoio adicional ao lábio superior.

A contenção ortodôntica para o paciente com fenda alveolar óssea tem de ser permanente e reforçada com técnicas removíveis e fixas. Este é o caso dos pacientes que seguem uma ortodontia abrangente, bem como daqueles que são submetidos a uma abordagem combinada que envolve cirurgia ortognática ou de distração. Devem ser dadas considerações especiais à retenção nos casos em que tenha sido colocado trabalho de restauração. A redução da largura da arcada maxilar após o tratamento terá frequentemente efeitos tanto na vestibular como, nomeadamente, nas relações incisais. O overjet negativo pode retornar após o crescimento tardio da mandíbula ou recidiva de incisivos proclinados, talvez causada por um lábio superior apertado e tecido cicatricial associado. Quando a largura da arcada diminui, a sobremordida também pode diminuir até ao ponto de ocorrer mordida aberta à volta da fenda alveolar óssea.

Ortodontia de adultos tardia e de retratamento

Os pacientes adultos procuram frequentemente opiniões sobre possíveis opções para novos tratamentos e também conselhos sobre a revisão de procedimentos efectuados na sua infância, bem como sobre a manutenção de trabalhos realizados anos antes. Alguns pacientes necessitam apenas de aconselhamento ou de pequenas intervenções para obter um resultado ótimo, enquanto outros necessitam de um retratamento completo. Se for planeado um retratamento, é provável que o paciente adulto se comprometa com um plano de tratamento exigente e prolongado. Deve-se considerar seriamente tanto o peso dos cuidados como o risco clínico para os tecidos de um indivíduo já maduro. É necessário que o doente e a equipa clínica considerem cuidadosamente o retratamento e que seja efectuada uma análise exaustiva dos riscos e benefícios antes de iniciar um tratamento completo. Embora um resultado ideal seja o que todos desejam, pode ser necessário um compromisso quando os processos patológicos afectaram os tecidos orofaciais ou quando o compromisso total com o plano não é prático. É necessário dar ao doente o tempo necessário para se decidir antes de iniciar um plano de tratamento multidisciplinar. A consulta com o psicólogo da equipa e a utilização de simulações, bem como as reuniões e discussões com outros doentes, contribuirão para o processo de tomada de decisão.

CAPÍTULO 8

CIRURGIA ORTOGNÁTICA

A desproporção facial é comum em pacientes com fissura labial e palatina. Esta dismorfologia é parcialmente causada pelo defeito inerente da fenda, pelo tecido hipoplásico adjacente ao defeito da fenda e pelo efeito da fenda no desenvolvimento subsequente. Os pacientes que foram submetidos à correção da fenda palatina durante a infância geralmente apresentam algum grau de restrição do crescimento maxilar. Uma extensa literatura sugere que este crescimento desproporcional da mandíbula é a consequência biológica da intervenção cirúrgica prévia para o encerramento dos tecidos moles e não está relacionado com a deformidade congénita da fenda. Outros autores relataram hipoplasia maxilar suficientemente grave para produzir uma deformidade dentofacial clinicamente significativa com efeitos negativos na fala e na oclusão em 25% dos casos.

Essencialmente todos os pacientes que têm fissuras que envolvem a maxila ou o palato têm um grau de hipoplasia que resulta em assimetria facial, pelo menos nas margens da fissura ou na região da fissura. Embora nem todos os pacientes com fissuras sejam candidatos a serem submetidos à reconstrução esquelética, a maioria pode se beneficiar. Embora o grau de deficiência do terço médio da face em alguns pacientes seja pequeno o suficiente para permitir compensações ortodônticas adequadas, a deficiência de suporte esquelético na região da fissura pode ser suficiente para necessitar de cirurgia para melhorar a projeção. A correção bem-sucedida dessas deformidades esqueléticas secundárias frequentemente requer protocolos de tratamento, que incluem cirurgia ortognática em conjunto com a fase final do tratamento ortodôntico.

A compreensão de que uma fenda representa uma interrupção do desenvolvimento dos tecidos que afecta todas as camadas da área é fundamental para compreender a importância da reconstrução esquelética. Esta deficiência de tecido deve ser compreendida em todas as três dimensões, especialmente para a construção do esqueleto. A reparação da fenda do lábio e do palato requer múltiplos procedimentos faseados para alcançar resultados óptimos. A deficiência da face média na presença de malformação da fenda representa apenas uma fase da reconstrução do defeito. O fechamento primário do lábio e do palato, a rinoplastia, o enxerto ósseo, as revisões labiais e outros procedimentos não podem ser vistos como eventos isolados. Todos eles têm um lugar na correção da malformação da fenda, e a maioria afecta o crescimento e o desenvolvimento das estruturas associadas em torno do local da fenda.

A desproporção esquelética facial pode ser tratada de duas formas:

(1) Osteotomia com reposicionamento ou

(2) Enxerto ósseo de contorno.

Ambas as técnicas são úteis, têm indicações distintas e são normalmente utilizadas em conjunto em doentes com malformações fissuradas. As osteotomias e o reposicionamento de unidades esqueléticas destinam-se aos doentes com deficiência de unidades estéticas inteiras, como a maxila, a órbita ou o nariz. O enxerto ósseo é normalmente utilizado para alterar a morfologia de uma unidade esquelética, que pode estar posicionada adequadamente, mas com uma forma deficiente.

Momento da cirurgia ortognática

A decisão sobre o momento da cirurgia é regida pelas preocupações biológicas e psicossociais de cada paciente. A melhor altura para reconstruir condições esqueléticas faciais desproporcionadas é quando o doente está adequadamente preparado física e psicologicamente. É prudente adiar a cirurgia dos ossos faciais até que a maturação completa seja alcançada. Este atraso melhora a previsibilidade do tratamento e reduz os riscos de a correção se tornar extemporânea. Informar os pacientes sobre a relevância dos problemas de crescimento facial e explicar os riscos de se submeter a uma cirurgia antes da maturação são importantes para o processo de tomada de decisão.

A decisão de proceder à cirurgia antes da maturação não deve ser tomada de ânimo leve, porque existe a possibilidade de ser necessária uma cirurgia adicional quando o crescimento atingir o seu nível adulto. O presságio de ultrapassar o crescimento da correção esquelética e necessitar de cirurgia adicional é atenuado pela diminuição da morbilidade da cirurgia de repetição nos cenários contemporâneos. O curso pós-operatório da cirurgia esquelética facial está a tornar-se mais benigno porque as placas ósseas e os parafusos quase eliminaram a necessidade de fixação intermaxilar, os esteróides e os antibióticos controlaram o inchaço e a infeção, e as alternativas à transfusão de sangue homólogo (banco de sangue autólogo e utilização de eritropoietina recombinante) são utilizadas eficazmente. Além disso, a cirurgia esquelética antes da maturação não deve ser usada para a conveniência do cirurgião ou ortodontista impaciente.

Outra consideração biológica que afecta o momento da cirurgia é a erupção da dentição permanente. Atrasar a cirurgia até que o canino e os segundos molares tenham erupcionado minimiza o risco de lesões nos dentes durante a osteotomia. Os terceiros molares geralmente podem ser removidos no momento da osteotomia, e sua presença não deve ser uma grande preocupação. O paciente, os pais e o médico assistente participam na decisão de quando proceder à cirurgia. A queixa principal e os desejos do paciente devem ser considerados com a máxima prioridade. A melhoria do auto-conceito e da imagem em pacientes com fissura quase sempre segue a cirurgia para tratar a desproporção esquelética facial, e este importante fator não pode ser negligenciado no momento da cirurgia.

A melhoria da aparência facial através da correção da desproporção esquelética resulta frequentemente em alterações dramáticas e complementares. O paciente normalmente percebe essas mudanças de forma positiva, e o esforço cirúrgico envia uma mensagem clara de que alguém se preocupa e está a ajudar. As excepções a esta generalização podem ser observadas em pessoas que usam o estigma como desculpa para a dependência. Tentar identificar esses indivíduos antes da cirurgia não é fácil, e envolver um psicólogo que esteja familiarizado com crianças com fissuras é útil.

Aconselhamento pré-cirúrgico

Tal como acontece com qualquer doente com uma malformação facial congénita, os doentes com fenda são psicologicamente diferentes da maioria dos doentes com deformidades adquiridas. Os doentes com fenda têm o seu problema desde o nascimento e tiveram de se adaptar a múltiplas alterações resultantes de procedimentos cirúrgicos anteriores. Muitos pacientes com fissura estão familiarizados com a deceção de tentativas anteriores de revisões de tecidos moles com a esperança de apagar a cicatriz no lábio e corrigir a assimetria nasal. Para outros, as expectativas da cirurgia esquelética são completamente irrealistas. Estes pacientes devem ser identificados e encaminhados para aconselhamento.

O retraimento social é outra questão que resulta das pressões sentidas por muitos adolescentes, especialmente aqueles com desfiguração facial. Embora o aconselhamento possa ajudar, o doente continua a ter de lidar com o problema, que pode ser melhorado com a cirurgia.

Ortodontia cirúrgica de distração ortognática e osteogénica

Quando o rácio de crescimento mandibular excede o da maxila, é provável que se verifique uma relação facial e dentária de classe III. A preparação ortodôntica para o doente que necessita de cirurgia ortognática e que tem uma fenda alveolar reparada deve ter em conta a história cirúrgica anterior e uma avaliação das intervenções efectuadas até à data. Deve ser efectuada uma avaliação estática, funcional, radiográfica e clínica completa do paciente. Deve ser registada uma avaliação cefalométrica e efectuada uma avaliação. Devem ser realizadas imagens fotográficas e radiográficas digitais bi e tridimensionais, apoiadas por vídeo, modelos de estudo, amostras de fala gravadas e avaliação psicológica. Nos casos em que os tratamentos anteriores tenham produzido resultados inferiores aos ideais, deve ser efectuado um retratamento adjuvante antes da cirurgia dos maxilares. Deve também ser considerada a extração dos dentes terceiros molares. Para identificar os doentes em risco de deterioração da função do palato mole, o efeito do avanço da maxila na velofaringe deve ser avaliado antes de se iniciar um plano para alterar a posição da maxila. A avaliação da fala e a videofluoroscopia são essenciais para consentir plenamente um doente cuja fala está em risco de se tornar mais nasal e isto constitui a base para prever se é possível uma correção cirúrgica adicional do palato.[190]

Quando a relação da base esquelética está para além do âmbito da correção apenas por meios ortodônticos, deve ser considerado o reposicionamento cirúrgico do maxilar e/ou da mandíbula (Fig. 76). Idealmente, a maxila deve ser movida em toda a extensão da discrepância, mas pode ser considerado um compromisso da forma facial final quando se sentir que a fala será afetada negativamente pelo avanço total da maxila. Neste caso, a mandíbula também pode ser recuada mas, em última análise, o doente deve ser totalmente aconselhado e envolvido no processo de tomada de decisão que conduz ao acordo de um plano final e abrangente. Deve ser efectuado um tratamento ortodôntico para descompensar as arcadas, se necessário. A extração na arcada mandibular deve ser geralmente evitada para permitir o avanço da maxila, tanto quanto for funcional e esteticamente desejado. É vantajoso utilizar um aparelho ortodôntico fixo rígido com uma prescrição para incentivar a proclinação dos incisivos mandibulares e a retroclinação dos incisivos maxilares. A inclinação e o torque devem ser corrigidos e as arcadas devem ser niveladas, alinhadas e coordenadas. A mordida aberta anterior deve ser aumentada antes da cirurgia e a inter cúspide final planeada deve ser maximizada através da alteração da largura dos dentes com redução do esmalte interproximal. Quando a cirurgia segmentar é indicada, os segmentos devem ser nivelados individualmente e deve ser criado espaço para os cortes cirúrgicos. As posições dos braquetes ou o tipo de braquete devem ser adaptados para facilitar esses cortes, movendo as raízes dos dentes adjacentes para fora do campo cirúrgico.

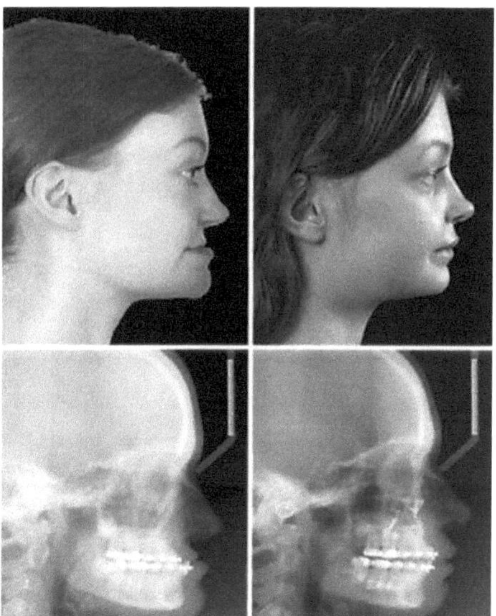

Fig. 76 Osteotomia bimaxilar com um grande movimento maxilar para corrigir uma má oclusão significativa de classe III num paciente com fenda. A posição pós-cirúrgica foi mantida com fixação interna rígida utilizando miniplacas de titânio.

Quando os movimentos cirúrgicos necessários para corrigir uma forma facial de classe III são superiores a um movimento maxilar de 10 mm, deve ser considerada a distração osteogénica. Esta pode ser efectuada com dispositivos internos ou externos e a preparação ortodôntica para os doentes que requerem qualquer uma destas abordagens é, em termos gerais, idêntica à da cirurgia ortognática. Os aparelhos de distração devem ser fixados diretamente ao esqueleto craniofacial e não através dos dentes e/ou dos aparelhos ortodônticos. Após a osteotomia maxilar/mandibular, o uso criterioso de elásticos de assentamento e de guia deve ser facilitado por um aparelho fixo rígido para ajudar a produzir o resultado facial e oclusal final e ótimo.

Reconstrução cirúrgica

Os cirurgiões que tratam de crianças com deformidades do lábio e do palato devem proceder com uma compreensão firme da anatomia regional tridimensional, da extensão dos defeitos dos tecidos duros e moles e da interação complexa entre a cirurgia e o crescimento maxilofacial subsequente. Esta compreensão permite ao clínico formular e sequenciar adequadamente o tratamento cirúrgico faseado de pacientes com deformidades de lábio e palato, desde a consulta inicial na infância até à idade adulta. Os objectivos da reconstrução esquelética no doente com fendas incluem a melhoria da proporção e do equilíbrio esquelético, a melhoria da oclusão, o encerramento de defeitos residuais e fístulas, e a melhoria da posição dos tecidos moles, fornecendo a base de apoio.

A cirurgia esquelética não apaga a cicatriz labial do ajuste de um ponto de referência incorreto. Proporciona uma oportunidade para melhorar o suporte esquelético para a cobertura de tecido mole. Pode ajudar a melhorar a assimetria do lábio e da base nasal e pode apoiar a ponta nasal. Ao fornecer suporte esquelético, o estigma do defeito da fenda pode ser reduzido, de modo que a revisão do tecido mole pode não ser necessária ou desejada. Ao fornecer suporte esquelético, o lábio assume um contorno mais normal e o reflexo da luz na cicatriz altera-se de modo a que a cicatriz possa ser menos óbvia. Embora a intenção de algumas técnicas de reparação do lábio seja colocar a cicatriz no local onde a coluna filtral deveria estar, o resultado é muitas vezes insuficiente. A cicatriz geralmente cai numa posição plana e sem suporte no lábio, o que é óbvio. Um suporte esquelético adequado muitas vezes desloca a cicatriz para uma área de maior curvatura, que reflete a luz de forma diferente e é menos visível. Os pacientes devem ser informados de que a cirurgia esquelética prepara o terreno para revisões definitivas do lábio e da cavidade nasal no futuro.

As deformidades esqueléticas residuais presentes em pacientes com fenda labial e palatina unilateral apresentam-se de várias formas. A reconstrução destes defeitos e deformidades requer um diagnóstico preciso, um planeamento cuidadoso do tratamento e uma execução cirúrgica precisa do plano definido. Este esforço de reconstrução envolve normalmente vários profissionais que têm diferentes graus de envolvimento com base no crescimento e desenvolvimento do doente e nas questões funcionais e estéticas específicas com que o doente se confronta. As deformidades comuns da fenda labial e palatina unilateral em crianças e adultos são as seguintes

Dismorfologia residual na criança e no adulto com fenda labial e palatina unilateral

- Cicatrizes residuais da fenda labial e do nariz
- Distorção da cartilagem nasal
- Desvio de septo
- Turbinas nasais hipertrofiadas
- Fístulas oronasais não reparadas ou residuais associadas à fenda palatina primária (alvéolo)
- Fenda dentária
- Dentes em falta ou malformados
- Apinhamento dentário
- Maloclusão complexa
- Doença periodontal
- Inflamação dos tecidos moles que envolvem as fístulas oronasais.
- Defeitos ou hipoplasia envolvendo o rebordo piriforme, o pavimento nasal e o alvéolo
- Hipoplasia maxilar (anteroposterior, vertical e transversal)
- Inclinação e assimetria da maxila

- Assimetria mandibular compensatória
- Perturbação do crescimento mandibular

Os doentes com fendas labiais e palatinas bilaterais têm deformidades semelhantes, mas também podem apresentar discrepâncias anatómicas adicionais (esqueléticas e dentárias) que requerem consideração. Estas são as seguintes:

Dismorfologia adicional na criança e no adulto com fissura bilateral do lábio e do palato

- Pré-maxila ectopicamente posicionada
- Fístula oronasal contínua desde o forame incisivo para a frente até às fendas maxilares em ambos os lados
- Curva de Spee exagerada e discrepâncias no plano oclusal
- Reduzida vascularização do segmento pré-maxilar que requer um desenho de incisão vestibular modificado e osteotomias através de procedimentos de tunelização

Se a maxila tiver sido enxertada com sucesso, de modo que haja continuidade óssea sem fístula, então uma osteotomia Le Fort I tradicional (com ou sem cirurgia mandibular) pode ser realizada. Mesmo com uma maxila que tenha sido enxertada com sucesso, as osteotomias segmentares podem ser mais complicadas no paciente com fenda labial e palatina bilateral devido à cicatrização palatina, consolidação incompleta do enxerto e preocupações relacionadas com o pedículo vascular do segmento pré-maxilar.

Considerações técnicas específicas

Nas equipas de fissura contemporâneas, a maioria dos pacientes com fissura são submetidos a enxertos ósseos na maxila e no palato em alturas adequadas ao desenvolvimento. Este procedimento fornece uma matriz óssea para o suporte dos dentes permanentes em erupção, estabelece a continuidade do assoalho nasal e da maxila, fecha a fístula oronasal residual e estabiliza a pré-maxila em casos bilaterais. Quando isso ocorre, a cirurgia de avanço do terço médio da face é relativamente simples. Infelizmente, alguns pacientes podem não ter sido submetidos a procedimentos de enxerto ósseo bem-sucedidos, de modo que permanecem fístulas residuais com lacunas dentárias no local da fenda e defeitos esqueléticos. Para os pacientes que não beneficiaram de enxertos ósseos anteriores, a situação é mais complexa. Em ambas as circunstâncias, os princípios gerais do desenho do retalho para o avanço da maxila devem ser seguidos, o que garante uma perfusão adequada para a maxila mobilizada. O avanço maxilar na presença de fissura é diferente da situação sem fissura, devido à ausência de tecidos e aos efeitos de múltiplas tentativas cirúrgicas anteriores para fechar os defeitos. Uma incisão pedicular anterior limita a visualização e o acesso, mas fornece perfusão adicional à maxila. Deve ser usada em pacientes com fissura com cicatrizes palatinas significativas e em pacientes com fissuras bilaterais.

A perfusão da maxila mobilizada é feita por vasos que vêm dos tecidos moles sobrejacentes, predominantemente os tecidos palatinos. Em pacientes com fissura, esse tecido é geralmente cicatrizado e fibrótico. Deve-se ter cuidado ao desenhar as incisões para realizar a osteotomia. Com poucas excepções, quase todos podem ser tratados com a osteotomia Le Fort I através da incisão circunvestibular e da abordagem de fratura descendente. Em pessoas com cicatrizes palatinas graves, pessoas que foram previamente submetidas a uma reparação palatina em ilha e pessoas com fendas bilaterais da maxila, deve ser mantido um pedículo vestibular anterior para proporcionar uma perfusão adequada ao segmento pré-maxilar mobilizado.

Tecnicamente, este é um procedimento operatório mais difícil. Na abordagem padrão para o avanço do terço médio da face ao nível de Le Fort I, é efectuada uma incisão circunvestibular a partir do contraforte zigomaticomaxilar para o lado oposto, no alto da prega mucobucal (**Fig. 77**).

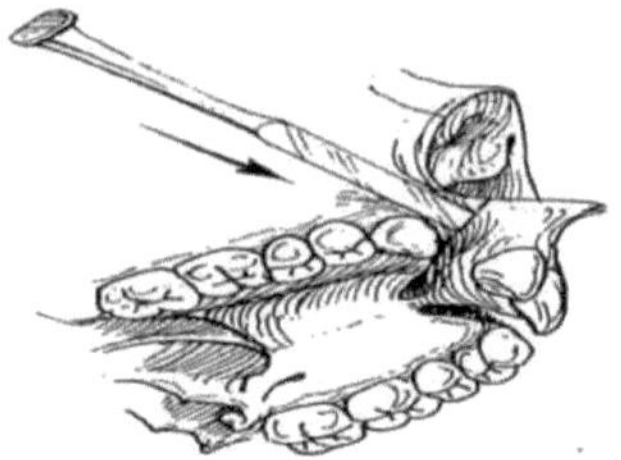

Fig. 77 A incisão circunvestibular pode ser utilizada na maioria dos pacientes com fissura e proporciona a melhor visualização para a realização da osteotomia

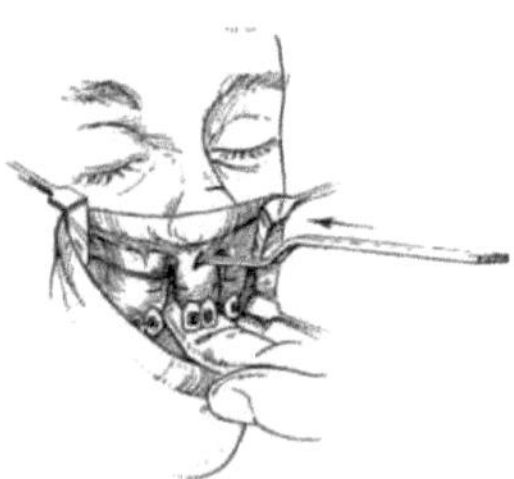

Fig.78 Uma incisão pedicular anterior limita a visualização e o acesso, mas fornece perfusão adicional à maxila. Deve ser usada em pacientes com fissura com cicatrizes palatinas significativas e em pacientes com fissuras bilaterais

A dissecção subperiosteal expõe toda a parede lateral da maxila, desde a abertura piriforme até à junção pterigomaxilar e desde o alvéolo, acima das raízes dos dentes, até ao rebordo orbital inferior. A ampla exposição permite uma excelente visualização de todas as osteotomias. No momento da mobilização, essa incisão permite que a maxila seja fraturada para baixo e totalmente pediculada aos tecidos palatinos e aos tecidos vestibulares remanescentes abaixo da incisão. A visualização e a facilidade de mobilização são as principais vantagens desta abordagem. O controlo da hemorragia é efectuado com visualização direta e ligadura dos vasos. Quando um pedículo vestibular anterior permanece, a operação é mais difícil **(Fig.78).** A visualização é reduzida e a mobilização por fracturação para baixo não é possível. A mobilização do terço médio da face é conseguida através da fracturação combinada com tração anterior. Para a maioria dos pacientes com fissura de palato, a área de maior resistência à mobilização da maxila é a porção vertical do osso palatino, localizada no aspeto medial posterior do seio maxilar. O osso é espesso e o acesso é limitado, principalmente quando a fratura para baixo não é possível. A presença dos vasos palatinos maiores, que descem da fossa esfenopalatina para a parte posterior da maxila, contribui para esse problema.

Os vasos passam pelo canal deste osso e são susceptíveis de rutura durante a mobilização. O controlo da hemorragia é por vezes difícil e geralmente limitado a manobras que envolvem o uso de compressas e a injeção de anestesia local contendo um vasoconstritor (epinefrina 1:100.000).

Em pacientes cujas maxilas não foram previamente enxertadas com osso, as fístulas oronasais residuais são comuns. Além disso, pacientes que foram submetidos a periosteoplastia gengival na infância podem não ter o volume de osso necessário para suportar o incisivo lateral ou o canino, ou podem apresentar fístulas residuais. Deve-se utilizar um desenho de incisão que permita o fechamento simultâneo das fístulas oronasais e planos para enxertos ósseos adicionais, se necessário. É de grande importância a construção do assoalho nasal, que é criado com a utilização dos tecidos que revestem a fístula. Criatividade e cuidado são os elementos importantes para a cirurgia de correção da deficiência do terço médio da face em pacientes com fissuras. Como o esqueleto é sempre assimétrico nos pacientes com fissura, o desenho da osteotomia é importante para a melhoria máxima da estética (**Fig. 79**).

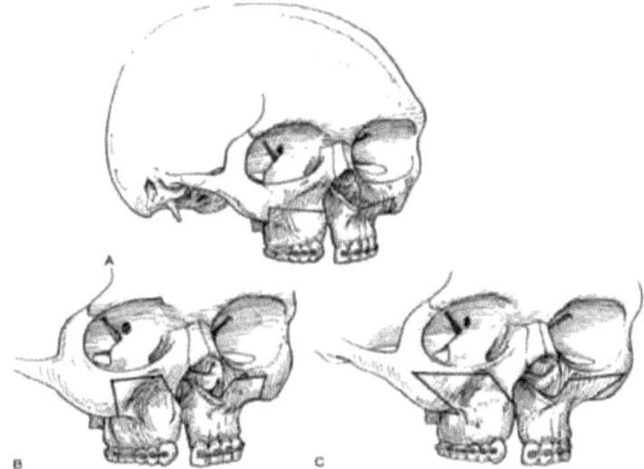

Fig.79 As osteotomias para pacientes com fendas devem ser concebidas de acordo com as circunstâncias. A criatividade é encorajada

Por vezes, mesmo as pequenas diferenças entre os desenhos das osteotomias no lado da fenda reflectem alterações positivas nos tecidos moles. A mobilização adequada é um elemento chave para o sucesso quando se efectuam osteotomias do terço médio da face na presença de uma fenda. A cicatrização e a espessura do osso (particularmente a porção vertical do osso palatino) são dois grandes obstáculos. O aspeto medial posterior do seio maxilar é invulgarmente espesso em pacientes com fenda e tem de ser cortado ou fracturado para permitir uma mobilização adequada. Isto é geralmente conseguido com um pequeno osteótomo batido ao longo das finas paredes nasais laterais. O enfraquecimento adequado da estrutura é ocasionalmente acompanhado de hemorragia dos vasos palatinos descendentes. O controlo é feito por visualização direta e ligadura. A falta de enfraquecimento das estruturas posteriores antes da mobilização pode resultar numa fratura desfavorável que se estende à base do crânio ou à órbita, o que pode resultar em cegueira. Se forem necessárias forças excessivas para mobilizar a maxila, é aconselhável repetir o uso do osteótomo para enfraquecer ainda mais a estrutura antes de iniciar a mobilização.

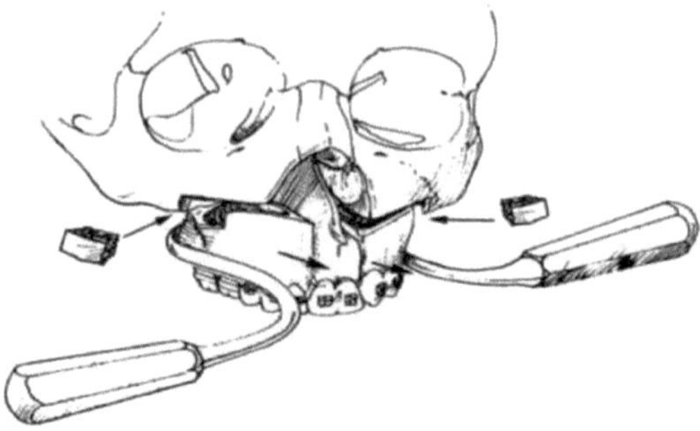

Fig.80 O maxilar posterior direito foi mobilizado de forma independente e foi efectuada uma osteotomia no espaço do incisivo lateral direito.

O segmento posterior foi avançado uma distância maior do que a fenda, de modo que o canino foi colocado adjacente ao incisivo central. É desejável eliminar o tratamento protético quando possível. A cirurgia em modelo de viabilidade demonstrou que o fechamento do espaço do incisivo lateral à direita poderia ser realizado sem comprometimento. As principais vantagens deste procedimento foram a eliminação das necessidades protéticas e a melhoria da simetria oclusal

A segmentação da maxila de pacientes com fissura muitas vezes tem como objetivo melhorar as relações oclusais. No entanto, a segmentação da maxila nesta população deve ser efectuada com cautela, tendo em conta a vascularização comprometida e a cicatrização dos tecidos. Aceitar a mordida cruzada posterior e outros comprometimentos oclusais pode ser mais judicioso do que arriscar a necrose de pequenos segmentos.

Existem três razões importantes para a utilização de enxertos ósseos em pacientes com fissura quando se efectua o avanço do terço médio da face. O enxerto ósseo pode ser inserido nos defeitos das paredes laterais do maxilar, o que ajuda a manter a posição do maxilar durante a cicatrização. O enxerto ósseo também estimula a cicatrização óssea e reduz os riscos da união fibrosa. A terceira utilização dos enxertos ósseos no avanço do terço médio da face é o contorno do terço médio da face. Em pacientes com fissura, o terço médio da face não é apenas retruído, ele também é malformado, e alterar a morfologia esquelética é importante para o aprimoramento estético. O aumento da projeção da bochecha, das regiões infra-orbitais, das regiões paranasais, da ponte nasal ou do queixo é normalmente utilizado na altura do avanço do terço médio da face. Essas manobras são úteis e facilmente realizadas no momento da cirurgia, e sua importância não deve ser negligenciada.

Existem muitas fontes dadoras de osso, incluindo o ílio, o crânio, a tíbia, a mandíbula, as costelas e o zigoma. Embora a colheita de osso requeira mais tempo cirúrgico e tenha morbilidade associada, a previsibilidade do resultado justifica facilmente a sua utilização. Nenhum substituto ósseo tem o mesmo sucesso em pacientes com fissura que o osso autógeno fresco. A morbilidade da colheita de osso pode ser reduzida com uma boa técnica cirúrgica e não deve ser uma desculpa para utilizar osso alógeno ou outra alternativa. O material de enxerto ósseo de eleição para utilização na cirurgia da fenda é sempre o osso autógeno fresco. A crista ilíaca é frequentemente utilizada para enxertar defeitos residuais da maxila anterior e do alvéolo. O osso esponjoso e os blocos corticocanelares são utilizados para preencher defeitos no alvéolo ou nas paredes laterais do maxilar. Para o queixo, é utilizado um enxerto ósseo pediculado a partir do bordo inferior da mandíbula. Os enxertos esponjosos geralmente podem ser condensados em defeitos maxilares e são auto-retidos. Os enxertos em bloco ou onlay devem ser fixados com parafusos para promover a cicatrização, reduzir a reabsorção e diminuir o risco de infeção.

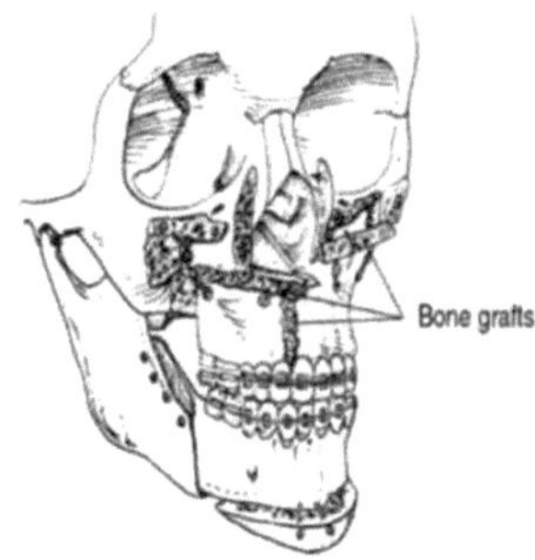

Fig.81 A cirurgia efectuada foi de avanço maxilar, recuo mandibular e genioplastia de aumento e enxertos ósseos para contornar as bochechas e o maxilar. A genioplastia foi efectuada para melhorar o equilíbrio

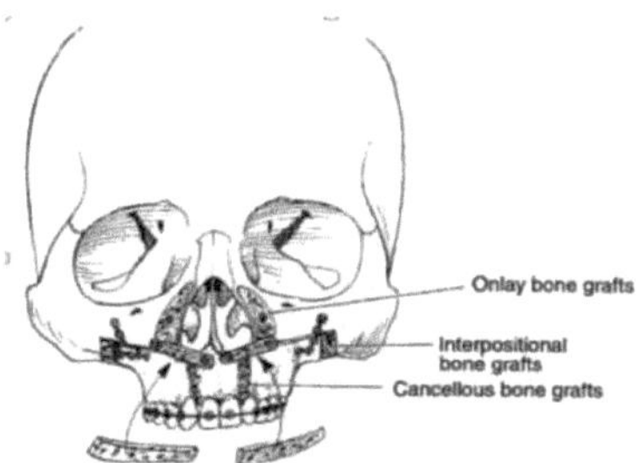

Fig.82 Foram colocados enxertos ósseos cranianos inlay e onlay para facilitar a consolidação óssea e o cotouring do terço médio da face

Estabilização do maxilar operado

O desenvolvimento de dispositivos de fixação mais rígidos permite melhorar os resultados da cirurgia esquelética da fenda. Inicialmente, foram utilizadas placas e parafusos de aço inoxidável e, posteriormente, sistemas de liga de titânio em vez dos tradicionais fios de aço inoxidável para fixar a posição da maxila. As vantagens da utilização de uma fixação mais rígida incluem a redução do tempo de fixação intermaxilar e uma melhor garantia da posição da face média durante a cicatrização. A estabilidade melhorada a longo prazo resulta de placas e parafusos ósseos. A estabilidade a longo prazo pode ser melhorada através da compreensão das restrições biológicas da cirurgia do esqueleto facial e da adesão aos princípios de não esticar os principais músculos da mastigação como resultado da deslocação do esqueleto facial. Uma única desvantagem do uso de placas e parafusos ósseos metálicos é a capacidade reduzida de manipular segmentos dentários com tração elástica durante o período pós-operatório.

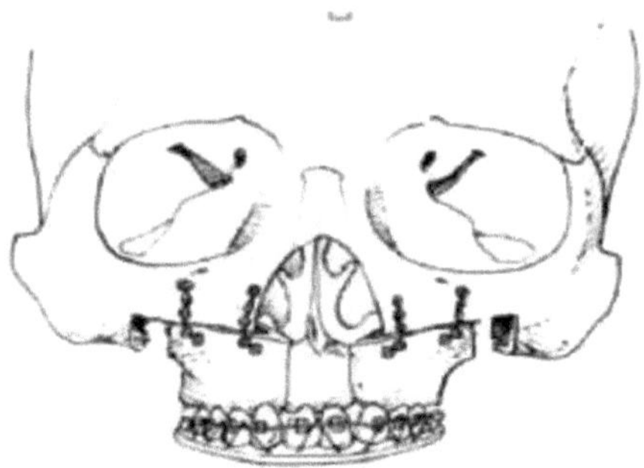

Fig.83 Os segmentos foram estabilizados com uma placa óssea

Os engenheiros de polímeros são responsáveis pelo desenvolvimento da próxima melhoria potencial na cirurgia da fenda. Atualmente, estão disponíveis placas e parafusos ósseos biodegradáveis para utilização na face média e na mandíbula. Cada produto é formulado e fabricado de forma diferente e é necessário ter cuidado ao escolher um sistema para utilização em doentes com fenda. A resistência, a degradação, a resposta inflamatória, a pureza do processo de fabrico e a facilidade de utilização devem ser consideradas.

Considerações sobre a velofaringe

Uma das complexidades da fenda palatina é a função do esfíncter velofaríngeo. Em circunstâncias normais, a vedação entre a cavidade nasal e a cavidade oral ocorre através da elevação simultânea do palato mole e da contração das paredes laterais da faringe e da musculatura associada para produzir um esfíncter, que separa as cavidades nasal e oral. Em muitos pacientes com fissura labiopalatina reparada, o aparelho está alterado e o paciente aprendeu a superar um palato curto ou cicatrizado que não se move bem recrutando esforços extras de estruturas adjacentes.

A crista de Passavant (hipertrofia de tecido na parede posterior da faringe) é um exemplo de um esforço compensatório que muitos pacientes com fissura desenvolveram para superar a insuficiência de movimento e alongamento velar. Alguns pacientes desenvolvem uma reserva compensatória para superar a mudança na posição do palato mole que resulta do avanço da maxila. Alguns pacientes com fissura não são capazes de tolerar nem mesmo pequenos graus de deslocamento maxilar, e a função velofaríngea pode deteriorar-se. Este potencial não pode ser negligenciado e os pacientes devem ser aconselhados adequadamente. É necessária uma avaliação completa da fala por um fonoaudiólogo experiente que esteja familiarizado com a fenda palatina antes do avanço da maxila.

Quase todos os pacientes com fissura apresentam algum elemento de hipernasalidade imediatamente após a cirurgia. Entre os pacientes que desenvolvem hipernasalidade significativa após o avanço da maxila, no entanto, o número de pessoas que necessitam de correção cirúrgica com um retalho faríngeo ou esfincteroplastia é baixo. Felizmente, a resolução ocorre gradualmente com o tempo, de modo que, para a maioria dos pacientes, é típico o retorno à fala inicial 6 meses após a cirurgia. É aconselhável adiar a cirurgia faríngea subseqüente para reduzir a nasalidade por pelo menos 6 meses após o avanço maxilar. Esse atraso permite que ocorra a compensação natural e que a cicatrização óssea prossiga sem a introdução de mais cicatrizes, o que pode contribuir para a recidiva. Em alguns pacientes com retalhos faríngeos posicionados que não apresentavam adequação velofaríngea antes do avanço da face média, foi observada redução da nasalidade após a cirurgia.

Embora seja esperado que as distorções sibilantes e os erros de articulação secundários à má oclusão melhorem, a redução da hipernasalidade após o avanço da maxila é um paradoxo. Essa observação é explicada pela alteração na dinâmica do esfíncter que ocorre após a cirurgia. O alongamento do retalho e sua mudança de posição aparentemente melhoram a dinâmica do mecanismo velofaríngeo o suficiente para que ocorra melhora da fala em alguns pacientes. Essa observação não é previsível e os pacientes devem ser advertidos adequadamente. Quando um retalho faríngeo é colocado e o avanço maxilar é realizado, o retalho deve ser removido apenas se não permitir a mobilização adequada da maxila. Quando o retalho está posicionado, a intubação nasal pode ser difícil, e o anestesista deve estar preparado para usar assistência endoscópica na inserção do tubo endotraqueal.

A precisão e a previsibilidade da cirurgia ortognática, combinadas com a baixa morbilidade, o tempo de tratamento reduzido e as alterações imediatas, tornam-na atractiva quando se consideram métodos alternativos de avanço do esqueleto fendido, como a osteogénese de distração. Embora os proponentes da osteogénese de distração sugiram uma intervenção cirúrgica e morbilidade mínimas. A sua eficácia no tratamento da fenda do esqueleto facial e as suas indicações para utilização devem ser estudadas mais aprofundadamente através de ensaios clínicos prospectivos e aleatórios.

CAPÍTULO 9

OSTEOGÉNESE DE DISTRACÇÃO

A osteogénese de distração (DO) foi propagada por **Uliziaro** para cirurgias ortopédicas e popularizada para a correção do esqueleto craniofacial no início da década de 1990. McCarthy et al. relataram o uso da distração para alongar a mandíbula em pacientes com microssomia hemifacial.[191] **Figuero** e **Polley** relataram sucesso sem complicações significativas quando a DO foi usada para avançar a maxila em crianças com fissura labial e palatina. Recentemente, a DO foi usada para avançar a maxila em pacientes com fissura palatina. Uma modalidade bem conhecida é a expansão maxilar assistida cirurgicamente em adultos, que distrai transversalmente o palato duro através da sutura palatina mediana. Esta técnica reduz as complicações da expansão rápida da maxila, que se baseia apenas nos pilares dentários sem assistência cirúrgica e pode resultar em recessão gengival, anquilose e reabsorção radicular.

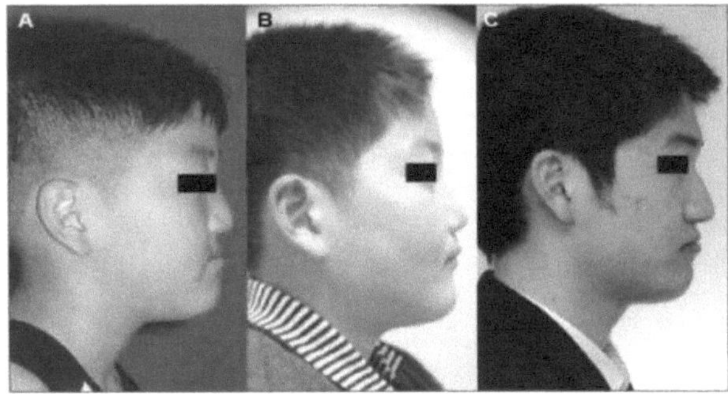

Fig. 84 Comparação da fotografia clínica. (A) Pré-operatório, (B) Após osteogénese de distração, (C) Pós-operatório 5 anos 8 meses

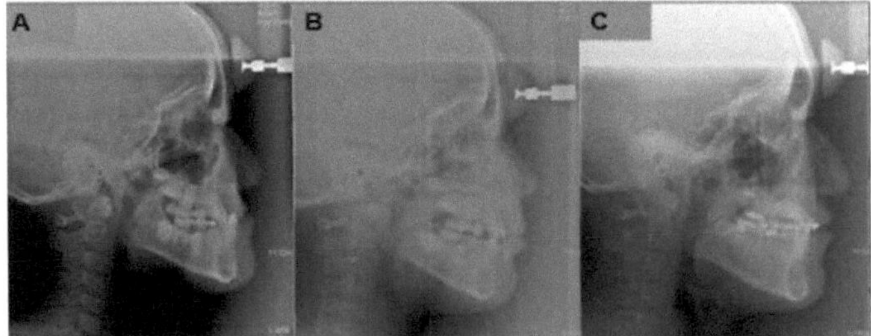

Fig.85 Comparação do cefalograma lateral. (A) Pré-operatório (B) Após osteogénese de distração (C) Pós-operatório 5 anos 8 meses.

Osteogénese de distração do maxilar e da face média

1. Doente com fenda labial e palatina e retrusão grave do terço médio da face.

A osteogénese de distração pode ser realizada em conjunto com a RPE logo a partir dos 6 anos de idade para sobrecorrigir as deficiências sagitais e transversais da maxila. É utilizada uma osteotomia LeFort 1 alta e dispositivos de distração internos. Se não for possível utilizar dispositivos internos, pode ser utilizado um aparelho de tração inversa.[193]

2. Pacientes com craniossinostose sindrómica (por exemplo, síndrome de Crouzon, síndrome de Apert). São submetidos a um avanço fronto-orbital aos 4-9 meses de idade. 75 por cento deles são submetidos a outro avanço fronto-orbital aos 2 anos de idade. A retrusão da face média é tratada aos 4-7 anos de idade utilizando LeFort-III ou osteotomias monobloco.[194] Quando o hipertelorismo está presente, é efectuada uma bipartição facial intracraniana ou subcraniana.

Devido à incidência relativamente elevada de abcesso epidural e de infeção grave em crianças submetidas a um avanço em monobloco, este procedimento é geralmente evitado. As osteotomias monobloco convencionais produzem um espaço morto retrofrontal imediato que se enche de sangue e é propenso a infecções devido à abertura na região nasofrontal. Quando a osteogénese de distração

é usado para osteotomia monobloco, o segmento frontofacial é mobilizado mas não avançado. Após um período de latência de 5 dias, os dispositivos de distração são activados 1 mm/dia. Este período de latência parece permitir a remucosalização da área nasofrontal, também a distração gradual não está associada à formação de um espaço morto retrofrontal imediato que é propenso a infecções.[195,196]

Correção do canting maxilar na microssomia hemifacial e outras malformações assimétricas. Retrusão da face média associada à apneia e na síndrome de Treacher Collins para avanço zigomático. Em crianças com apneia obstrutiva do sono, a distração do terço médio da face pode ser necessária juntamente com a distração mandibular para proporcionar uma correção simultânea da obstrução retro palatal e retro lingual.[197]

Nos doentes com apneia obstrutiva do sono, é necessária uma avaliação exaustiva das vias aéreas. Uma vez que os doentes submetidos a distração do terço médio da face correm o risco de desenvolver insuficiência velofaríngea, a avaliação da fala é obtida no pré-operatório e após a remoção do aparelho de distração.[198]

Ortodontia de pré-distração

É dada especial atenção à dentição e à capacidade de colocação de aparelhos ortodônticos. Muitas vezes, devido à dentição de transição, são necessárias modificações. Um biteblock de acrílico fixado à mandíbula pode ser utilizado para estimular o aumento das dimensões verticais da maxila que ocorrerá com a distração. Ao reposicionar a mandíbula desta forma, os músculos da mastigação são retreinados na nova dimensão vertical prevista para o maxilar.

Sempre que possível, os aparelhos ortodônticos são fixados aos dentes. Os ganchos cirúrgicos são incorporados pelo menos na dentição anterior. Também se colocam ganchos nas bandas dos molares, para os quais não é possível colocar aparelhos, ligam-se as barras de arco à dentição com o auxílio de suspensão piriforme e fios circum mandibulares.

A importância do controlo ortodôntico não pode ser enfatizada em demasia. Os elásticos podem ser colocados no final da distração, mas antes da consolidação, para moldar o calo e corrigir mordidas abertas anteriores ou deslocamentos da linha média que podem ser criados durante a distração.

Técnicas cirúrgicas

O sistema de dispositivos mais popular para a distração do terço médio da face é o MID ou o sistema modular de distração interna. Utiliza as seguintes técnicas, de acordo com as necessidades do caso:

Distração LeFort I: a osteotomia é realizada em escada para fornecer osso posterior adequado para a fixação do sistema de distração.[195]

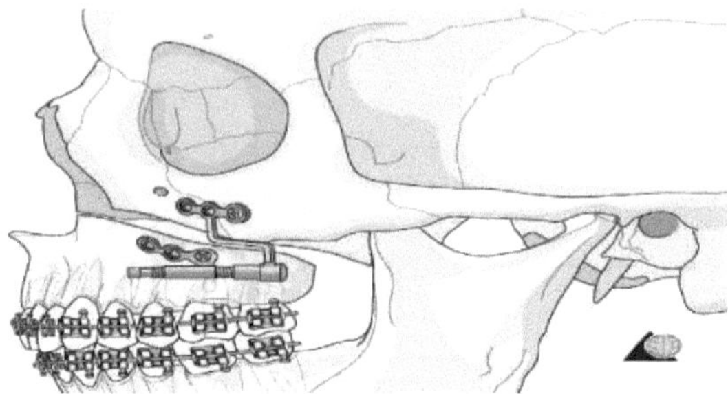

Fig. 86 Distração Le Fort I mostrando a osteotomia em escada concebida para fornecer osso posterior adequado para a fixação do dispositivo de distração MID.

Distração Le**Fort** III: é realizada uma osteotomia LeFort III padrão. As placas são fixadas na eminência molar e nos rebordos orbitais laterais.[199]

Distração **monobloco**: a osteotomia monobloco consiste numa LeFort 111 e numa osteotomia do osso frontal. O dispositivo é fixado posteriormente ao osso temporal e anteriormente ao zigoma e ao bordo oblíquo lateral.[199,195]

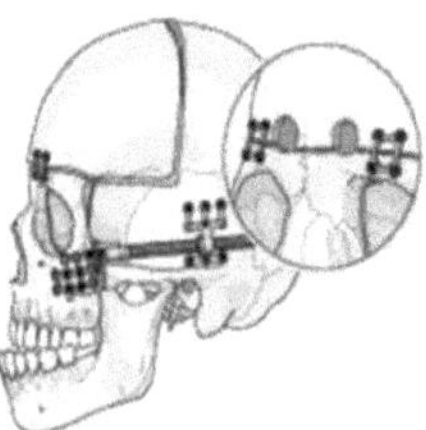

Fig.87 A osteotomia em monobloco consiste numa Le Fort III e numa osteotomia do osso frontal

Bipartição facial

Quando existe hipertelorismo, estas podem ser realizadas juntamente com a distração em monobloco.

Sistema rígido de distração externa

A utilização do sistema de distração externa rígida para o tratamento da hipoplasia maxilar em pacientes com fissura labiopalatina. Segundo eles, estes doentes apresentam geralmente uma estrutura óssea pobre, tornando a utilização de técnicas de fixação rígida com parafusos e placas um procedimento difícil e pouco fiável. Se o osso for muito fino, a relação entre as roscas do parafuso e o osso a ser fixado pode ser muito pequena para uma retenção adequada do parafuso.[200]

Assim, decidiram utilizar uma tala intra-oral rígida, feita à medida, para aplicar forças no maxilar. Esta consiste em fios labiais e palatinos pesados adaptados à volta da arcada e soldados a bandas molares. A rigidez adicional é fornecida com fios de estabilidade através dos encaixes.

Duas peças de fio SS rígido e pesado são soldadas perpendicularmente ao fio labial imediatamente distal ao incisivo lateral. O aspeto intra-oral gengival é dobrado curto para ser utilizado como um gancho para a utilização da máscara facial durante a contenção. O aspeto oclusal é deixado longo para que possa dobrar-se sobre e anterior ao lábio superior para maior conforto. A extremidade deste fio é dobrada numa forma de ilhó, na qual a tala e o parafuso de distração do dispositivo RED são ligados por meio de um fio cirúrgico.[192]

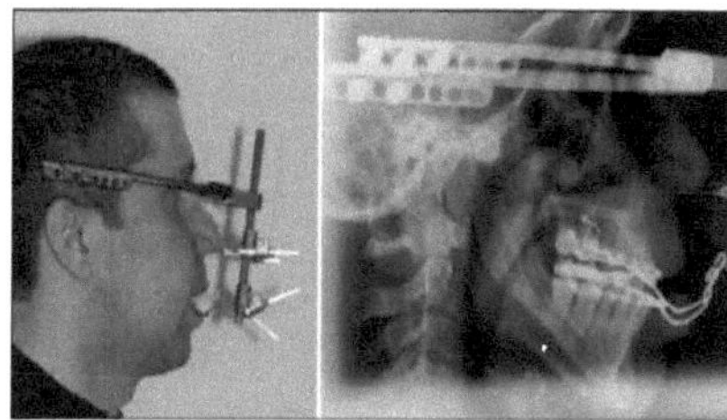

Fig.88 Avanço do maxilar utilizando o sistema de distração externo rígido

CAPÍTULO 10

PROCEDIMENTOS CIRÚRGICOS SECUNDÁRIOS

Os procedimentos cirúrgicos secundários são

(a) Revisão da cicatriz do lábio

(b) Procedimento de rinoplastia em pacientes adolescentes com fissura

(c) Tratamento das fístulas oronasais

REVISÃO CICATRICIAL DA FENDA LABIAL

Embora os recentes avanços nas técnicas cirúrgicas e no manejo ortopédico dos pacientes com fissura tenham diminuído as graves seqüelas observadas no passado, a perfeição ainda permanece difícil de ser alcançada em uma única operação, e os procedimentos revisionais devem ser considerados parte do plano de tratamento. O encurtamento vertical do lábio é comum em fendas unilaterais e bilaterais. Em muitos casos, essa deformidade, além de afetar o paciente do ponto de vista estético, é funcionalmente responsável pela incompetência labial. Para fazer um planeamento cirúrgico adequado, o cirurgião deve determinar se o lábio curto é causado apenas por um vermelhão curto (deformidade em apito) ou se a porção cutânea também está envolvida.[201]

Para se fazer um diagnóstico correto, deve-se considerar 13 a 20 mm como sendo a altura normal da porção cutânea do lábio, medida da base da columela até ao arco do cupido. A deformidade em apito, como entidade isolada, é mais comumente observada em fendas unilaterais. A combinação de ambos, muitas vezes associada a um lábio apertado, é um estigma frequente de casos bilaterais.[202]

Avaliação das deformações labiais pós-cirúrgicas

Wilson (1981)[203] analisou seis aspectos diferentes do lábio:

1. Quantidade de tecido labial presente após a cirurgia.
2. Liberdade de movimentos do lábio superior.
3. Igualdade de volume em todo o comprimento do lábio.
4. Posição do arco de Cupido e presença de todos os componentes.
5. Largura do filtro, direção das cicatrizes e localização das cristas filtrais.
6. Alinhamento dos músculos circum-orais.

Doonquah & Ogle (2002) avaliaram várias deformidades do lábio presentes no pós-cirúrgico nas seguintes categorias:

1. Defeitos de volume dos lábios. 2. Defeitos de mobilidade.

3. Deficiências arquitectónicas dos lábios.

Procedimentos para a revisão de cicatrizes labiais

- **Retalho de avanço em V-Y:** Esta técnica é praticada rotineiramente para corrigir deficiências ou deformidades do vermelhão. A deformidade pode ser um desfasamento das margens do vermelhão, uma deformidade de entalhe vertical ou ausência da crista do vermelhão. Nos casos de fenda labial bilateral, é comum a clássica "deformidade em apito" ou o defeito de entalhe central do vermelhão.

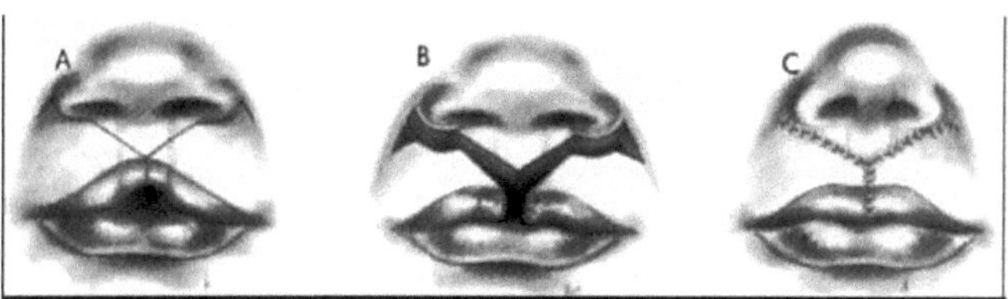

Fig.89 Mostrando o alongamento do lábio bilateral curto com um procedimento em V-Y (A) O desenho das incisões permite o alongamento da porção média do lábio e o estreitamento das bases alares. (B) As incisões são realizadas através de todas as camadas do lábio, e um gancho é inserido na linha média para puxar o lábio inferiormente, alongando a porção média e aproximando os elementos laterais do lábio. (C) Procedimento concluído.

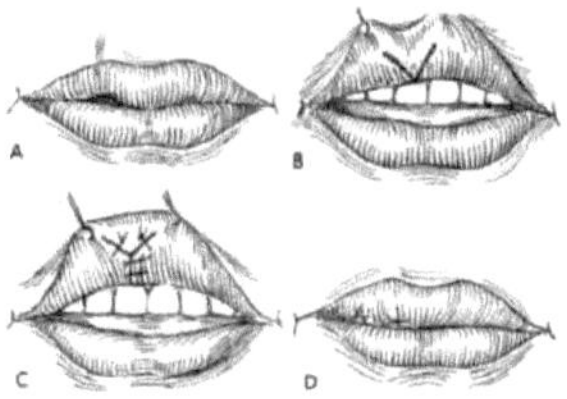

Fig.90 Mostrando o avanço em V-Y para recrutar tecido para as áreas de deficiência do vermelhão. (Fonte: TB of Plastic Surgery Vol. 4 de Joseph G. McCarthy)

- **Plastia em Z:** A técnica de plastia em Z é normalmente realizada para a correção de pequenos desalinhamentos do bordo do vermelhão ou deformidades em degrau do vermelhão.

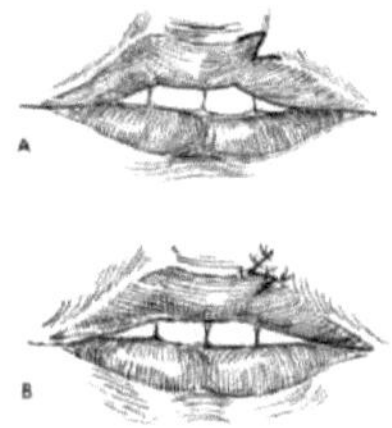

Fig. 91: Z-plastia para correção da deformidade em degrau do bordo do vermelhão. (Fonte: TB of Plastic Surgery Vol. 4 por Joseph G. McCarthy)

Correção do lábio superior curto devido a insuficiência do vermelhão

Muitas técnicas têm sido descritas para o tratamento da insuficiência do vermelhão, principalmente baseadas em avanços da mucosa em V-Y para restauração do tubérculo mediano. Até mesmo retalhos de língua têm sido utilizados para esse fim. Em 1971, Kapetansky publicou um método engenhoso para corrigir a deformidade do assobio em fendas bilaterais. Consiste em dois retalhos triangulares de vermelhão lateral, que são aproximados e suturados ponta a ponta na linha média. Não satisfeitos com a forma obtida na parte central do lábio com essa técnica, os autores realizaram uma modificação dos retalhos pendulares de Kapetansky, publicada em 1976. Ao incorporar tecido adicional na linha média, conseguiram uma restauração completa do tubérculo central. Esta técnica tornou-se então o procedimento de eleição. Pode ser utilizada sempre que exista uma deformidade em assobio, alargando as suas indicações a fendas unilaterais, ou para deficiências tecidulares causadas por outros problemas como mordeduras e queimaduras.

- Abas de avanço Kapetansky-Juri:

Técnica operatória passo-a-passo Conceção do retalho.

Marcar dois retalhos laterais que incluam a maior parte dos segmentos do lábio lateral, com bordos centrais arredondados. O bordo superior do retalho corre 1 ou 2 mm abaixo da junção mucocutânea, e o bordo inferior corre onde o vermelhão seco encontra a mucosa húmida.

Dissecção do retalho

Os retalhos são nutridos por pedículos superiores largos do músculo orbicular. A dissecção é feita num plano subdérmico superficialmente e de forma submucosa que atinge a base do nariz superiormente e o sulco nasolabial lateralmente. Para se obter uma mobilização adequada, a ponta lateral do retalho deve ser liberada de suas fixações. Em alguns casos, essa manobra implica a secção da artéria labial superior que nutre os retalhos de Kapetansky, como descrito originalmente. Levando em consideração as alterações que ocorrem nos padrões dos vasos sanguíneos nas fissuras labiais, os retalhos são nutridos pela rica rede de anastomoses presente nessa região entre as artérias labial superior e angular.

Mobilização do retalho

Para permitir a rotação dos retalhos laterais, o retalho triangular central do vermelhão é elevado. Os retalhos laterais são rodados para dentro, para além da linha média, na direção descendente, num ângulo de 90 graus. O retalho triangular central é trazido para baixo e suturado sobre os "ombros" dos retalhos em forma de L.

Sutura de retalho

Os retalhos são suturados cuidadosamente com pontos separados de nylon 6 ou 7-0, que são retirados no terceiro dia de pós-operatório para evitar marcas de pontos.

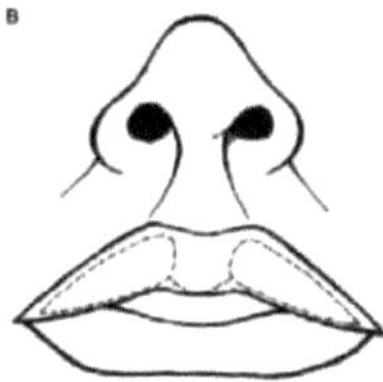

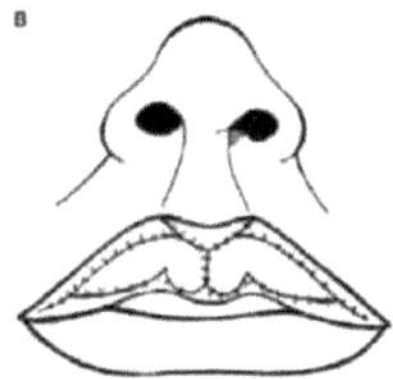

Fig.92 (A,B) mostrando o retalho de avanço de Kapetansky-Juri (desenho e sutura) para correção do arco do cupido.

Correção do lábio superior curto devido a insuficiência cutânea e vermelhão

Retalho de Abbe': procedimento operatório passo a passo: conceção do retalho

Este retalho tem dois pontos-chave, um dos quais é o desenho do retalho. Deve-se ter em mente que o filtro é anatomicamente uma estrutura minúscula. Um filtro normal tem a forma de atrapezoide e mede 13 a 15 mm de comprimento, 1 a 1,2 mm ao nível do arco do cupido e 0,5 a 0,7 mm na base columelar. É comum encontrar retalhos de Abbe' largos que ficam estranhos no rosto do paciente. Um filtro pequeno parece natural e combina com o resto das caraterísticas anatómicas. A localização do retalho no lábio inferior depende do arco de rotação do pedículo. Este deve ser posicionado de forma a que, quando a rotação ocorre, o retalho encaixe perfeitamente no leito recetor. Se o tecido cicatricial do lábio superior ultrapassar os limites do filtro, são efectuados dois retalhos de avanço em forma de crescente à volta das bases alares, para deixar a pele não cicatrizada e ajustar o leito recetor às dimensões anatómicas do filtro normal.

Dissecção do retalho

O retalho inclui os três planos do lábio: mucosa, músculo e pele. Para identificar os pedículos de forma segura, é conveniente visualizar primeiro a localização exacta da artéria orbicular do lado contralateral. Não é efectuada qualquer hemostase.

Aba inserida

O outro ponto-chave desta operação é uma rotação completa de 180 graus do retalho. Para tal, o retalho deve ser mantido apenas pelo pedículo orbicular, sem qualquer tecido adicional.

Sutura de retalho

As manobras cirúrgicas permitem uma coaptação exacta da junção mucocutânea. A sutura é efectuada com pontos separados de nylon 6-0. Divisão do pedículo Se o retalho for corretamente inserido e suturado, estabelece uma comunicação vascular com os tecidos adjacentes num curto espaço de tempo. Tradicionalmente, a divisão do pedículo é efectuada às 2 ou 3 semanas. A abundância de sangue nesta região torna inútil a manutenção do pedículo durante muito mais tempo. A secção do pedículo deve ser efectuada no 5º dia. Esta divisão precoce do pedículo melhora muito a morbilidade do procedimento e minimiza o período de ingestão inadequada e de higiene oral limitada.[204]

PROCEDIMENTO DE RINOPLASTIA SECUNDÁRIA EM PACIENTES ADOLESCENTES COM FISSURA

Muitas técnicas foram concebidas para corrigir a deformidade do nariz com fenda; no entanto, as melhorias técnicas na correção do nariz com fenda têm ficado aquém do progresso na correção da fenda do lábio e do palato. Cada vez mais cirurgiões de fenda estão a iniciar a correção da fenda nasal na altura da correção da fenda labial; no entanto, muitos dos doentes continuam a necessitar de correção da deformidade da fenda nasal mais tarde na vida.[205]

Deformidade unilateral do nariz e do lábio leporino

Um nariz deformado que resulta de uma fenda unilateral do lábio e do palato é como uma tenda cujo um dos lados está deprimido. A ponta nasal é suportada pelo pólo central da tenda (columela e septo) e os lados (asas) são suportados pelo seu pavimento ósseo (a maxila). Quando um lado deste pavimento (a maxila) está deprimido e hipoplásico, a asa é puxada para esse lado e a columela e o septo são inclinados para o lado normal, o que resulta na deformidade clássica do nariz.

Caraterísticas das deformações unilaterais do nariz fendido

- Pode estar presente uma fístula nasolabial.
- A pré-maxila e os segmentos maxilares estão deslocados no lado não torto.
- A pirâmide nasal está inclinada para o lado da fenda, o corneto do lado da fenda está hipertrofiado.
- O septo nasal curvo e o corneto hipertrofiado resultam em obstrução das vias aéreas.
- A columela é curta no lado da fenda e a sua base é desviada para o lado não fendido.
- A crista lateral da cartilagem lateral inferior, do lado da fenda, é mais longa. A sua base está fixada para trás e para baixo.
- A cúpula da cartilagem lateral inferior é deslocada para baixo e para o lado da fenda, o que resulta numa ponta bífida e em excesso de pele na cúpula da cartilagem lateral inferior no lado da fenda.
- A ala maior forma uma curva em forma de S ou é plana.
- A ponta nasal é assimétrica.
- A soleira da narina pode ser pequena ou larga.
- A narina é mais pequena ou maior no lado da fenda.
- Toda a narina pode ser retroposicionada.
- O nariz inteiro do lado da fenda pode ser mais comprido, medido do rádix à margem alar.

Existe muita controvérsia relativamente à causa da deformidade nasal do lábio leporino. Muitos investigadores acreditam que a deformidade do nariz é produzida pelo mau posicionamento de estruturas essencialmente normais, enquanto outros defendem que os defeitos intrínsecos nas estruturas nasais resultam na deformidade da fenda nasal. A estrutura óssea deprimida e hipoplástica é o aspeto mais importante da deformidade do nariz fendido.

Anatomia patológica

As deformidades nasais das fissuras unilaterais têm múltiplos componentes que requerem correção. A base da columela é desviada para o lado não fendido. O septo cartilaginoso é convexo no lado da fenda, o que produz obstrução das vias aéreas. A ponta do nariz e o septo estão desviados para o lado não fendido. No lado da fenda, o ângulo entre as cruras medial e lateral é excessivamente obtuso, o que resulta numa cúpula deprimida. A cartilagem do lado da fenda pode ser mais pequena e mais fina do que a do lado normal. A narina do lado da fenda pode ter uma membrana próxima da abertura piriforme. A narina do lado da fenda pode ser mais pequena ou maior do que a do lado não fendido. A asa do lado fendido dobra-se para dentro. A base da asa é deslocada caudalmente no lado fendido. O ângulo ala-facial é achatado. O assoalho nasal do lado da fenda pode ser largo ou estreito.

Os objectivos da cirurgia corretiva são

1. Restaurar a simetria das cartilagens alares,
2. Produzir um nariz cosmeticamente aceitável e uma relação harmoniosa entre o lábio reparado e o nariz,
3. Criar uma soleira nasal, um pavimento nasal e uma columela de igual tamanho em ambos os lados, e
4. Produzir uma asa sem aba e um vestíbulo sem cintas.

Calendário do procedimento de rinoplastia secundária em pacientes adolescentes com fissura

A controvérsia que existia sobre o momento da cirurgia corretiva da deformidade do nariz fendido parece ter diminuído nos últimos anos. Cada vez mais cirurgiões de fenda estão a corrigir as deformidades nasais na altura da reparação do lábio.

A reparação dos lábios inclui

1. Fechar o palato primário,
2. Correção de ala queimada,
3. Correção das deformações das pontas, elevando a cúpula deprimida do lado da fenda para uma posição mais normal, e
4. Aumento da plataforma alar.

Os procedimentos que produzem excelentes resultados nos primeiros anos de vida podem não manter a sua promessa anterior à medida que o rosto cresce e amadurece.

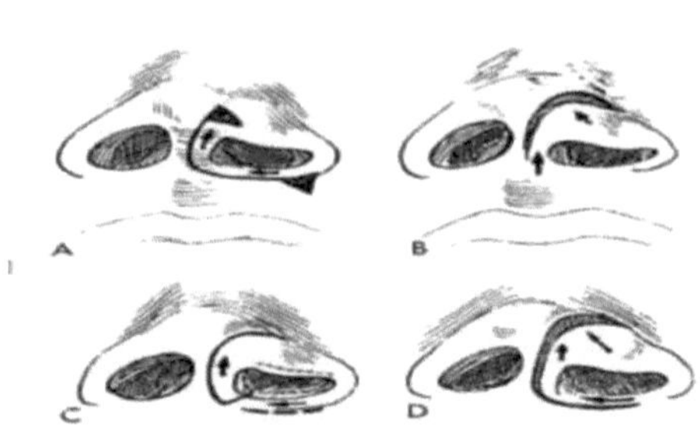

Fig. 93. Rotações das unidades alares (A) Blair (B) Joseph (C) Gillies Kilner (D) Berkeley

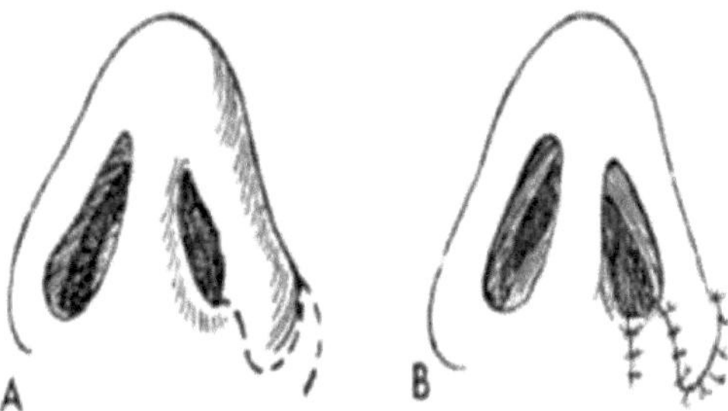

Fig. 94. Correção do pavimento estreito da narina (A) Desenho do retalho retirado da área lateral à asa (B) O retalho foi transposto para o pavimento do vestíbulo

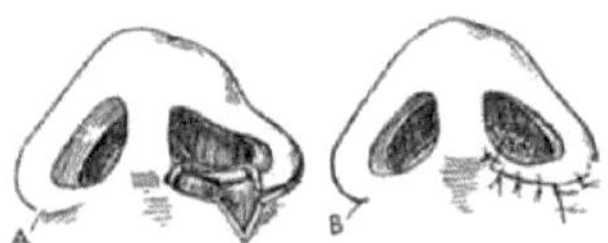

Fig.95 Correção da base alar larga

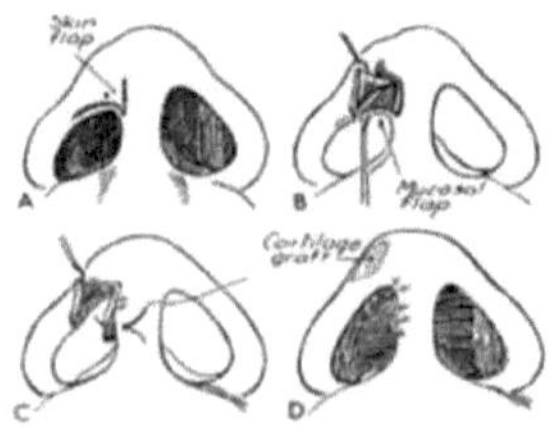

Fig.96 Técnica de striath para a remoção da teia de tecido que cobre o ápice das narinas

No passado, Peet, Paterson e outros recomendavam a reparação nasal tardia. Eles sugeriram que a alteração das cartilagens complicaria a futura cirurgia corretiva, e a alteração das cartilagens nasais pode complicar a futura cirurgia nasal. McIndoe e outros, no entanto, têm defendido que a correção da deformidade nasal ao mesmo tempo em que a correção da fissura labial resulta no desenvolvimento normal das estruturas nasais.

Em um paciente adolescente, a correção da deformidade nasal pode ser realizada com técnica fechada ou aberta. A arcada dentária deve ser estabelecida e a hipoplasia maxilar deve ser corrigida antes da correção da deformidade nasal. As seguintes deformidades podem exigir correção num caso particular. O lábio pode apresentar cicatrizes inaceitáveis. A columela no lado da fenda pode ser curta e a extremidade caudal do septo nasal pode estar saliente no lado normal. O septo caudal pode estar deslocado no lado normal e desviado para o lado da fenda. A cúpula da cartilagem alar pode estar deprimida, o que pode resultar numa ponta bífida e deprimida. O ângulo facial alar pode ser plano. A narina do lado da fenda pode ser grande ou pequena. Pode haver uma rede de pele no vestíbulo.

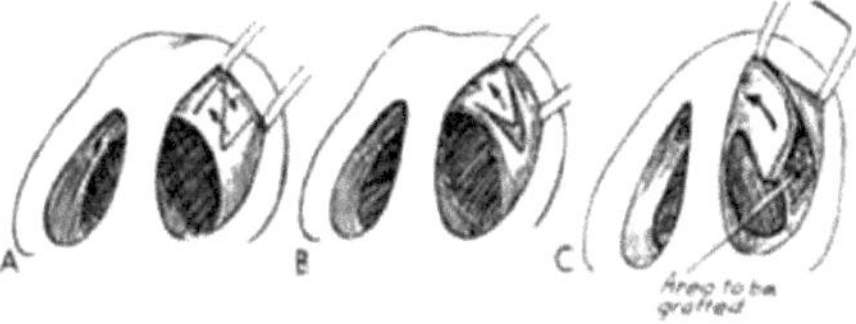

Fig. 97 Correção da cinta no vestíbulo lateral

Cirurgia

O procedimento para a correção da deformidade nasal do lábio leporino inclui duas categorias:

1. Correção de ala como uma unidade e

2. Correção do tecido mole alar e da estrutura cartilaginosa separadamente.

A estrutura cartilaginosa pode ser reposicionada utilizando incisões intranasais ou extranasais.

Septo cartilaginoso

O septo nasal cartilaginoso pode ser deslocado do sulco vomeriano, a extremidade caudal pode ser deslocada para a narina normal e o septo pode ser desviado para o lado normal, o que produz obstrução nasal. A ressecção submucosa da cartilagem septal pode ser adequada para corrigir o desvio do septo na maioria dos doentes. Nalguns doentes, podem ser necessários outros métodos de alteração do septo:

1. Marcação da cartilagem septal no lado correto,

2. Excisão da parte caudal do septo que se projecta na narina, e 3. Colocação do septo caudal na espinha nasal, se estiver deslocado.

Ponta nasal

A cúpula do lado da fenda deve ser elevada para o lado normal e suturada na posição elevada. Para dar mais definição à ponta, pode ser necessário um enxerto de ponta com um suporte de escora columelar.

Columela

A columela pode necessitar de um alongamento utilizando um dos muitos métodos descritos na Fig. 1. Uma columela curta no lado da fenda é difícil de corrigir. Uma simples plastia em V-Y a partir da ponta pode ser suficiente.

Peitoril da narina

A excisão da base alar pode ser necessária para o alargamento da base alar. Para alargar o pavimento nasal, pode ser necessário transpor um retalho do aspeto lateral da base alar para a soleira da narina. Inversamente, para estreitar o pavimento nasal largo, um retalho do pavimento nasal pode ser transposto para a face lateral da base alar.

Deformidade bilateral do nariz fendido

A deformidade bilateral do nariz fendido depende da gravidade da fenda. Quanto mais deformada for a arcada dentária, mais pronunciada será a deformidade nasal. Uma fenda labial parcial e uma fenda simétrica poupam o nariz de uma deformidade nasal profunda; no entanto, muitas fendas labiais bilaterais são assimétricas. Um paciente que se apresenta na adolescência para reparar uma fenda labial bilateral pode ter um problema. Normalmente, estes doentes têm a fenda labial e palatina reparada na infância.

Nestes doentes, devem ser abordadas três áreas básicas:

1. A columela pode ser curta ou inexistente na direção horizontal.
2. O assoalho da narina é largo, e pode haver uma fístula oronasal.
3. A ponta nasal precisa de projeção e definição.

A deformidade do nariz fendido na adolescência que permanece após a cirurgia de fenda labial pode ser tratada a qualquer momento que o paciente se apresente. Os pré-requisitos incluem ter uma pré-maxila e um segmento lateral da maxila estáveis e num arco com boa oclusão com o arco mandibular, assegurando que os lábios superior e inferior estão em relação harmoniosa, e assegurando uma aproximação adequada do músculo orbicularis oris. Deve ser feito um plano individual para cada paciente e este deve ser executado numa sequência.

Columela

Uma columela curta pode ser alongada por vários métodos. Quando a cicatriz labial requer uma revisão, a técnica de Millard utilizando um retalho bifurcado dá excelentes resultados. Cronin e Upton recomendaram um enxerto composto da orelha para o alongamento da columela. Quando o tecido da ponta nasal é adequado, mas o assoalho do nariz é deficiente, retalhos das bordas alares podem ser avançados na columela. A maior parte da columela alongada requer um suporte columelar para apoio.

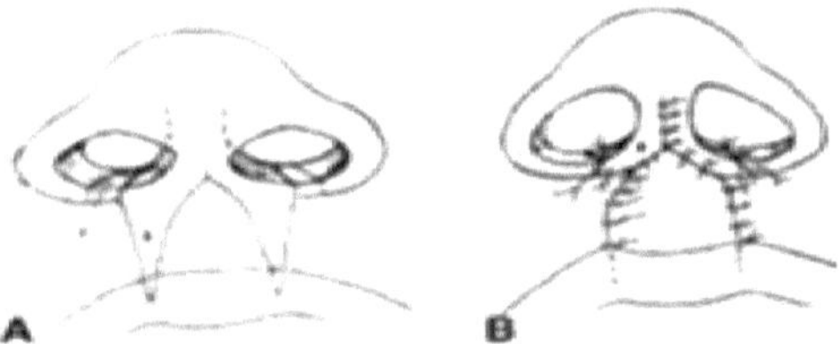

Fig.98 (A) Esboço do retalho bifurcado em V invertido e pequenas cunhas no assoalho da narina e na borda do vermelhão (B) Ferida fechada após o retalho bifurcado ser avançado para elevar a ponta nasal com formação do arco da cúspide.

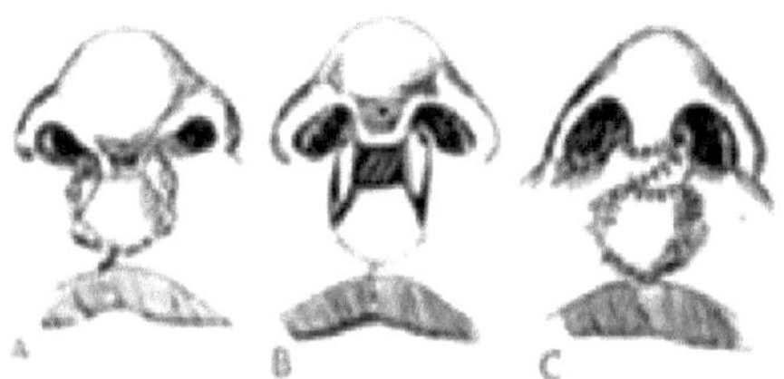

Fig.99 (A,B) Esboço de dois retalhos triangulares a partir do bordo cicatrizado do prolábio (C) Rotação e interdigitação dos retalhos para alongar a columela.

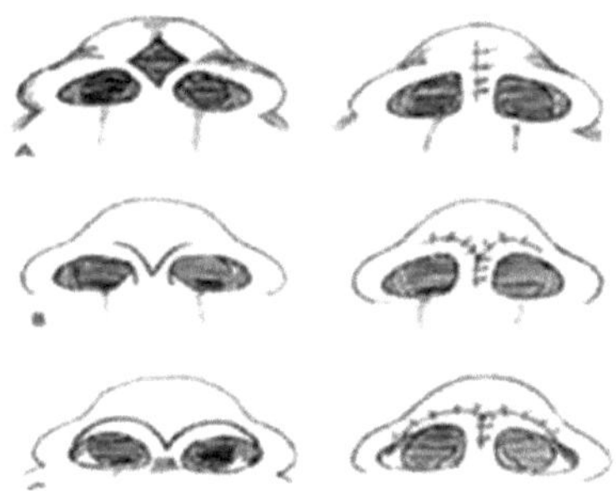

Fig.100 (A) Excisão em forma de diamante (B) Avanço em V-Y do lábio (C) Retalhos alares bilaterais

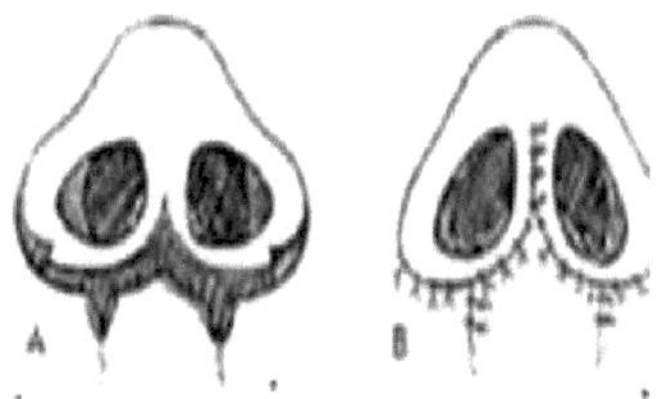

Fig.101 Alongamento da columela. Método de correção da ponta nasal em flap com columela curta (A) Os retalhos bipediculados de pele e tecido subcutâneo no pavimento das narinas baseiam-se medialmente na columela e

lateralmente nas asas. Uma cunha de pele removida e lateralmente nas asas. Uma cunha de pele removida da parte inferior de cada asa diminui o comprimento vertical da asa. (B) Os retalhos livremente mobilizados são avançados medialmente e suturados juntos na linha média para proporcionar o aumento desejado no comprimento da columela.

Narinas

A soleira da narina pode necessitar de ser estreitada. Os mesmos procedimentos para a correção de uma narina alargada podem ser utilizados para este fim com excelentes resultados. O aumento da largura do pavimento da narina pode ser conseguido através da transferência de tecido do aspeto lateral da base alar para o pavimento da narina.

Ponta nasal bífida

A técnica de rinoplastia aberta é a mais adequada para a correção de uma ponta bífida. As cúpulas devem ser suturadas em conjunto e o enxerto da ponta deve ser adicionado se a projeção da ponta tiver de ser melhorada. A parte caudal do septo pode sobressair numa das narinas, o que pode exigir a sua ressecção. O desvio da pirâmide óssea pode exigir uma rinoplastia formal.

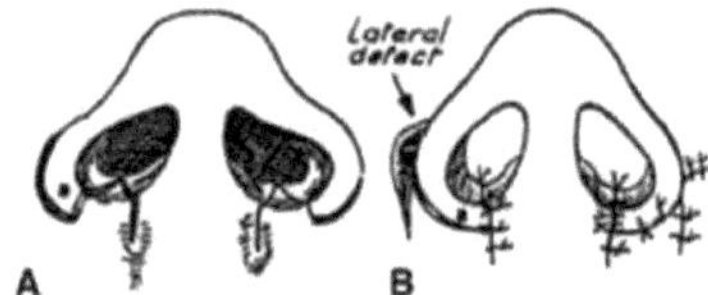

Fig.102 Correção das narinas muito dilatadas (A) O retalho b é levantado a partir do pavimento do vestíbulo nasal. Uma incisão liberta a base alar. (B) O retalho da base alar é rodado e o defeito resultante é reparado através da transposição do retalho b e do encerramento em V-Y.

A deformidade do lábio leporino é um problema cirúrgico difícil de corrigir. É necessário individualizar um plano de tratamento para obter resultados óptimos. Vários estudos sobre este assunto revelam que não existe um procedimento cirúrgico simples para obter uma relação harmoniosa entre o lábio e o nariz.[206]

CAPÍTULO 11

TRATAMENTO DAS FÍSTULAS ORONASAIS NO DOENTE COM FENDA PALATINA

Uma fístula oronasal é uma comunicação anormal entre a cavidade oral e o nariz que ocorre após a correção cirúrgica de uma fenda palatina. Após a reparação primária de uma fenda palatina, as fístulas oronasais desenvolvem-se num certo número de doentes; este é o defeito mais comum no palato duro após a reparação cirúrgica primária. Estas fístulas estão por vezes localizadas no palato mole, mas ocorrem mais frequentemente no palato duro. Normalmente, ocorrem na junção do palato primário e secundário ou na junção do palato duro e mole.

É difícil determinar a verdadeira incidência de formação de fístula após o reparo primário de uma fenda palatina porque os relatos na literatura variam muito e os centros que geram os relatos parecem ter uma influência significativa na taxa de desenvolvimento da fístula. A gravidade (largura) da fenda original, no entanto, mostra uma correlação direta com o risco de formação de fístula, e a incidência de fístulas é maior após a palatoplastia para fendas completas dos palatos primário e secundário do que após o encerramento de uma fenda palatina secundária isolada. A técnica utilizada para fechar o palato e a experiência e habilidade do cirurgião afectam a taxa de ocorrência.

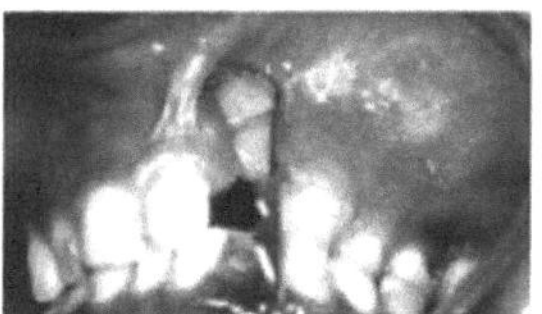

Fig. 103 Fenda alveolar não reparada

O defeito (muitas vezes referido como uma "fístula") no palato alveolar anterior (**Fig. 103)** deve ser considerada uma fenda residual e não uma fístula, porque esta área não é normalmente reparada como parte do encerramento primário do defeito da fenda palatina em doentes com fenda labial e fenda palatina, mas é intencionalmente deixada aberta. Este tipo de fístula é tratado durante os procedimentos de enxerto de osso alveolar.

Algumas das causas das fístulas oronasais incluem: tensão excessiva no local da reparação primária devido à mobilização medial inadequada dos retalhos, traumatismo excessivo das margens dos retalhos palatinos por instrumentos durante a cirurgia, sutura defeituosa, rutura traumática da ferida em cicatrização, infecções, fixação inadequada do tecido palatino à mucosa nasal, formação de hematoma entre as camadas oral e nasal e necrose do retalho.

O desenvolvimento da fístula pode ser notado no período pós-operatório imediato ou pode não se tornar evidente durante algumas semanas. A cirurgia para fechar a fístula não deve ser tentada demasiado cedo, e o cirurgião deve esperar até que a área esteja completamente cicatrizada e a inflamação tenha diminuído completamente (4-6 meses). A tentativa de fechar o defeito na presença de inflamação só piora a fístula porque as suturas não se fixam no palato inflamado e observa-se deiscência no tecido em poucos dias.

A presença de material estranho em excesso diminui a higiene no local da reparação, aumenta a inflamação e causa mais trauma nos tecidos e maior necrose, com a consequente perda de tecido adicional. Um fornecimento inadequado de sangue também afecta negativamente o processo de cicatrização. Na maioria das tentativas de encerramento precoce, apenas se consegue um encerramento de uma camada, sendo frequente a ocorrência de rupturas secundárias. Uma cicatrização adequada e a subsequente contração da cicatriz levam a uma diminuição do tamanho da fístula e, em alguns casos, a fístula pode mesmo fechar espontaneamente ou diminuir para um tamanho em que cause problemas mínimos, porque o doente se adapta completamente aos problemas maiores que resultam da fístula. O fornecimento insuficiente de sangue é um dos principais factores que contribuem para o insucesso do encerramento da fístula. Seis a 12 meses é o tempo médio para que o fornecimento de sangue se restabeleça satisfatoriamente após a reparação primária da fenda palatina. É razoável esperar mais de 6 meses antes de tentar o encerramento de uma fístula palatina.

Problemas das fístulas oronasais

Os problemas causados pelas fístulas oronasais dependem do tamanho das fístulas e da capacidade do doente para acomodar as mais pequenas. Algumas destas fístulas são tão pequenas que podem não causar problemas óbvios e o doente pode não ter consciência da sua existência. Por outro lado, algumas crianças aprendem a controlar os problemas causados pela fístula à medida que envelhecem, apesar da persistência de um defeito de tamanho moderado, e as suas queixas são mínimas. Uma fístula é o problema que permite a passagem de líquidos e, por vezes, de alimentos sólidos para o nariz. Isto é verdade independentemente do tamanho do orifício. As fístulas pequenas podem ser incómodas para o doente se ficarem alojados na abertura flocos de pipocas, nozes ou grãos. A remoção da partícula pode ser desconfortável e embaraçosa, uma vez que o doente tenta, de forma ruidosa, sugar a partícula de volta para a boca. As partículas de alimentos que se alojam numa pequena fístula ou fenda produzem um hálito fétido. As fugas do nariz também podem ser problemáticas e embaraçosas. Quando a secreção nasal se infiltra na boca, produz um sabor desagradável, má higiene oral e mau hálito.

As fístulas maiores permitem um fluxo livre de fluido para a cavidade nasal num volume suficientemente grande para que possa sair pelo nariz. Ao tentar beber, o líquido pode escapar embaraçosamente pelo nariz e escorrer para o lábio superior. Do mesmo modo, o muco da cavidade nasal entra livremente na boca. A comunicação oronasal também pode resultar em perda de ar pelo nariz durante a fala, o que distorce a articulação e produz uma fala hipernasal. Henningsson e Isberg descobriram que uma fístula palatina tão pequena como 4,5 mm^2 pode afetar a fala e a ressonância e resultar em hipernasalidade, escape nasal audível e fraqueza das consoantes de pressão.

Fecho da fístula

A reparação de uma fístula palatina no doente com fenda palatina é muito mais difícil do que parece, e a maioria das fístulas apresenta um problema em que é necessária uma operação extensa para resolver um pequeno defeito. Devido ao acesso cirúrgico por vezes limitado e ao tecido cicatricial de uma cirurgia anterior, nem sempre se consegue um encerramento bem sucedido.

As fístulas grandes que permitem a passagem de líquidos e partículas de alimentos para o nariz ou que afectam a fala devem ser fechadas o mais cedo possível. Quando a fístula é pequena e apresenta problemas mínimos para o doente, o encerramento pode ser adiado por vários anos. As fístulas pequenas podem não ser tratadas se não apresentarem problemas significativos. A maioria destes defeitos deve ser encerrada em algum momento para proporcionar um ambiente oral e nasal saudável. Estas aberturas podem ser fechadas utilizando tecido local do céu da boca sem ter de recorrer a retalhos distais. O suprimento sanguíneo local é geralmente bom o suficiente para permitir a mobilização segura de retalhos mucoperiostais do palato duro, apesar da presença de cicatrizes. Quando é necessário tecido adicional, pode ser desenvolvido um retalho a partir da língua. No caso das fístulas posteriores, o retalho de língua tem uma base posterior.

O encerramento de uma comunicação entre as cavidades oral e nasal deve ser feito em duas camadas, uma vez que proporciona um maior apoio e estabilidade da reparação e reduz o risco de fracasso. Um fechamento em duas camadas pode ser obtido girando retalhos mediais e laterais da margem da fenda (retalhos de rotação) para formar o assoalho nasal. Esta área pode ser coberta com um retalho palatino baseado na artéria palatina maior. Quando é utilizado um retalho palatino rotacional, a linha de sutura deve idealmente ser sobre o osso. O desenho deste retalho palatino é semelhante ao utilizado para fechar uma fístula oro-antral crónica, que resulta da perfuração do seio maxilar como complicação da exodontia. Ao projetar os retalhos no palato para o fechamento da fístula, os retalhos devem ser maiores do que o defeito real. Esta regra aplica-se ao retalho de rotação e ao retalho de rotação. O mucoperiósteo palatino é rígido, especialmente quando cicatrizado por cirurgia anterior. Não se transpõe facilmente, nem é suficientemente elástico para se esticar.

O desenho também deve permitir a mobilização adequada das abas para permitir a cobertura completa do defeito sem tensão. Para evitar falhas, os retalhos devem ser libertados o suficiente para permitir que se juntem sem tensão. As fístulas oronasais no palato mole não requerem tratamento precoce, a menos que a fala seja afetada. Se houver movimento adequado no palato mole e a fala não for afetada de forma grosseira, estas fístulas podem ser fechadas ao mesmo tempo que se realiza o enxerto ósseo para a fenda alveolar. A fístula do palato mole pode ser fechada facilmente, excisando a fístula e fechando o defeito em duas camadas. Embora seja tentador fechar um defeito estreito que segue a linha da fenda palatina no palato duro, realizando um procedimento de von Langenbeck modificado (retalhos de avanço) e suturando os bordos da fístula medialmente numa camada, o cirurgião deve estar ciente de que esta técnica tem uma elevada taxa de insucesso.

O fechamento da fístula oronasal em pacientes com menos de 5 anos de idade é controverso. Antes dessa idade, a maxila ainda não amadureceu adequadamente e uma intervenção cirúrgica secundária romperia o periósteo sobrejacente, o que comprometeria ainda mais o suprimento sanguíneo existente, aumentaria a cicatrização com maior contração cicatricial no alvéolo e pioraria a má oclusão na época da dentição permanente completa.

Alguns cirurgiões acreditavam que múltiplos procedimentos para alcançar o fechamento palatal completo causavam inibição no crescimento maxilar, o que ainda é a crença de alguns cirurgiões de fissura. O rompimento do periósteo palatino sobrejacente numa idade precoce também tem sido considerado como causa da restrição do crescimento do terço médio da face. Contrariamente a este conceito, outros autores afirmaram que nenhuma evidência concreta apoia a teoria de que o adiamento da cirurgia melhora o crescimento. Muitos cirurgiões acreditam, no entanto, que o tecido cicatricial produzido por deixar a área desnudada no palato leva à subseqüente má oclusão dentária. Por causa disso, alguns centros de fissura com forte influência ortodôntica esperam até que o paciente tenha pelo menos 10 anos de idade antes de tentar o reparo da fístula.

A qualidade da fala deve ser sempre o fator orientador. Nos casos em que a fala é gravemente afetada, o cirurgião, em consulta com o patologista da fala, pode considerar o encerramento precoce da fístula. Uma distorção da fala adquirida numa idade precoce não é necessariamente permanente, no entanto, pode ser corrigida através de uma terapia da fala vigorosa após o encerramento da fístula e a conclusão do tratamento ortodôntico ou ortodôntico/cirúrgico.

Como alternativa à cirurgia precoce, pode ser utilizado um obturador para gerir a fístula oronasal. D'Antonio et al. verificaram uma melhoria significativa nas caraterísticas perceptivas e aerodinâmicas da fala com a oclusão temporária das fístulas do palato duro. Os problemas precoces de fala podem ser geridos com sucesso, numa base temporária, com uma prótese palatina, se for possível manter a adesão, embora se deva notar que 35% dos pacientes estudados não aderiram às próteses. Isberg e Hennigsson relataram que a obturação da fístula melhorou consistentemente a atividade velofaríngea independentemente do seu tamanho e recomendaram que a videofluoroscopia velofaríngea pré-operatória fosse realizada com um obturador colocado. A prótese palatina, no entanto, nunca deve ser considerada como tratamento definitivo, sendo que a reparação cirúrgica do defeito deve ser sempre o objetivo final. Se for utilizada uma prótese palatina, a criança deve ser acompanhada cuidadosamente por um fonoaudiólogo e a cirurgia deve ser considerada se não se desenvolver uma fala adequada.

Outra utilização da prótese palatina pode ser diagnóstica, porque pode ser usada para cobrir o defeito no pré-operatório, para dar ao cirurgião a capacidade de prever os resultados cirúrgicos antes da reparação secundária, se tiver sido tomada a decisão de reparar a fístula antes dos 5 anos de idade.

Uma prótese maxilar com um bulbo de fala acoplado pode ser usada para obturar a fístula em indivíduos mais velhos, se solicitado pelo paciente (**Fig. 104**). A prótese palatina também pode ser usada para obturar a fístula enquanto a arcada maxilar é expandida ortodonticamente.

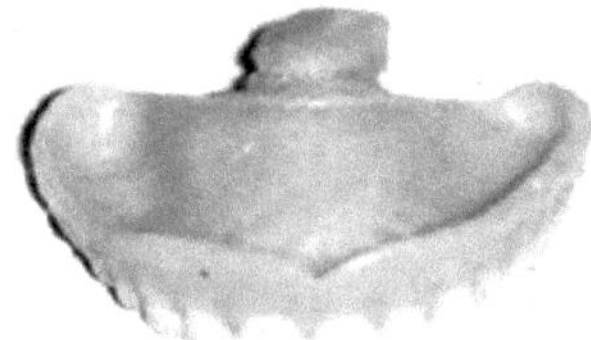

Fig.104 Dentadura com um bolbo de fala acoplado que foi utilizado para obturar uma fístula oronasal num doente idoso com fenda edêntula

Técnicas cirúrgicas

Se a fístula for longa (> 15 mm) e estreita (3-7 mm), o fechamento pode ser tentado com uma modificação do procedimento de von Langenbeck. No caso de fístulas pequenas, é difícil obter um fecho adequado da mucosa nasal devido à falta de acesso de trabalho e, muitas vezes, não é possível aproximar os bordos sangrantes porque estes tendem a rolar para cima, para a cavidade nasal. Deve ser obtido um fecho seguro em duas camadas e deve haver uma tensão mínima no fecho da mucosa nasal.

A secção transversal da fístula é medida e dividida em duas. A incisão perto dos bordos da fístula deve fornecer o tecido adicional necessário para colmatar o defeito. A distância obtida ao reduzir a largura da fístula para metade é anotada e são adicionados mais 2 a 4 mm, o que fornece a distância a partir do bordo da fístula onde são colocadas as incisões mediais. Um retalho nasal adequado é importante para proporcionar um fechamento sem tensão. Para além de fornecer tecido para alongar a mucosa nasal e colmatar o defeito, o bordo adicional da mucosa oral está afastado do bordo da fístula, que pode estar inflamado, e é mais capaz de segurar as suturas.

As duas incisões mediais são colocadas adjacentes à fístula. O comprimento destas incisões deve estender-se aproximadamente 5 a 7 mm para além da extremidade da fístula, anterior e posteriormente. São então efectuadas incisões laterais de libertação. O cirurgião consegue ver uma linha cicatricial entre o local onde o retalho para o encerramento primário se encontra com a área que foi deixada desnudada para cicatrizar por segunda intenção. As incisões libertadoras laterais devem ser colocadas nesta linha cicatricial e devem ser longas, o que permite obter um retalho adequado e uma boa libertação lateral e manter o fornecimento de sangue arterial. A incisão é efectuada até ao osso. A partir das incisões laterais, um retalho mucoperiosteal de espessura total é levantado amplamente do osso. O cirurgião deve ter o cuidado de manter o elevador periosteal no osso enquanto levanta todo o periósteo (**Fig. 105**). A dissecção é continuada medialmente para terminar na incisão previamente efectuada nas margens da fístula. O cirurgião deve ver o elevador periosteal a sair desta incisão. O retalho lateral é mobilizado completamente. O cirurgião deve agarrar o retalho com uma pinça de Adson 1x2 delicada (12 cm) ou qualquer outra pinça de dentes finos e longos e verificar se o retalho pode ser avançado até cerca de 3 mm para além da linha média sem tensão.

Este teste deve ser efectuado em vários pontos. Quando o cirurgião tiver a certeza de que os retalhos laterais podem alcançar a linha média sem tensão, a atenção é direcionada para a mucosa nasal.

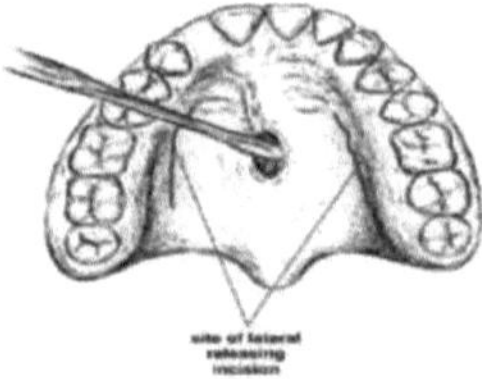

Fig. 105 Desenvolvimento de um retalho da mucosa oral para encerramento de uma fístula utilizando uma técnica de von Langenbeck modificada

Utilizando uma combinação de elevadores de Freer rectos e curvos, a mucosa é elevada cuidadosamente em direção à fístula. Poderá ser necessário efetuar pequenos cortes nas extremidades da incisão para obter uma libertação adequada para poder virar o retalho. Na margem óssea, a mucosa nasal é cuidadosamente libertada do aspeto superior da concha palatina. A dissecção da mucosa nasal está concluída quando é capaz de atingir 2 a 3 mm para além da linha média, pelo menos em três pontos, sem tensão. Depois de os quatro retalhos terem sido desenvolvidos e mobilizados adequadamente, são suturados na linha média. Dentadura com um bolbo de fala anexado que foi usado para obturar uma fístula oronasal num doente idoso com fenda edêntula. **(Fig. 105)** Desenvolvimento de um retalho da mucosa oral para fechar a fístula, utilizando uma técnica de von Langenbeck modificada. A mucosa nasal é fechada com Vicryl 4-0. Ao fechar a mucosa nasal, os nós são colocados na cavidade nasal de modo a minimizar o espaço morto entre as camadas da mucosa nasal e oral. A mucosa palatina é avançada e fechada na linha média com Vicryl 4-0 **(Fig.106).** São utilizadas suturas de colchão para everter a margem da ferida; a inversão das margens da mucosa palatina causaria uma recorrência da fístula.

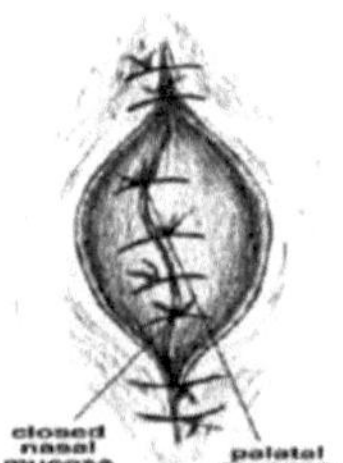

Fig. 106 Fecho completo da mucosa nasal e fecho parcial da mucosa oral com a técnica de von Langenbeck modificada

Fístulas redondas grandes

A melhor forma de fechar este tipo de fístula é utilizando um retalho de rotação do revestimento articulado no bordo do defeito e um retalho de cobertura de tecido palatino mobilizado a partir do lado da fenda. Os retalhos de rotação formam o assoalho do nariz, o que permite que o epitélio seja colocado na cavidade nasal e o lado sangrante voltado para a boca. O tecido sangrante é coberto pelo retalho rotacional.

É efectuada uma incisão à volta da fístula (**Fig. 107 B,C**). A distância da incisão ao bordo do defeito é determinada conforme descrito na secção anterior. O retalho deve ser suficientemente longo para ultrapassar a linha média do defeito, uma vez que o encerramento deve ser livre de tensão.

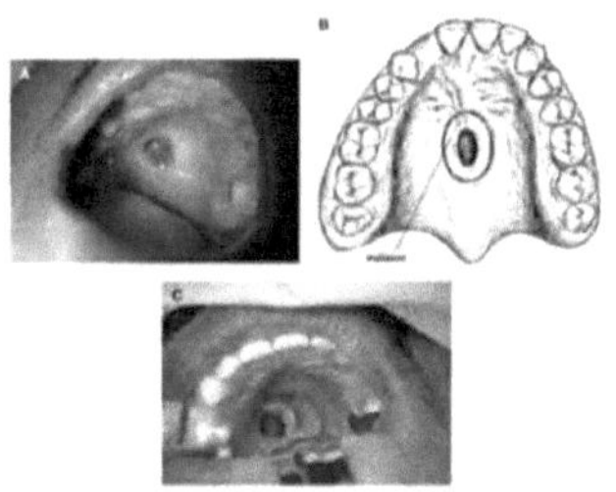

Fig 107 (A) Fístula oronasal grande e redonda na porção posterior do palato duro

(B) Esboço da incisão para os retalhos de rotação para criar o pavimento nasal. A porção epitelial do retalho

(C) Um lado do retalho articulado desenvolvido e sendo transformado no assoalho nasal

O retalho é elevado cuidadosamente e é virado 180 graus para formar o revestimento da cavidade nasal **(Fig. 108 A,B).** Estes retalhos são fechados com 5-0Vicryl numa agulha RB1 ou P3. É fabricado um modelo a partir do papel de embalagem da luva cirúrgica. O papel é cortado de forma a cobrir completamente o defeito. Segurando o papel sobre o defeito, determina-se a base ideal do retalho rotacional. Utiliza-se uma pinça hemostática ou um elevador periosteal rombo para fixar o modelo de papel na base proposta para o retalho rotativo e transpõe-se o bordo anterior sobre o palato para determinar o comprimento e o tamanho do retalho palatino. É aconselhável adicionar alguns milímetros extra à ponta e a um dos bordos para garantir tecido adequado para o fecho. O retalho palatino é delineado e cortado **(Fig.109).** O retalho é mobilizado completamente até ao forame palatino maior, que está localizado aproximadamente em frente ao terceiro molar, na junção do alvéolo vertical e da prateleira horizontal do palato. À medida que o cirurgião se aproxima do forame, nota-se uma pequena projeção óssea. O retalho deve ser mobilizado completamente e rodado livremente. À medida que o retalho é rodado medialmente, nota-se alguma aglomeração do tecido na rotação medial. Uma cunha triangular pode ser excisada para permitir que o retalho fique plano. O retalho mucoperiosteal palatino é rodado e suturado no local com suturas Vicryl 4-0 para cobrir todas as margens de corte. É preferível colocar a primeira sutura na ponta do retalho rotacional e levá-la até à parte mais profunda do defeito deixado pelo retalho de rotação. Uma vez fixada, as áreas posteriores são fechadas, seguidas da área anterior mais próxima do cirurgião (**Fig. 110 A,B).**

A "re-mucosalização" do palato duro é efectuada por intenção secundária. A cobertura da área desnudada no palato duro com nova mucosa ocorre rapidamente, estando normalmente completa na quarta semana de pós-operatório, e resulta numa superfície do palato duro com um aspeto quase normal. Uma vez que este processo ocorre sobre osso, a contratura e a deformidade da zona dadora são mínimas se forem realizadas na fase de dentição secundária. No entanto, se for efectuada na fase de dentição primária, a cicatriz resultante pode ter um efeito adverso no desenvolvimento dentário.

O desconforto pós-operatório é mínimo. Não se aconselha a utilização de uma prótese pré-fabricada para tentar cobrir o defeito da zona dadora, porque a prótese pode causar pressão sobre o retalho inflamado e comprometer o seu fornecimento de sangue. Uma área de espaço morto entre o osso e o retalho rotacional, que resulta na porção anterior da ferida, pode ser obliterada colocando Gelfoam ou tiras de esponjas hemostáticas de colagénio absorvível entre o retalho e o osso.

O cirurgião deve certificar-se de que a hemostase está completa antes de dar alta ao doente do bloco operatório. Os pontos de hemorragia podem ser controlados com electrocautério de baixa potência. Fecho completo da mucosa nasal e fecho parcial da mucosa oral utilizando a técnica de von Langenbeck modificada.

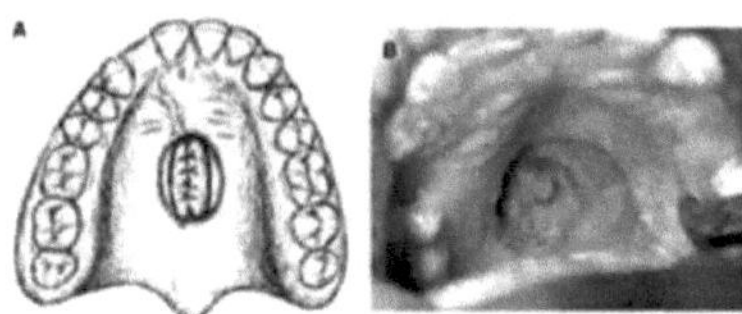

Fig.108 Retalhos de recobrimento suturados para criar o pavimento nasal

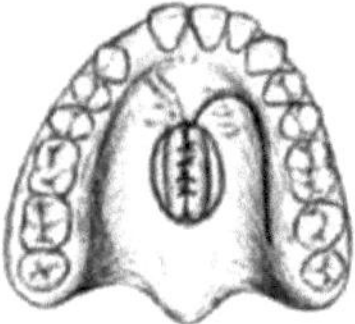

Fig.109 Esquema da aba de rotação para formar a camada exterior do fecho

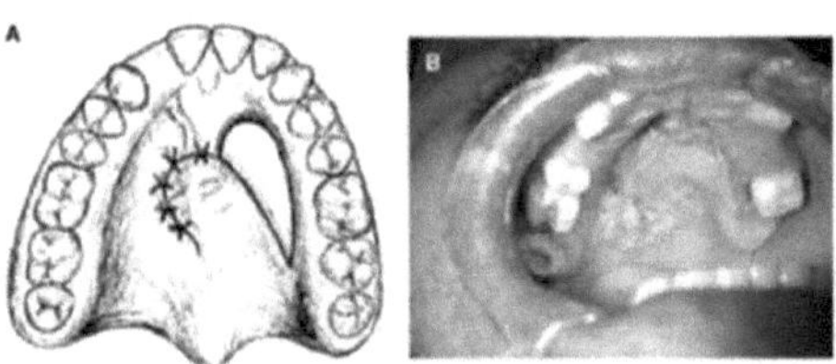

Fig.110 (A,B) Vista pós-operatória do encerramento imediato

Pequenas fístulas redondas/ovais_(Fig.111)

A técnica para fechar estas fístulas mais pequenas é idêntica à descrita para as fístulas grandes e redondas, exceto que é feito apenas um retalho de rotação **(Fig.112 A,B).** O retalho de rotação deve ser suficientemente grande para cobrir completamente o defeito. É suturado para além do defeito clínico. Ao cortar o retalho rotacional, este não deve ser cortado exatamente no bordo do defeito; em vez disso, deve ser deixada uma pequena margem de tecido para segurar as suturas do retalho rotacional. O retalho rotacional é medido, cortado, elevado e suturado no local com Vicryl 4-0.

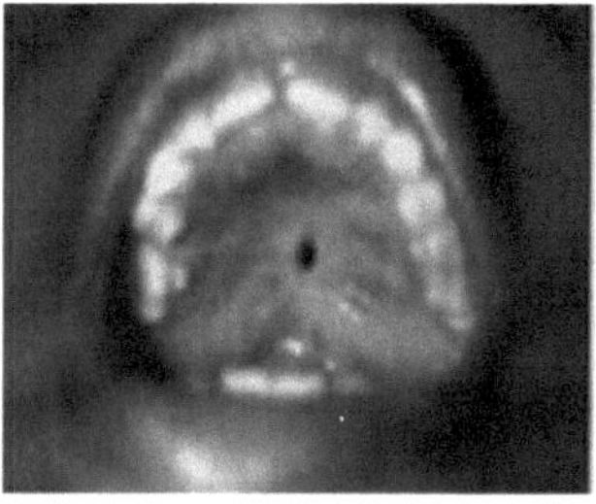

Fig.111 Pequena fístula oval na zona média do palato duro

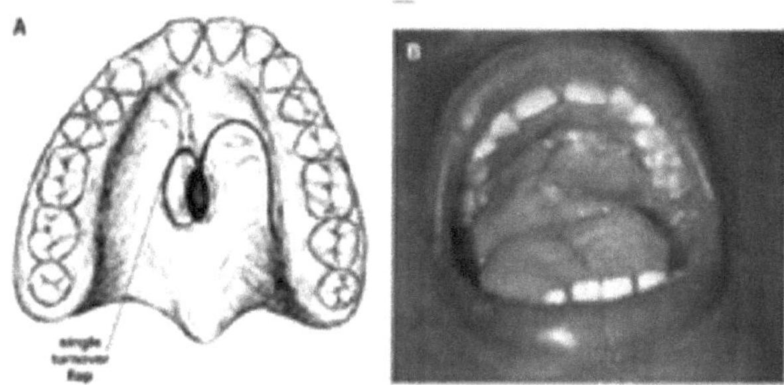

Fig.112 (A) Esquema da incisão para um retalho de rotação e um retalho de rotação para fechar o defeito e a camada exterior (B) Encerramento pós-operatório imediato

Fístulas do palato mole

É utilizada uma lâmina Bard Parker n. #12 ou #15 de Bard Parker é utilizada para dividir os tecidos no meio da fístula. Utilizando uma combinação da tesoura de fenda palatina Jeter (um par de tesouras anguladas) e da tesoura Dean, a mucosa oral é separada da camada subjacente de músculo e da mucosa nasal. É efectuada uma dissecção bastante ampla até ser possível trazer ambas as camadas para a linha média sem tensão. O tecido deve ser agarrado com uma pinça de dentes finos com o mínimo de força. Deve-se ter o cuidado de não manipular excessivamente a mucosa palatina com estas pinças, pois isso traumatiza a margem da ferida e produz inflamação, o que dificulta a fixação das suturas no pós-operatório imediato. A camada de músculo e mucosa nasal é fechada com Vicryl 4-0, assim como a mucosa palatina. Devem ser colocados pelo menos dois pontos de colchoeiro na mucosa oral para everter as margens.

Aba da língua

O retalho de língua está indicado para o encerramento de uma fístula palatina em doentes com fenda palatina com um grande defeito palatino persistente, em palatos com cicatrizes muito profundas e em casos em que as tentativas anteriores de encerramento da fístula não tiveram êxito. Não deve ser o primeiro método de escolha e deve ser utilizado apenas quando outros métodos não são viáveis. A língua é, sem dúvida, o órgão mais importante da cavidade oral no que respeita à sensação e à função. A remoção de tecido da língua pode causar alguns défices sensoriais e deformidades que, de outro modo, poderiam ser evitados com a utilização de retalhos locais. No entanto, é de notar que não há relatos que demonstrem que a remoção de segmentos consideráveis da língua provoque qualquer perturbação da fala ou do movimento e que a perda da sensação e do paladar da língua seja temporária.

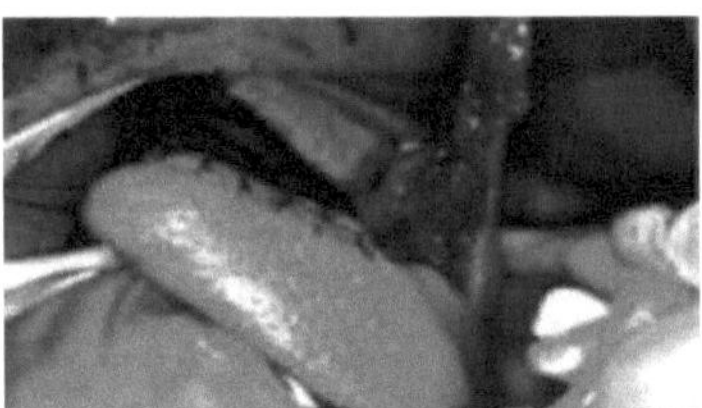

Fig.113 Retalho posterior da língua com pedículo longo

O retalho de língua oferece as vantagens de uma abundância de tecido para a reconstrução palatina, um excelente fornecimento de sangue e facilidade de rotação. O retalho de língua na linha média posterior proporciona o maior suprimento de sangue e, consequentemente, uma alta taxa de sucesso. Existe também uma baixa morbilidade do dador com os retalhos de língua. Sempre que possível, um fechamento em duas camadas também deve ser obtido com o retalho de língua, mas devido aos casos em que o retalho de língua é usado para fístulas posteriores, isso muitas vezes não é possível.

A cirurgia é efectuada sob anestesia geral com um tubo nasotraqueal. As margens da fístula são desepitelizadas através de um bisel na periferia do defeito para aumentar a área de contacto. O bisel é colocado longe do defeito, de modo a aumentar as superfícies de sangramento na mucosa palatina adjacente ao defeito. O bisel deve ser bastante grande para expor uma superfície amplamente sangrante na qual o retalho de língua é suturado.

O retalho de língua é concebido de modo a que a base do retalho fique ligeiramente atrás do bordo posterior da fístula com a língua na posição neutra. A largura do retalho deve ser suficiente para preencher o defeito transversal, e o comprimento deve ser suficientemente longo **(Fig. 113)** para permitir a rotação com alguma liberdade de movimento da língua. A criação de um pedículo longo permite folga no retalho, o que permite maior liberdade de movimento da língua. A base do retalho deve ter pelo menos metade da largura da língua ou dois terços da largura da fístula para garantir um rico suprimento sanguíneo. A base deve ser tão larga quanto anatomicamente possível. A língua é seca e o desenho do retalho é marcado no dorso da língua com uma caneta de marcação cirúrgica.

O retalho é levantado com uma lâmina de bisturi #15 ou com electrocautério com uma espessura uniforme. A espessura do retalho deve ser entre 7 e 10 mm e inclui o músculo subjacente, o que garante uma vascularização rica. Após a mobilização total do retalho, obtém-se hemostasia completa na zona dadora, que é então fechada com suturas reabsorvíveis. Para fixar o retalho de língua, o Vicryl 4-0 é colocado primeiro na porção posterior do defeito. São colocadas aproximadamente seis suturas. As agulhas são deixadas presas às suturas, e são deixadas longas.

O alinhamento da aba da língua é determinado e a posição onde cada sutura será colocada é determinada. Pelo menos três suturas das margens da fístula são colocadas no retalho lingual e deixadas desatadas originalmente. Os nós podem ser atados após a colocação da terceira sutura. As restantes suturas pré-colocadas são passadas através da aba da língua e fixadas. O resto das margens não fechadas, que são acessíveis, é fechado completamente com suturas interrompidas. Na maioria dos casos, o retalho é deixado com uma superfície crua, mas pode ser tubulado. A fixação maxilo-mandibular (MMF) pode ser utilizada para diminuir o movimento e a tensão nas suturas e garantir a segurança da inserção do retalho. No final do procedimento, o cirurgião deve avaliar a adequação da via aérea. Pode ser deixado um bloco de mordida na boca durante as primeiras 12 horas e o doente deve ser mantido numa posição de cadeira de praia. Os doentes que tenham sido submetidos a retalhos velofaríngeos anteriores devem ser entubados durante 1 ou 2 dias após a cirurgia de retalho de língua e o MMF não deve ser efectuado. Após 21 dias, o pedículo é dividido junto ao palato e quaisquer defeitos observados na parte anterior são fechados.

O cirurgião deve tentar contornar esta porção final de inserção do retalho de língua de modo a que corresponda o mais possível ao contorno da abóbada palatina, uma vez que o tecido saliente do palato pode causar defeitos na fala. O contorno final do retalho de língua no palato não deve ser efectuado antes de 4 a 6 meses após a separação do pedículo original, uma vez que o fornecimento de sangue ao enxerto pode não estar totalmente estabelecido antes de 3 meses. A porção restante do pedículo da língua é reinserida na zona dadora da língua. Observam-se cicatrizes pós-operatórias e pequenas alterações na forma da língua, mas estas não interferem com a fala ou o movimento.

Em palatos muito cicatrizados, existe sempre a possibilidade de um retalho não estabelecer um bom fornecimento de sangue com o tecido palatino circundante devido à cicatrização excessiva. Se for observada necrose nas margens do retalho após a divisão do pedículo, esta é muito provavelmente causada por um fornecimento inadequado de sangue do retalho de padrão aleatório. Infelizmente, não existe uma forma segura de testar a falta de fornecimento adequado de sangue antes de retirar o retalho. Um método de testar a adequação do suprimento sanguíneo para a porção distal do retalho é pinçar o pedículo com uma pinça bulldog antes de dividi-lo e observar a cor do retalho na extremidade transferida. Se o retalho de língua não ficar azulado ou embranquecer e depois voltar a uma cor quase rosada, pode considerar-se que tem irrigação sanguínea suficiente para poder ser dividido a partir da sua base. (A colocação da pinça de bulldog deve ser efectuada com um pequeno volume de anestesia local sem vasoconstritor). Por vezes, no entanto, a pinça de bulldog pode não comprimir o retalho adequadamente para afetar a fonte de sangue do dador.

A anestesia para a retirada do retalho é um procedimento perigoso e é geralmente um desafio para o anestesista. O cirurgião e o anestesista podem ser confrontados com uma criança que não consegue abrir muito a boca, e a visão e o acesso à área da faringe estão obstruídos. Para a anestesia geral, é necessária uma intubação nasotraqueal com fibra ótica, sedada e acordada, mas se o paciente não puder ou não quiser cooperar, é uma experiência tecnicamente difícil e frustrante. O cirurgião deve procurar um anestesista pediátrico com experiência em intubação por fibra ótica e com boa disposição. Em crianças mais velhas, a anestesia local por infiltração pode diminuir o desafio, porque depois que a área estiver anestesiada, o retalho pode ser simplesmente separado perto do palato para permitir a intubação. A hemostasia adequada deve ser obtida pelo cirurgião antes de entregar o paciente ao anestesista para intubação. Uma vez induzido, o cirurgião pode então realizar o procedimento sob controlo ideal. Estas técnicas foram apresentadas para tratar defeitos observados no paciente com fenda palatina, mas não se limitam apenas à cirurgia da fenda, podendo ser adaptadas para outras fístulas no palato.

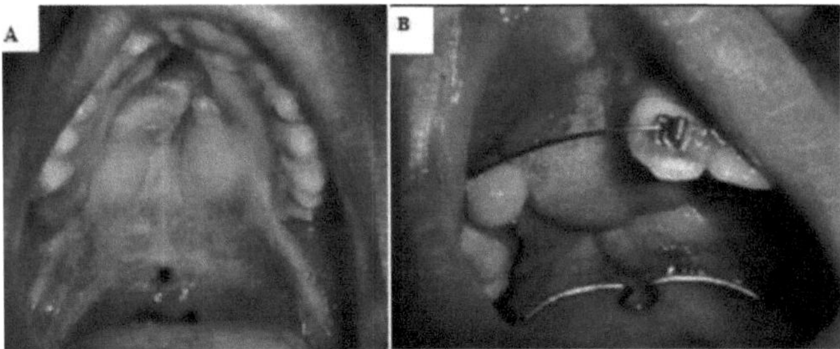

Fig.114 (A) Mostrando fístula palatina anterior e posterior (B) mostrando retalho de língua para fechar a fístula.

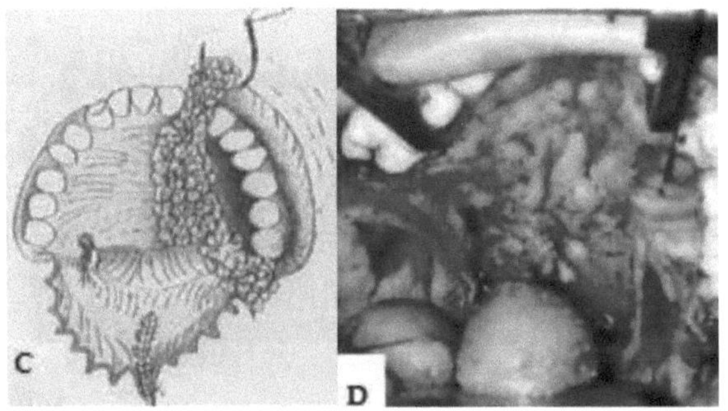

(C), (D) Mostrando a almofada de gordura bucal para fechar a fístula palatina

As fendas que afectam o lábio e o palato são um grupo relativamente comum de anomalias de desenvolvimento que ocorrem na população humana. São observadas isoladamente ou em combinação com doenças de desenvolvimento mais generalizadas e podem contribuir para uma morbilidade significativa dos indivíduos afectados, particularmente nos seus anos de formação, o que inevitavelmente tem um impacto ao longo da sua vida.

A reparação da fenda labial e palatina é um tratamento corretivo cosmético e funcional efectuado em vários períodos do crescimento e desenvolvimento da criança, que também ajuda no bem-estar psicológico do doente e dos pais.

Existem vários protocolos de gestão seguidos em diferentes partes do mundo, que diferem consoante as abordagens de gestão do doente, as técnicas cirúrgicas e não cirúrgicas, os materiais utilizados e o momento da cirurgia. Dependem também da gravidade do defeito, das necessidades do doente, do estatuto socioeconómico, da localidade e da saúde física e mental do doente. Nesta dissertação, foi apresentada uma panorâmica dos vários protocolos e técnicas cirúrgicos utilizados no tratamento de doentes com fendas labiais e palatinas e dos protocolos de tratamento seguidos em vários centros de fendas em diferentes partes do mundo.

REFERÊNCIAS

1. Gustavson KH, Hagberg B, Finley SC, Finley WH. Um autossoma extra aparentemente idêntico em duas irmãs gravemente retardadas com múltiplas malformações. J Mol Cytogenet 1962(1): 32-41.

2. Iris ALM, Keers CV, Kluijtmans LAJ, Ocke MC, Zielhuis GA, Brouwer SMG. Does the interaction between maternal folate intake and the methylenetetra hydrofolate reductase polymorphisms affect the risk of cleft lip with or without cleft palate. Am J Epidem 2003;157(7):583-591.

3. Uppala R, Gaines M, Beiraghi S, Hutchings D, Golla J, Husain SA. Genome wide scan for nonsyndromic cleft lip and palate in multigenerational Indian families reveals significant evidence of linkage. Am J Hum Genet 2006 (79):580-585.

4. Stanier P, Moore GE. Genetics of cleft lip and palate: syndromic genes contribute to the incidence of nonsyndromic clefts. Hum Mol Gen 2004; 13(1):73- 81.

5. Patologia oral. Shafer. Nova Iorque: sexta e Elsevier publication;2008.p.16-17.

6. Mossey PA, Little J, Munger RG, Dixon MJ, Shaw WC. Cleft lip and palate. Lancet 2009;74:1773-1785.

7. Jiri B, Jana V, Michal J, Jiri K, Dana H, Miroslav T et al. Reparação neonatal precoce bem sucedida de lábio leporino nos primeiros 8 dias de vida. Int J Pediatr Otorhinolaryngol 2012; 76(11):1616-1626.

8. Thompson JE: Um método artístico e matematicamente exato de reparar o defeito em casos de lábio leporino. Surg Gynecol Obstet 1912;14:498-501.

9. Mestre JC, Jesus JD, Subtelny JD. Fendas orais não operadas na maturação. Am J Dentofac Orthod.1960;30(2):78-85.

10. Millard DR. "Extensões do princípio de rotação-avanço para fendas labiais unilaterais largas," Plast Reconstr Surg 1968; 42(6):535-544.

11. Sawhney CP. Geometria da reparação da fenda labial simples. Plast Reconstr Surg 1972;49:518-521

12. Pellie CB, Charles Smith. Risk tables for genetic counselling in some common congenital malformations (Tabelas de risco para aconselhamento genético em algumas malformações congénitas comuns). J Med Genet 1974;11(4):374-377.

13. Cosman B, Falk AS. Atraso na reparação do palato duro e deficiências na fala: A cautionary report. Cleft Palate Craniofac J 1980;17(1):27-33.

14. Shah PC, Wong D. Management of chidren with cleft lip and palate. Can Med Assoc J 1980;122(1):19-24.

15. Vargervik K. Tratamento ortodôntico da fenda labial e palatina unilateral. . Cleft Palate Craniofac J 1981;18(4):256-270.

16. Hayward JR. Tratamento da pré-maxila em fendas bilaterais. J Oral Maxiloofac Surg 1983;41:518-524.

17. Bergland O, Semb G e Abyholm F. Eliminação da fenda alveolar residual através de enxerto ósseo secundário e subsequente tratamento ortodôntico. Cleft palate J 1986;23:175-205.

18. Warren DW. Comportamentos compensatórios da fala na fenda palatina: um fenómeno de regulação/controlo. Cleft Palate J 1986;23:251-60.

19. Semb G. Effect of alveolar bone grafting on maxillary growth in unilateral cleft lip and palate patients. CleftpalateJ 1988;25:288-295.

20. McComb H. Reparação primária da fenda nasal bilateral do lábio: Uma revisão de 15 anos e um novo plano de tratamento. Plast Reconstr Surg 1990; 86:882-889.

21. Falzone SJP. The Relationship Between Timing of Cleft Palate Surgery and Speech Outcome (A Relação entre o Momento da Cirurgia da Fenda Palatina e o Resultado da Fala): O que aprendemos e em que ponto estamos nos anos 90? Semin in Orthod 1996;2:185-191.

22. Posnick JC. Orthognathic Surgery for the Cleft Lip and Palate Patient (Cirurgia Ortognática para o Paciente com Fenda Labial e Palatina). Semin in Orthod 1996;2:205- 214.

23. Millard DR,Morovic CG.Primary unilateral cleft nose correction: a 10-year follow up. Plast Reconstr Surg1998;102(5):1331- 1338.

24. Grayson BH, Santiago PE, Brecht LE, Cutting CB. Pre surgical nasoalveolar molding in infants with cleft lip and palate. Cleft Palate Craniofac J 1999;36(5):486-498.

25. Bhateja A, Kharbanda OP, DuggalR, Deka RC, Parkash H. Evaluation of surgical protocol and treatment need of operated unilateral cleft lip and palate patients in Delhi. J Indian Soc Pedo Prev Dent 2001;19(1):10-17.

26. Dolanmaz D, Karaman AI, Durmus E, Malkoc S. Gestão de fendas alveolares utilizando osteogénese de distração de transporte dento-ósseo. Angle Orthod 2003;73(6):723-729.

27. Daw JL e Patel PK. Tratamento das fendas alveolares. Clínicas de cirurgia plástica 2004;31: 303-313.

28. Jenwitheesuk K. Avaliação estética por leigos da técnica de Noordhoff' s de queiloplastia de lábio leporino unilateral. Thai J Surg 2004 ;25:63-66.

29. Hodgkinson PD, Brown S, Duncan D, Grant C, Mcnaughton A,Thomas C et al. Management of chidren with cleft lip and palate: Uma revisão que descreve a aplicação do trabalho em equipa multidisciplinar nesta condição, com base nas experiências de um centro regional de fendas labiais e palatinas no Reino Unido. Fetal Matern Med Rev 2005;16(1):1-27.

30. Liao Y e Mars M. Hard palate repair timing and facial growth in cleft lip and palate: Uma revisão sistemática. Cleft Palate Craniofac J 2005;43(5):563-570.

31. Salyer KE, Rozen SM, Genecov ER, Genecov DG. Unilateral cleft lip- Abordagem e técnica. Semin Plast Surg 2005;19(4):313-328.

32. Uetani M, Jimba M, Niimi T, Natsune N, Katsuki T, Thanh Xuan LT et al. Effects of a long-term volunteer surgical program in a developing country. O caso do Vietname de 1993 a 2003. Cleft Palate Craniofac J 2006;43(5):616-619.

33. Cooper ME, Ratay JS, Marazita ML. Asian oral-facial cleft birth prevalence. Cleft Palate Craniofac J 2006;43(5):580-589.

34. Holberg C, Holberg N, Schwenzer K, Wichelhaus A, Janson R. Análise biomecânica da expansão maxilar em pacientes com FLP. Angle Orthod. 2007;77 (2):280-287.

35. Thom SA, Hoit JD, Hixon TJ, Smith AE. Velopharyngeal function during vocalization in infants (Função velofaríngea durante a vocalização em bebés). Cleft Palate Craniofac J. 2006;43 (5):539-546.

36. Palmieri A . Drogas e fissura orofacial não-sindrômica: uma atualização. Braz J Oral Sci 2008;7(24):1470-1475.

37. Noamany SE, Sabet A, Enab A. Evaluation of primary unilateral cleft lip repair: Um sistema de pontuação proposto. EJS.2009; 28 (4):163-170.

38. Agrawal K, Panda K. A modified surgical schedule for primary management of cleft lip and palate in developing countries. Cleft Palate Craniofac J 2011;48(1):1-8.

39. Demke JC e Tatum SA. Análise e evolução dos princípios de rotação na reparação da fenda labial unilateral. J PlastReconstrAesthet Surg. 2011;64:313-318.

40. Meara JG, Andrews BT, Ridgway EB, Raisolsadat MA, Hiradfar M. Unilateral cleft lip and nasal repair: Técnicas e princípios. IranJ Pediatr2011;21(2):129-138.

41. Akin H, Coskun ME, Akin EG. Multidisciplinary approach for esthetic, functional and quality of life outcome in soft palate cleft patient. Cleft Palate Craniofac J 2012;49(5):622-625.

42. Cheema SA, Asim M, Ahmad A. Comparação dos resultados entre as técnicas de reparação de retalho linear e triangular no vermelhão na reparação da fenda labial unilateral. J Ayub Med Coll Abbottabad 2012;24 (3)75-77.

43. Hussein E. Cleft lip and palate-The multidisciplinary management. Smile Dent J 2012;7:14-19.

44. Hussein EA. Preparação ortodôntica para enxerto ósseo em pacientes com fenda palatina - uma revisão. Int JClin Dent Sci 2012;3: 54-57.

45. Ladeira PR e Alonso N. Protocolos no tratamento da fissura labiopalatina: Revisão sistemática.Plast Surg Int. 2012;1:1-9.

46. Rocha R, Ritter DE, Locks A, De Paula LK, Santana RM. Protocolo de tratamento ideal para paciente

com fissura labiopalatina da dentição mista para a permanente. Am J Orthod Dentofacial Orthop 2012; 141(4):140-148.

47. Willadsen E. Influence of timing of hard palate repair in a two stage procedure on early speech development in Danish children with cleft palate. Cleft Palate Craniofac J 2012;49(5):574-595.

48. Zayed EF, Ayad W, Moustafa WA, Shishtawy AH. Unilateral cleft lip repair: Experiência com a técnica de Millard e introdução ao conceito de reparação de zonas juncionais. J. Plast Reconstr Surg 2012;36(2):109-118.

49. Mednick L, Snyder J, Schook C, Blood EA, Brown SE, White RC. Atribuições causais de fenda labial e palatina entre culturas. Cleft Palate Craniofac J.2013;50(6):655-651.

50. Thomas C. Rinoplastia primária para a deformidade da fenda nasal. J DefManag 2013;3(5):2-7.

51. Wang X. Cirurgia de reparação combinada para fenda labial e fenda palatina: Uma experiência clínica de 4 anos. Science Insights 2013;4(2):79-80.

52. Abeleira MT, Pazos E, Ramos I, Outumuro M, Limeres J, Seone-Romero J et al. Tratamento ortodôntico para crianças com deficiência: um inquérito sobre as atitudes dos pais e satisfação geral. Semin Orthod 2014;14(98):1-8.

53. Cudzilo D. Tratamento ortodôntico de pacientes com fenda labial e palatina - procedimentos padrão no instituto de Varsóvia de mãe e filho. Dev.Period Med 2014;18(1):53- 58.

54. Farronato G, Kairyte L, Giannini L, Galbiati G, Maspero C. Como os vários protocolos cirúrgicos da fenda labial e palatina unilateral influenciam o crescimento facial e possíveis problemas ortodônticos? Qual é a melhor altura para a reparação do lábio, palato e alvéolo? Revisão da literatura. Stomatologija 2014;16(2):60.

55. Prasad V, Singh AK, Kumar V, Mishra B, Upadhyaya DN, Nair LC. Multidisciplinary treatment focusing on comprehensive orthodontic approach for improving facial esthetics in cleft lip and palate patients. Indian J Plast Surg 2016; 3(l):50-54.

56. Revisões em Ortodontia. Ashok Kumar Jena.Nova Deli: Jaypee Brothers;2007.p.224-227.

57. Stanier P, Moore G.E, Genetics of cleft lip and palate: syndromic genes contribute to the incidence of non-syndromic clefts. Hum Mol Genet 2004; 73 (1):81-83

58. Banerjee M, Dhakar AS. Epidemiology clinical profile of cleft lip and palate among children in India and its surgical considerations. J Surg Res 2013; 2(1):45-51.

59. Ferguson MW. O mecanismo de elevação da prateleira palatina e a patogénese da fenda palatina. Virchows Arch A Pathol Anat Histol. 1977; 375(2):97-113.

60. Zingade ND. A prevalência de manifestações otológicas em crianças com fenda palatina. Int J Pediatr Otorhinolaryngol 2009; 61:218-222.

61. Mossey J, Little RG, Munger M J, Dixon WC . Fenda do lábio e do palato. Lancet 2009; 374: 1773-85.

62. Pellie CB, Smith C. Tabelas de risco para aconselhamento genético em algumas doenças congénitas comuns malformações. J Med Genet 1974; 11:374-7.

63. Lammer EJ, Shaw GM, Iovannisci DM, Waes VJ, Finnell RH. Maternal smoking and the risk of orofacial clefts: Suscetibilidade com os polimorfismos NAT1 e NAT2. Int J Epidemiol 2004; 15(2):150-156.

64. Shaw GM, Lammer EJ. Consumo de álcool materno periconcepcional e risco de fendas orofaciais. J Pediatr 1999; 134(3):298-303

65. Park-Wyllie L, Mazzotta P, Pastuszak A. Birth defects after maternal exposure to corticosteroids. J Clin Mol Teratol 2000; 62:385-392.

66. Puho EH,Drug treatment during pregnancy and isolated orofacial clefts in hungary (Tratamento medicamentoso durante a gravidez e fendas orofaciais isoladas na Hungria). Cleft Palate CraniofacJ 2007;44(2):194-202.

67. Darab DJ. Patogénese das fendas faciais medianas em ratos tratados com metotrexato. J Clin Mol Teratol 1987:36:77-86.

68. Hernandez-Diaz S,Folic acid antagonists during pregnancy and the risk of birth defects. N Engl J Med2000; 343(22):1608-14.

69. Shah SN, Khalid M, Khan MS. Uma revisão dos sistemas de classificação para pacientes com fenda labial e palatina. Cleft Palate Craniofac J 2012; 2(2): 424-35.

70. Adenwalla HS, Narayanan C, Rajshree J. The history and evolution of cleft surgery in India. Indian J Plast Surg 2005; 38 (2): 412-24.

71. Millard DR. Uma camuflagem primária do harelook unilateral. Am J Surg 1958;95 (2);446-450.

72. Millard DR. Fenda Craft: A evolução da sua cirurgia. Am J Surg 1960;98(1):18-22

73. Millard DR. "Uma rotação radical num único lábio leporino", Am J Surg 1958; 95(2):318-322.

74. Millard DR.Rotation-advancement principle in cleft lip closure. Cleft Palate J. 1964; 12:246-252.

75. Millard DR. Latham RA.Melhoria do tratamento cirúrgico e dentário primário das fendas. Plast Reconstr Surg 1990; 86(5):856-871.

76. Freitas RS. Além dos Cinqüenta Anos da Técnica de Rotação e Avanço de Millard no Fechamento da Fenda Labial: Existem Muitos "Millards"? SeminPlastSurg 2005;19(1):34-38.

77. Singh AK, Nandini R. Deformidade nasal bilateral do lábio leporino. Indian J Plast Surg 2009;

42(2):235-41.

78. Bardach J. Correção da deformidade nasal bilateral secundária: Técnica de Bardachs. Em J Bardach e K Salyer. Técnicas cirúrgicas em fissura labiopalatina.1991;13(1):25-29.

79. Mulliken JB. Correção da deformidade nasal da fenda labial bilateral. Evolução de um conceito cirúrgico. Cleft Palate Craniofac J 1992; 29:540-545.

80. Mulliken JB. Fenda labial completa bilateral e deformidade nasal. Uma análise antropométrica da reparação faseada e síncrona. Plast Reconstr Surg 1995; 96:9.

81. Trott JA, Mohan N. Um relatório preliminar sobre a tiprinoplastia aberta numa fase aquando da reparação do lábio em fendas labiais e palatinas bilaterais: A experiência de Alor Setar. Br J Plast Surg 1993; 46:215-22.

82. Cutting C, Grayson B, Brecht L. Alongamento columelar pré-cirúrgico com reparação numa fase da fenda labial e nasal bilateral. Plast Reconstr Surg 1995;91:52-58.

83. Cutting C, Grayson B, Brecht L, Santiago P, Wood R, Kwon S. Alongamento columelar pré-cirúrgico e reconstrução nasal retrógrada primária em um estágio de reparo bilateral de fissura de lábio e nariz. Plast Reconstr Surg 1998;101:630-639

84. Emsen IM, Modificação da reparação de uma fenda labial unilateral. J Craniofac Surg 2008; 19(5):1330-1342.

85. Reddy GS, Reddy RR, Pagaria N, Berge S., Afroze incision for functional cheiloseptoplasty. J Craniofac Surg 2009;20(2):1733-1746.

86. Braithwaite F, Maurice DG. The importance of the Levator Palatini muscle in cleft palate closure. Br J Plast Surg 1968; 21:60-2.

87. Stark RB, Dehaan CR, Frileck SP, Burgess PD. Primary pharyngeal flap. Cleft Palate J 1969; 6:381-3.

88. Mukerji MM. Retalho de bochecha para palatos curtos. Cleft Palate Craniofac J 2004; 41:144-51.

89. Furlow LT. Reparação da fenda palatina por Z-plastia de dupla oposição. Plast Recostr Surg 1986; 78:724

38.

90. Lehman JA, Douglas BK, Ho WC, Husami TW. Fechamento em um estágio de todo o palato primário. Plast Reconstr Surg 1990;86:675-81.

91. Goleria KS. Procedimento "Hole in one". Tratamento ortodôntico de fenda labial e alvéolo utilizando enxerto ósseo esponjoso autógeno secundário. Cleft Palate Craniofac J 2006; 43(2):351-355.

92. Markus AF, Smith WP, Delaire J. Fechamento primário da fenda palatina: uma abordagem funcional. Br J Oral Maxillofac Surg 1993; 31:71-7.

93. Bardach J. Palatoplastia com dois retalhos; técnica de Bardach. Plast Reconstr Surg 1993; 93(2):411-418

94. Carstens MH. Tratamento sequencial da fenda com a técnica do sulco deslizante e palatoplastia de extensão alveolar. J Craniofac Surg 1999; 10:503-18.

95. Lee SI, Lee HS, Hwang K. Reconstrução de defeito palatino usando retalho mucoperiosteal em dobradiça e palatoplastia pushback. J Craniofac Surg 2001; 12(6):561-3.

96. Sommerlad BC. Uma técnica para a reparação da fenda palatina. Plast Reconstr Surg 2003; 112(6):1542- 1544.

97. Fallah DM, Baur DA, Ferguson HW, Helman JI. Aplicação clínica do retalho temporoparietal-galeal no encerramento de uma fístula oronasal crónica: revisão da anatomia, técnica cirúrgica e relato de um caso. J Oral Maxillofac Surg 2003; 61(10):1228-1230.

98. Carlson L.,Elevated Infant Mortality Rates Among Oral Cleft and Isolated Oral Cleft Cases (Taxas elevadas de mortalidade infantil entre casos de fenda oral e fenda oral isolada): A Meta-Analysis ofStudies From 1943 to 2010. Cleft Palate Craniofac J. 2012; 56:30-7.

99. Agrawal K, Panda KN. Uso do retalho de vômer na palatoplastia: revisitado. Cleft Palate Craniofac J 2006;43:30-7.

100. Ogata H, Nakajima T, Onishi F, Tamada I, Hikosaka M., Cleft palate repair using a marginal musculo-mucosal flap. Cleft Palate Craniofac J 2006; 43(6):651- 655.

101. Penna V, Bannasch H, Stark GB.O retalho de corneto para fechamento de fístula oronasal. Ann Plast Surg 2007; 59(6):679-681.

102. Akulwar R. Moldagem nasoalveolar: Uma revisão. Cleft Palate Craniofac J 2007;3(1):39-48.

103. Grayson BH, Maull D. Moldagem nasoalveolar para bebés nascidos com fendas do lábio, alvéolo e palato. Clin Plast Surg 2004;31:149-158.

104. Yang S, Stelnicki EJ, Lee MN. Uso de aparelho de moldagem nasoalveolar para direcionar o crescimento em paciente recém-nascido com fissura labiopalatina unilateral completa. Pediatr Dent 2003;25:253- 256.

105. Prashanth CS, Amarnath BC, Dharma RM, Dinesh AM. Ortopedia de fissura usando a técnica do leão - Um relato de caso. IOSRJ Dent Med Sci2013;12:11-15.

106. Dubey RK, Gupta DK, Chandraker NK. Moldagem nasoalveolar pré-cirúrgica: Uma nota técnica com relato de caso. Indian J Dent Res Rev 2011;2:66-68.

107. Sharma MP, Sandhu BH, Kumar MA. Moldagem nasoalveolar pré-cirúrgica em paciente com fenda labial e palatina unilateral. Indian J Dent Adv 2012;4:1024-1029.

108. Karimi SV, Bejeh PA. Moldagem naso-alveolar pré-cirúrgica em um neonato com fissura

labiopalatina bilateral: Relato de um caso. J Compr Pediatr 2012;3:86-89.

109. Upadhyay U, Agarwal P, Loomba A. Modificação da placa de base ermoplástica do dispositivo de moldagem nasoalveolar. J Asian Pac Orthod Soc 2011;2(2):4-5.

110. Grayson BH, Shetye PR. Tratamento pré-cirúrgico de moldagem nasoalveolar em pacientes com fissura labial e palatina. Indian J Plast Surg 2009;42 (1):56-61.

111. 111. Reisberg DJ. Cuidados dentários e protéticos para pacientes com fissuras ou condições craniofaciais. .

Cleft Palate Craniofac J 2007;4:639-648.

112. Retnakumari N, Vargheese M, Madhu S, Divya S. Uma nova abordagem na ortopedia infantil pré-cirúrgica

Utilização de um aparelho de moldagem alveolar ativa no tratamento de um paciente com fenda labial e palatina bilateral: Um relato de caso. IOSR J Dent Med Sci 2013;12:11-5.

113. Daigavane PS, Hazarey P, Vasant R, Thombare R. Aparelho pré-direcional: Uma nova abordagem para corrigir a pré-maxila deslocada em casos de fissura bilateral. J Indian Soc Pedod Prev Dent 2011;29:39-43.

114. Suri S, Tompson BD. Um aparelho ortopédico maxilar modificado ativado pelo músculo para moldagem nasoalveolar pré-cirúrgica em bebés com fenda labial e palatina unilateral. Cleft Palate Craniofac J 2004;41:225-229.

115. Bennun RD, Figueroa AA. Remodelamento nasal dinâmico pré-cirúrgico em pacientes com fissura labiopalatina unilateral e bilateral: Modificação da técnica original. Cleft Palate Craniofac J 2006;43:639-648.

116. Doruk C, Kilic B. Moldagem nasal extra-oral num recém-nascido com fenda labial e palatina unilateral: Um relato de caso. Cleft Palate Craniofac J 2005;42:699-702.

117. Singh K, Kumar D, Singh K, Singh J. Resultados positivos da moldagem nasoalveolar em pacientes com fissura bilateral de lábio e palato. Natl J Maxillofac Surg 2013;4:123-124.

118. Ijaz A. Moldagem nasoalveolar da fenda unilateral do lábio e palato em bebés com stent modificado placa. Pak Oral Dent J 2009;28:63-70.

119. Maull DJ, Grayson BH, Cutting CB, Brecht LL, Bookstein FL, Khorrambadi D et al. Efeitos a longo prazo da moldagem nasoalveolar na forma nasal tridimensional em fendas unilaterais. Cleft Palate CraniofacJ 1999;36:391-397.

120. Barry H. Moldagem nasoalveolar para bebés nascidos com fendas do lábio, alvéolo e palato. Semin Plast Surg 2005;19:294-301.

121. Santiago PE, Grayson BH, Cutting CB, Gianoutsos MP, Brecht LE, Kwon SM. Redução da necessidade de enxerto ósseo alveolar por ortopedia pré-cirúrgica e gengivoperiosteoplastia

primária. Cleft Palate CraniofacJ 1998;35:77-80.

122. Pfeifer TM, Grayson BH, Cutting CB. Moldagem nasoalveolar e gengivoperiosteoplastia versus enxerto ósseo alveolar: uma análise de resultados de custos no tratamento de fissura alveolar unilateral. Cleft Palate Craniofac J 2002;3 9:26-9.

123. The Principles and Art of Plastic Surgery. Gillies H, Millard DR.Boston: Little, Brown & Co;1957.p.34-39.

124. Harelip and Cleft Palate.Rose W. London: HK Lewis;1891.p.56-62.

125. Tennison CW. A reparação da fenda labial unilateral pelo método do estêncil. Plast Reconstr Surg 1952; 9:115-118.

126. Randall P. A triangular flap operation for primary repair of unilateral clefts of the lip. Plast Reconstr Surg 1959; 24:331-347.

127. Mesurier AB. Uma operação de retalho quadrilateral de Mirault para lábio leporino. Plast Reconstr. Surg 1955; 16: 422-427.

128. Rana RE, Puri VE, Baliarsing AS. Principles of plastic surgery revisted. Indian J Plast Surg 2004;37(2):124-125.

129. Markus AF, Delaire, J. Functional primary closure of cleft lip. Br J Oral Maxillofac Surg 1993; 31: 281-287.

130. Bussu F, Salgarello M, Adesi LB,Rigante M, Parrilla C, Guidi ML et al. Oral cavity defect reconstruction. Am J Surg 1999;58 (1):56-61

131. Cirurgia Maxilofacial Operatória. Langdon & Patel. Publicações Chapman & Hall 1998; 1:187222.

132. Agrawal K. Cleft palate repair and variations. Indian J Plast Surg;42(1):102-109.

133. 133 Crouze BK. Enxerto ósseo alveolar: passado, presente e novos horizontes. 2012;26:178-183.

134. Boude D e Waite DE.Fechamento secundário de defeitos alveolares. J Oral Surg 1974;37:829-840.

135. Helms JA, Speidel TM e Denis KL.Efeito da calendarização no sucesso clínico a longo prazo dos enxertos ósseos de fendas alveolares.Am J Orthod 1987;92:232-240.

136. Correção cirúrgica das deformidades dentofaciais. Bell WR, Proffit RP:WB Saunders and Co.Philadelphia 1980;.p.1329-1335.

137. Toscano D, Baciliero U, Gracco A e Siciliani G. Estabilidade a longo prazo de enxertos ósseos alveolares em pacientes com fenda palatina. Am J Orthod and Dentofac Orthoped 2012;142:289-299.

138. Vitepom S, Enemark H, Meisen B: Desenvolvimento do esqueleto craniofacial pós-nastal após uma

operação de push back em pacientes com fenda palatina. Cleft Palate Craniofac J 1991;28:392.

139. Nelson CL. Enxerto ósseo de fenda alveolar primária. Oral Maxillofac Surg Clin North Am 1991;3:599.

140. Sadove AM e Eppley BL. Tempo para o enxerto de osso alveolar: O ponto de vista de um cirurgião. Problems Plast Reconstr Surg 1992; 2:39.

141. Hennon DK, Sadove AM e Nelson CL. Factores que afectam o alinhamento do segmento antes do enxerto alveolar primário em fendas unilaterais.Cleft Palate Craniofac J 2000;39:471-477.

142. Pickerell K, Quinn G e Massengill R. Enxerto ósseo primário da maxila em fendas labiais e palatinas. Plast Reconstr Surg 1968;431:438.

143. Robertson NRE and Jolleys A. Effects of early bone grafting in complete clefts of the lip and palate. Plast Reconstr Surg 1968;412:415.

144. Butow K. A relationship measurement method for the analysis of complete unilateral cleft lip and palate cases. Cleft Palate J 1984;21:317-321.

145. Derijcke A, Kuijpers JAM e Lekkas C. Dimensões da arcada dentária em adultos com fenda palatina não operados
pacientes: Uma análise de 37 casos. J Craniofac Genet Dev Biol 1994;14:69.

146. Lilja J.Alveolar bone grafting. Ind J Plastic Surg 2009;42:110-115.

147. Ochs MW. Enxerto ósseo de fenda alveolar: enxerto ósseo secundário. J Oral Maxillofac Surg 1996;54:83-88.

148. Dempf R, Teltzrow T, Kramer FJ e Hausamen JE. Alveolar Bone Grafting in Patients with Complete Clefts: Um estudo comparativo entre enxerto ósseo secundário e terciário. Cleft Palate CraniofacJ 2002;39:18-25.

149. Geran RG, McNamara JA Jr, Baccetti T, Franchi L, Shapiro LM. Um estudo prospetivo a longo prazo sobre os efeitos da expansão rápida da maxila na dentição mista precoce. Am J Orthod Dentofacial Orthop 2006; 129:631-640.

150. McNally MR, Spary DJ, Rock WP. Um estudo controlado randomizado comparando o quadhelix e o arco de expansão para a correção da mordida cruzada. J Orthod 2005; 32 : 29-35.

151. Lilja J, Kalaaji A, Friede H, Elander A. Combinação de enxerto ósseo e fecho retardado do palato em pacientes com fissura labiopalatina unilateral: facilitação da erupção do incisivo lateral e avaliação de indicadores para o momento do procedimento. Cleft Palate Craniofac J 2000;37:98-105.

152. Levitt T, Long RE , Trotman CA. Crescimento maxilar em pacientes com fissuras após enxerto ósseo alveolar secundário. Cleft Palate Craniofac J 1999;36:398-406.

153. Tindlund RS, Rygh P. Alterações no perfil dos tecidos moles durante o alargamento e a protracção do maxilar em pacientes com fissura labiopalatina, em comparação com o crescimento e desenvolvimento normais. Cleft Palate Craniofac J 1993; 30:454-68.

154. Frank SW, Engel AB. Os efeitos da expansão do aparelho quadri-hélice maxilar nas medidas cefalométricas em pacientes ortodônticos em crescimento. Am J Orthod 1982;81:378-89.

155. Schiffman PH, Tuncay OC. Expansão maxilar: uma meta-análise. Clin Orthod Res 2001; 4:86-96.

156. Lagravere MO, Paul WM, Flores C. Alterações esqueléticas e dentárias com o uso de próteses fixas lentas

tratamento de expansão, uma revisão sistemática. Semin Orthod 1999; 5:76-81.

157. Henry RJ. Expansão lenta da maxila: uma revisão da terapia quadri-hélice durante a dentição de transição. ASDC J Dent Child 1993;60:408-13.

158. Matsui K, Echigo S, Kimizuka S,Takahashi M and Chiba M. Clinical Study on Eruption of Permanent Canines After Secondary Alveolar Bone Grafting. Cleft Palate Craniofac J 2005;42:309- 313 .

159. Boyarskiy S, Choi HJ e Park K. Evaluation of Alveolar Bone Support of the Permanent Canine in Cleft and Noncleft Patients (Avaliação do suporte ósseo alveolar do canino permanente em pacientes com fissura e sem fissura). Cleft Palate Craniofac J 2006;43:678-682.

160. Eppley BL. Enxerto ósseo de fenda alveolar (Enxerto ósseo primário). J Oral Maxillofac surg 1996;54:74- 82.

161. Warren DW. Comportamentos compensatórios da fala na fenda palatina: um fenómeno de regulação/controlo. Cleft Palate J 1986; 23:251-60.

162. Cirurgia ortognática no paciente com fissura. Fonseca RJ, Turvey TA, Wolford LM WB. Philadelphia: Saunders 2000.P.87-146.

163. Dalston RM, Warren DW, Dalston ET. Uso da nasometria como ferramenta de diagnóstico para identificar pacientes com comprometimento velofaríngeo. Cleft Palate Craniofac J 1991; 28:184-189.

164. SchoenborDU. ber eine neue methode der staphylorraphies. Arch Klin Chir 1876; 19:528.

165. O uso de videofluoroscopia multiview e nasofaringoscopia de fibra ótica flexível como preditor de sucesso na cirurgia de retalho faríngeo. Shprintzen. Londres: RJ.Ellis F, Flack E editores.1979.p6-14.

166. Whitaker L, Randall P, Graham W, Hamilton R, Winchester F. Uma série prospetiva e aleatória comparando retalhos faríngeos posteriores com base superior e inferior. Cleft Palate J 1972; 9: 304-311.

167. Chen PK, Wu JT, Chen YR, Noordhoff MS. Correção da insuficiência velofaríngea secundária em pacientes com fenda palatina com a palatoplastia de Furlow. Plast Reconstr Surg 1994; 94:933.

168. Hendler BH, Costello BJ, Silverstein KE, Yen D, Goldberg A. An analysis of uvulopalatopharyngoplasty, genioglossus advancement and maxillo-mandibular advancement for the treatment of obstructive sleep apnea. J Oral Maxillofacial Surg 2001; 59: 892-897.

169. Figueroa AA, Polley JW, Ko EWC. Distração maxilar para o tratamento da hipoplasia maxilar fissurada com um sistema de distração externo rígido. Semin Orthod 1999; 5:46-51.

170. Electropalatografia e suas aplicações clínicas. Hardcastle WJ. Londres: Gibbon F em Ball MJ, Code C (eds) 1987.p.45-48.

171. Lee AS-Y, Law J, Gibbon FE: Electropalatografia para distúrbios da articulação associados à fenda palatina. Cochrane Database Syst Rev 2009;3-7.

172. Sell D, Mars M, Worrell E: Estudo do processo e dos resultados do tratamento protético multidisciplinar para a disfunção velofaríngea. Int J Lang Commun Disord 2006;41:495-511.

173. Ahluwalia M, Brailsford S, Tarelli E, Gilbert S, Clark D, Barnard K, Beighton D. Cárie dentária, higiene oral, desobstrução oral em crianças com distúrbios craniofaciais. J Dent Res 2004;83:175-179.

174. Winters J, Hurwitz D: Ortopedia pré-cirúrgica no tratamento cirúrgico da fenda labial e palatina unilateral. PlastReconstrSurg 1995;95:755-764.

175. Brophy T: Fenda labial e palatina. J Am DentAssoc 1927;14:1108-1115.

176. Latham R. Avanço ortopédico do segmento maxilar fendido: um relatório preliminar. Cleft Pal J 1980;17:227-233.

177. McNeil C. Orthodontics in the treatment of cleft palate (Ortodontia no tratamento da fenda palatina). Dent Rec 1950;70:126-132.

178. Grayson B, Cutting C, Wood R: Alongamento pré-operatório da columela em fendas labiais e palatinas bilaterais. Plast Reconstr Surg 1993;92:1422-1423.

179. Duque C, Dalben Gda S, Aranha A, Carrara C, Gomide M, Costa B. Cronologia da erupção dos dentes decíduos em crianças com fissura labiopalatina. Cleft Pal Craniofac J 2004;41:285-289.

180. Ranta R. A review of tooth formation in children with cleft lip/palate. Am J Orthod Dentofac Orthoped 1986;90:11- 18.

181. Bjerklin K, Kurol J, Paulin G. Erupção ectópica dos primeiros molares permanentes superiores em crianças com fenda labial e/ou palatina. Eur J Orthod 1993;15:535-540.

182. Albery E, Grunwell P. Consonant articulation in different types of cleft lip and palate; in Grunwell

P (ed): Analysing Cleft Palate Speech. Londres, Whurr, 1993, pp 83-111.

183. Bergland O, Semb G, Abyholm F. Eliminação da fenda alveolar residual através de enxerto ósseo secundário e subsequente tratamento ortodôntico. Cleft Pal J 1986; 23:175-205.

184. Van der Wal K, van der Meulen B. Erupção de caninos através de enxertos de osso alveolar em fissuras labiopalatinas. Cleft Pal Craniofac J 2005;45:255-259.

185. Hermann N, Jensen B, Dahl E, Bolund S, Kreiborg S. A comparison of the craniofacial morphology in 2- month- old unoperated infants with unilateral complete cleft lip and palate, and unilateral incomplete cleft lip. J Craniofac Genet Dev Biol 1999;19:80-93.

186. Mars M, Houston WBA. Um estudo preliminar do crescimento e morfologia facial em indivíduos do sexo masculino não operados com fenda labial e palatina unilateral com mais de 13 anos de idade. Cleft Pal J 1990;27:7-10.

187. Semb G. A study of facial growth in patients with unilateral cleft lip and palate treated by the Oslo CLP Team. Cleft Pal Craniofac J 1991;28:1-21.

188. Hermann N, Kreiborg S, Darvann T, Jensen B, Dahl E, Bolund S. Early craniofacial morphology and growth in children with Robin Sequence. Cleft Pal Craniofac J 2003;40:131-43.

189. Hermann N, Darvann T, Jensen L, Dahl E, Bolund S, Kreiborg S. Early craniofacial morphology and growth in children with bilateral complete cleft lip and palate. Cleft Pal Craniofac J 2004;41:424- 438.

190. Sell D, Harding A, Grunwell P.An assessment for speech disorders associated with cleft palate and/or velopharyngeal dysfunction (revised). Int J Lang Commun Disord 1999;34:17-33.

191. Hollier LH, Kim J H, Grayson B, McCarthy JG: Crescimento mandibular após distração em pacientes com menos de 48 meses de idade. Plast Reconstr Surg 1999; 103:1361- 1370.

192. Figueroa AA, Polley JW e Ko EW. Distração maxilar para o tratamento da hipoplasia maxilar fissurada com um sistema de distração externo rígido. Semin in Orthodontics 1999; 5(1): 46-51.

193. Rachmiel A, Almos ME, Aizenbud E. Tratamento da fenda palatina maxilar: osteogénese de distração vs. cirurgia ortognática. Ann Maxillofac Surg 2012;2:2-8.

194. Chin M, Toth BA. Avanço Le Fort III com distração gradual utilizando dispositivos internos. Plast Reconstr Surg 1997;100:819-997.

195. McCarthy JG. Distração da mandíbula e do esqueleto craniofacial. J Craniomaxillofac Surg 1996;24:193-199.

196. Gosain AK, Santoro TD, Havlik RJ, Cohen SR, Holmes RE. Distração do terço médio da face após Le Fort III e osteotomias em monobloco: problemas e soluções. Plast Reconstr Surg. 2002;109:1797-1808.

197. Kunz C, Brauchli L, Moehle T,Rahn B, Hammer B. Considerações teóricas para a correção cirúrgica da deformidade mandibular em pacientes com microssomia hemifacial utilizando osteogénese de distração multifocal. J Oral Maxillofac Surg. 2002;61:364-368.

198. Miloro M. Osteogénese de distração mandibular para a gestão pediátrica das vias aéreas. J Oral Maxillofac Surg. 2010;68:1512-1523.

199. Kuroda S, Watanabe K, Ishimoto K. Estabilidade a longo prazo da osteogénese de distração Lefort III com um dispositivo de distração externo rígido num paciente com síndrome de Crouzon. Am J Orthod Dentofacial Orthop 2011;140:550-561.

200. Cohen SR. Distração craniofacial com um sistema modular de distração interna: evolução do desenho e das técnicas cirúrgicas. Plast Reconstr Surg 1999;103:1592-1607.

201.VÁRIOS PROTOCOLOS PARA A GESTÃO DA FENDA LABIAL E PALATINA EM TODO O MUNDO

COUNTRY	CENTRE	TYPE OF CLEFT LIP AND PALATE	TIMING OF SURGERY	TYPE OF OPERATION AND TECHNIQUE
UNITED STATES OF AMERICA	University of Miami, School of Medicine	Complete ULCP	3 months 6–8 months 12–24 months 8–10 years	Lip adhesion Second lip-nose Palatel closure: von Langenbeck + Vomer Flap Alveolar bone grafting
		Complete BCLP	3 months 6–8 months 12–24 months 8–10 years	Lip adhesion Second lip-nose Palatel closure : von Langenbeck + Vomer Flap Alveolar bone grafting
		Isolated CP	12–18 months	Palatel closure : von Langenbeck + Vomer Flap
UNITED STATES OF AMERICA	University of the Pacific, Dugoni School of Dentistry, San Francisco	Cleft lip and palate	Newborn 3 months 6 months 9 months 12 months 7 years 7-8 years Older than 8 years	Diagnostic examination, general counseling of parents, feeding instructions, palatal obturator (if necessary) Cleft lip repair Presurgical orthodontics, if necessary; first speech evaluation Speech therapy begins Cleft palate repair (placement of ventilation tubes if not done at the time of CL repair) Orthodontic treatment Alveolar bone graft Orthodontic treatment continues

UNITED STATES OF AMERICA	Lancaster cleft palate clinic	Complete ULCP	6 weeks	Lip repair: Millard
			9-12 months	Hard palate repair: Bardach or Delaire
			9-12 months	Soft palate repair: Bardach or Delaire
			6 years	Alveolar bone grafting: Delaire
		Complete BCLP	6 weeks	Lip repair: Millard
			9-12 months	Hard palate repair: Bardach or Delaire
			9-12 months	Soft palate repair: Bardach or Delaire
			6 years	Alveolar bone grafting: Delaire
		Isolated CP	9-12 months	Hard palate repair: Bardach or Delaire
			\ 9-12 months	Soft palate repair: Bardach or Delaire
TURKEY	Ege University, School of Dentistry, Department of Orthodontics.	Complete ULCP	3 months	Primary lip closure-Modified Millard technic palate closure.
			12- 16 months	Palate closure- Von-Langenbeck technic
		Complete BCLP	3 months	Primary lip closure -Modified Millard technic palate closure.
			12-16 months	Palate closure- Von-Langenbeck technic
		Isolated CP	12-16 months	Palate Closure- Von-Langenbeck technic

TURKEY	Hacettepe University Faculty of Medicine, Department of plastic Reconstructive and Aesthetic Surgery Craniomaxillofacial team	Complete ULCP Complete BCLP Isolated CP	2-4 months 6-9 months 2-4 months 6-9 months 6-9 months	Primary lip closure- Millard Palate closure- V-Y Push Back-Furlow Primary lip closure- Millard Palate closure- V-Y Push Back-Furlow Palate closure- V-Y Push Back-Furlow
TURKEY	Suleyman Demirel University Faculty of Dentisrty Cleft Lip and Palate Clinic	Complete ULCP Complete BCLP Isolated CP	3-9 months 12-16 months 3-9 months 12- 16 months 12- 16 months	Primary lip closure-Millard technic (Mohler's modification) Palate closure- Veau- Wardill Kliner (V-Y pushback technic), Von Langenbeck Primary lip closure- Mulliken's technique Palate closure- Veau- Wardill Kliner (V-Y pushback technic), Von Langenbeck + Vomer flap (sometimes) Von Langenbeck (sometimes V-Y pushback technique)

TURKEY	Yeditepe University, Dental Faculty, Orthodontic Department, Cleft lip-palate and craniofacial deformity clinic	Complete ULCP	3-4 months 4-6 months	Primary lip closure-Modified Millard or Millard rotation advancement Primary lip closure-Mulliken
		Complete BCLP	Before 12 months	Palate closure-Modified Bardach or V-Y push back with or without buccal mucosal flap (because surgeons are from different universities, there are different surgical approaches)
		Isolated CP	Before 12 months	Palate closure-Modified Bardach or V-Y push back with or without buccal mucosal flap (because surgeons are from different universities, there are different surgical approaches)
ARMENIA	Arabkic JMC-ICAH	Complete ULCP	4-5 months 9-12 months	Cleft lip repair Cleft palate repair
		Complete BCLP	6-8 months 12-18 months	Cleft lip repair Cleft palate repair
		Isolated CP	9-12 months	Cleft palate repair
AUSTRIA	Salzburg	Complete ULCP	5-6 months 9-12 months	Cleft lip repair Cleft palate repair
		Complete BCLP	4-6 months 9-12 months	Cleft lip rapair Cleft palate repair
		Isolated CP	9-12 months	Cleft palate repair

AUSTRIA	University Clinic for Oral and Maxillofacial Surgery Salzburg	Complete ULCP	4-6 months 9-12 months	Cleft lip repair Cleft palate repair
		Complete BCLP	4-6 months 9-12 months	Cleft lip repair Cleft palate repair
		Isolated CP	9-12 months	Cleft palate repair
BELGIUM	Centre labio-palatin Albert Deconnick	Complete ULCP	Neonatal period	Labioplasty and rhinoplasty
		Complete BCLP	Neonatal period	Labioplasty and rhinoplasty
		Isolated CP	3 months	Staphylorraphy and earing tubes
BELGIUM	Centrum Voor Schisis and Craniofaciael Afwijkingen UZ Brussel/ VUB	Complete ULCP	3-4 weeks	Lip adhesion
		Complete BCLP	3-4 weeks	Lip adhesion
		Isolated CP	1 year	Soft palate repair
BOSNIA AND HERZEGOVINA	Clinical university centre Sarajevo	Complete ULCP	6 months 18 months	Cheiloplasty Palatoplasty
		Complete BCLP	6 months 18 months	Cheiloplasty Palatoplasty
		Isolated CP	16 months	Palatoplasty
BOSNIA AND HERZEGOVINA	Clinical Centre, Banja Luka	Complete ULCP	till 6 months	Primary lip closure-Millard
		Complete BCLP	till 6 months	Primary lip closure-Millard

BULGARIA	Medical University of Plovdiv	Complete ULCP	1-3 months 10 months	Primay lip closure- Modified Millard and primary gingivoplasty. Palate closure- Wardill-Kilner-Veau with transversal section of the nasal layer
		Complete BCLP	1 month 10 months	Primay lip closure- Modified Millard and primary gingivoplasty Palate closure- Wardill-Kilner-Veau with transversal section of the nasal layer
		Isolated CP	10 months	Palate closure- Wardill-Kilner-Veau with section of the nasal layer or in only soft palate Modified Sommerlad with section of the nasal layer
BRAZIL	Plastic Surgery Division, HUCFF-UFRJ, Rua Ramon Franco Rio de Janeiro	Complete ULCP	3-4 months 12-18 months	Cheiloplasty Palatoplasty
		Complete BCLP	3-4 months 12-18 months	Cheiloplasty Palatoplasty
CROATIA	Department of Oral and Maxillofacial Surgery, University Hospital Dubrava, Zagreb	Complete ULCP	4-6 months	Lip closure- Millard Primary rhinoplasty and soft palate closure-von Langenbeck
		Complete BCLP	4-6 months	Lip closure- Millard Primary rhinoplasty and soft palate closure-von Langenbeck
		Isolated CP	18-24 months	Hard palate closure

CZECH REPUBLIC	Department of Children Plastic Surgery Faculty Hospital Brno Faculty of Medicine, Masaryk University Brno Czech Republic	Complete ULCP Complete BCLP Isolated CP	Neonatal from 6 months Neonatal 6 months from 6 to 9 months	Lip closure- Modified Millard Palate closure- 2 flaps, IVV Lip repair Palate closure Palate closure- 2 mucoperiosteal flaps + IVV
ESTONIA	Estonian cleft team (University of Tartic + North Estonia Medical Centre, Tallinn	Complete ULCP Complete BCLP Isolated CP	4-6 months 1-1.5 years 4-6 months 1-1.5 years 1-1.5 years	Lip closure Palate closure Lip closure Palate closure Palate closure
FINLAND	Cleft palate and Craniofacial Centre, Helsinki University Central Hospital	Complete ULCP Complete BCLP Isolated CP	4 months 4 months 9 months 4 months 4 months 9 months 9 months	Lip repair Hard palate repair Soft palate repair Lip repair Hard palate repair Soft palate repair Cleft palate repair

FINLAND	Töölö hospital	Complete ULCP	4 months 4 months 9 months	Lip repair Hard palate repair Soft palate repair
		Complete BCLP	4 months 4 months 9 months	Lip repair Hard palate repair Soft palate repair
		Isolated CP	9 months	Cleft palate repair
FRANCE	"LE TREFLE" L'équipe de traitement des fentes labio palatines d'Ecully, Clinique du Val d'Ouest (Lyon)	Complete ULCP	3 months 6 or 8 months	Veloplasty: sommerlad Hard palate closure treatment Veloplasty: sommerlad
		Complete BCLP	3 months 6 or 8 months	Hard palate closure treatment All in one at 3 months if possible , if not veloplasty at 3 and hard palate at 6 months
FRANCE	Chirurgie Plastique Pédiatrique CHRU Montpellier-UM1	Complete ULCP	6 months 14 to 18 months	Cheilorhinoplasty and soft palate repair with intravelar veloplasty (according to Sommerlad) Hard palate closure with no denuded zones
		Complete BCLP	6 months 14 to 18 months	Cheilorhinoplasty and soft palate repair with intravelar veloplasty (according to Sommerlad) Hard palate closure with no denuded zones Hard and soft palate repair with no denuded zones with intravelar veloplasty

FRANCE	Caen University Hospital	Complete ULCP	Neonate period Neonate period 6 months 12 and 18 months 4-6 years	Lip closure Primary rhinoplasty Soft palate repair Hard palate repair Alveolar bone grafting
		Complete BCLP	Neonate period Neonate period 6 months 12 and 18 months 4-6 years	Lip closure Primary rhinoplasty Soft palate repair Hard palate repair Alveolar bone grafting
		Isolated CP	6 months 12 and 18 months	Soft palate repair Hard palate repair
FRANCE	Clinique de Chirurgie Plastique et Maxillo-Faciale Grenoble	Complete ULCP	6 weeks 4-5 months 12 months	Lip adhesion Cheilorhinoplasty and veloplasty Uranoplasty.
		Complete BCLP	6 weeks 4-5 months 12 months	Lip adhesion Cheilorhinoplasty and veloplasty Uranoplasty
		Isolated CP	8 months	Veloplasty or uranostaphylorraphy
FRANCE	Hopital Toulouse Purpan	Complete ULCP	Neonatal 3-6 months	Lip repair Palate surgery(Millard and VWK)
		Complete BCLP	Neonatal	Lip repair
		Isolated CP	3 to 6 months	Palate surgery(Millard and VWK)

FRANCE	Service de Chirurgie Maxillo-Faciale et Plastique pédiatriques Centre des Malformations de la Face et de la Cavité Buccale Paris	Complete ULCP	3months 3 months or 6 months 12 months 5 years	Cheiloplasty Veloplasty Hard palate repair Gingivoperiosteoplasty
		Complete BCLP	3 months 3 or 6 months	Bilateral cheiloplasty in one stage Veloplasty
		Isolated CP	12 months 5 years	Hard palate Gingivoperiosteoplasty
GERMANY	Department of Oral and Maxillofacial surgery, University Hospital of Homburg	Complete ULCP	4-6 months 10-12 months	Lip sometimes alveolus closure (Tennison-Randall, Delaire, Skoog, Millard) Hard palate closure (Pichler)
		Complete BCLP	4-6 months 10-12 months	Lip and sometimes hard palate closure (Veau-Manchester) Hard palate closure (Pichler)
		Isolated CP	10-12 months	Palate repair (Veau-Kriens)

GERMANY	Lippen-Kiefer-Gaumenspalten-Zentrum des Universitätsklinikums Erlangen (Cleft Center of Erlangen-Nurember University Hospital)	Complete ULCP	3-6 months 12 months 5-6 years 8-10 years	Lip repair (possibly also ear tube placement if needed) Palatel repair Minor rhinoplasty if needed (possibly also velopharyngoplasty if needed) Maxillary osteoplasty if needed; adolescnece: corrective operations (orthognathics, scar correction, facial plastic surgery etc.)
		Complete BCLP	3-6 months 12 months 5-6 years 8-10 years	Lip repair (possibly also ear tube placement if needed) Palatel repair Minor rhinoplasty if needed (possibly also velopharyngoplasty if needed) Maxillary osteoplasty if needed; adolescnece: corrective operations (orthognathics, scar correction, facial plastic surgery etc.)
		Isolated CP	12 months	Palatel repair
GERMANY	University Medical Center Mainz	Complete ULCP	3 months 9 months	Cheiloplasty Palatoplasty
		Complete BCLP	3 months 9 months	Cheiloplasty Palatoplasty
		Isolated CP	9 months	Palatoplasty

GREECE	St. LUKE' S HOSPITAL Panorama – Thessaloniki	Complete ULCP	3 months 12 months 5-9 years	Lip repair Palate repair Alveolar bone grafting
		Complete BCLP	3 months 12 months 5-9 years	Lip repair Palate repair Alveolar bone grafting
		Isolated CP	12 months 5-9 years	Palate repair Alveolar bone grafting
INDIA	Balaji Dental and Craniofacial hospital	Cleft lip and palate	At birth 2-3 months 9-11 months 3 years + 3 years 3 years 0R 7 years 13 years	Feeding Plate Lip repair Palate repair Pharyngoplasty (if needed) Speech Therapy Premaxillary setback (in case of bilateral cleft) Cleft alveolar bone closure using BMP Cleft alveolar bone closure with bone grafting Cleft orthodontics (correction of malaligned teeth) Rhinoplasty (nose correction)
		Depending upon the severity of the cleft, these procedures may be performed	14-16 years	Distraction Osteogenesis (Upper jaw advancement) Orthognathic Surgery (jaw correction surgery) Secondary Corrections

ITALY	Bambino Gesu' Ospedale Peddiatrico – U.O.C. di Chirurgia Plastica e Maxillofacciale	Complete ULCP Complete BCLP Isolated CP	6 months 6 months –	Lip closure- one stage reconstruction with periosteal graft from tibia Lip closure one stage reconstruction with periosteal graft from tibia Palate repair- Veloplasty, von langenbeck, veau wardill
ITALY	Centro Regionale per la diagnosi e la cura delle malformazioni cranio maxillo facciali – U.O.C. Chirurgia Maxillo-Facciale – Ospedale San Bortolo – Vicenza	Complete ULCP Complete BCLP Isolated CP	3 months 6 months 8 months 9- 10 years 3 months 6 months 18 months 9- 10 years 3 months 18 months	Soft palate repair:Widmaier technique Lip and nose repair Tennison:Mc Comb technique Hard palate closure Vomer flap technique) Alveolar bone grafting Lip repair and colummelar lengthening :Manchester technique and open rinoplastic Soft palate repair :Widmaier technique Hard palate closure :Vomer flap technique Alveolar bone grafting Soft palate repair :Widmaier technique Hard palate closure :two layers or complete closure Von Langebeck technique
ITALY	Regional Cleft Lip and Palate Center	Complete ULCP Complete BCLP Isolated CP	2,5/3 months 2,5/3 months 6 months	Lip repair:Modified Tennison technique Lip Repair: Mulliken technique Palate repair: Bardach technique

ITALY	Smile House (Regional Center for CLP San Paolo Hospital, Milano) Azienda Ospedaliera San Paolo 20142 Milano	Complete ULCP	4-6 months, 18-24 months;	Lip, nose, soft palate; Hard palate and GAP
		Complete BCLP	4-6 months; 18-24 months	Lip, nose, soft palate Hard palate and GA P
		Isolated CP	10-12 months	Cleft palate repair
JAPAN	Department of Oral and Maxillofacial surgery, Osaka University	Complete ULCP	4-5 months 14-24 months	Lip repair Palate repair
		Complete BCLP	4-5 months 14-24 months	Lip repair Palate repair
MACEDONI A	Clinic for Maxillofacial surgery, Skopje	Complete ULCP	3months 24 months	Cleft lip repair Millard & Le Messeier Cleft palate repair:Veau Wardil Kilner
		Complete BCLP	3 months 24 months	Cleft lip: Barsky Cleft palate repair : Veau Wardil Kilner
		Isolated CP	after 18 months	Cleft palate repair
MALTA	Mater Dei Hospital	Complete ULCP	3 months 6 months	Lip repair- Modified Millard repair Cleft palate: Veau Wardil Kilner
		Complete BCLP	3 months 6 months	Lip repair: straight line closure Palate repair: Veau Wardil Kilner
		Isolated CP	6 months	Palate repair: Veau Wardil Kilner

NETHERLANDS	University Hospital of Nijmegen Cleft Palate Center	Complete ULCP	1–2 months 6 months 12–18 months and 6–9 years 10 years	Lip adhesion Second lip-nose Soft and hard Palatel closure: von Langenbeck Alveolar bone grafting
		Complete BCLP	1–2 months 9 months 12–18 months and 6–9 years 10 years	Lip adhesion Second lip-nose Soft and hard Palatel closure: von Langenbeck Alveolar bone grafting
		Isolated CP	12–18 months and 6–9 years	Soft and hard palatel closure: von Langenbeck
NETHERLANDS	Alkmaar Medisch Centrum, Alkmaar	Complete ULCP	3-6 months 6-9 months	Lip repair Palate repair
		Complete BCLP	3-6 months 6-9 months	Bilateral lip repair Palate repair
		Isolated CP	6-9 months	Palate repair
POLAND	Department of Pediatric Surgery, Pomeranian Medical University in Szczecin, Poland	Complete ULCP	4 months 3 months and 6 months	Cleft lip repair Cleft lip repair 3 months of life on the one side and 6 months of life on the other side
		Complete BCLP	3 months and 6 months	Cleft lip repair 3 months of life on the one side and 6 months of life on the other side
		Isolated CP	12 months	Cleft palate repair

POLAND	Department of Pediatric and Oncological Surgery Pomeranian Medical University in Szczecin Unii Lubelskiej	Complete ULCP Complete BCLP Isolated CP	4-5 months of life 3-4th month 12 months	Cleft lip repair and cleft palate repair Cleft lip repair and cleft palate repair Cleft palate repair
POLAND	National Research Institute of Mother and Child, Department of Paediatric Surgery	Complete ULCP Complete BCLP Isolated CP	6-9 months 6-9 months 6-9 months	Cleft lip repair and cleft palate repair Cleft lip repair and cleft palate repair Cleft palate repair
POLAND	Plastic Surgery Department Medical University in Wroclaw Specialistic Medical Center in Polanica Zdrój	Complete ULCP Complete BCLP Isolated CP	5- 6 months 12 months 6-7 months 12-14 months 10-12 months	Cleft lip repair Cleft palate repair Cleft lip repair Cleft palate repair Cleft palate repair
POLAND	The Formmed Center for congenital disorders (and defects)	Complete ULCP Complete BCLP Isolated CP	6 months 6 months 6 months 6 months 6 months	Cleft lip and palate:one stage Cleft lip and palate:one stage Cleft lip and palate:one stage Cleft lip and palate:one stage Cleft palate repair

ROMANIA	Emergency Clinical Hospital for Children "Maria Sklodowska Curie"	Complete ULCP	3-6 months 6 and 18 months	Cleft lip repair: Millard Palatal repair according to Goteborg delayed palatal closure protocol: Posterior Palatoplasty (6 mths), Anterior Palatoplasty (18 mths)
		Complete BCLP	3-6 months 6 and 18 months 6 months 18 months	Cleft lip repair: Veau Duhamel Palatal repair according to Goteborg delayed palate closure protocol: Posterior Palatoplasty (6 mths), Anterior Palatoplasty (18 mths) U-shaped: posterior palatoplasty Anterior repair
		Isolated CP	6 months	V-shaped - one stage repair
ROMANIA	Grigore Alexandrescu Emergency Hospital for Children, Plastic Surgery Clinic	Complete ULCP	6 months 6-12 months if over 3 years old	Cleft lip repair: Millard Soft palate repair Soft and hard palate repair:Von Langenbeck, Veau-Wardill-Kilner
		Complete BCLP	6 months 6-12 months if over 3 years old 7-9 years	Cleft lip repair: Millard Soft palate repair Soft and hard palate repair:Von Langenbeck, Veau-Wardill-Kilner Alveolar bone grafting
		Isolated CP	6-12 months if over 3 years old	Soft palate repair Soft and hard palate repair:Von Langenbeck, Veau-Wardill-Kilner

ROMANIA	Oro-maxillo-facial surgery department – emergency municipal hospital timisoar	Complete ULCP	3-6 months	Cleft lip closure
		Complete BCLP	3-6 months	Bilateral cleft lip closure
		Isolated CP	9-12 months	Cleft palate closure
RUSSIA	Department of Maxilo-Faciales Surgegion, Republic Children Clinical Hospital Republic of Bashkortostan, Ufa	Complete ULCP	4-9 months	Cleft lip and cleft palate repair
		Complete BCLP	4-9 months	Cleft lip and cleft palate repair
		Isolated CP	12 months	Cleft palate repair
RUSSIA	Scientific-Practical Center for medical help to children with craniofacial anomalies	Complete ULCP	1-4 months 6-8 months 12-14 months	Cleft lip repair Veloplasty Uranoplasty
		Complete BCLP	3-4 months 6-8 months 12 -14 months	Bilateral cleft lip repair Veloplasty Uranoplasty
		Isolated CP	6-8 months	Uranoveloplasty
RUSSIA	Volgograd Cleft Center	Complete ULCP	From 3 months	Cleft lip and palate repair
		Complete BCLP	From 3 months	Cleft lip and palate repair
		Isolated CP	9-12 months	Cleft palate repair

SERBIA	Medicine Faculty University of Nis	Complete ULCP	3-6 months 12-18 months	Cleft lip :Tennison Hard and soft palate closure: Veau-Wardill-Kilner
		Complete BCLP	3-6 months 12-18 months	Lip closure : Tennison Hard and soft palate closure: Veau-Wardill-Kilner
		Isolated CP	12-18 months	Palate closure: Veau-Wardill-Kilner
SERBIA	Institut za zdravstvenu zaštitu dece i omladine vojvodine novi sad	Complete ULCP	2 months	Cleft lip reair: Tennison
		Complete BCLP	2-3 months	Cleft lip reair: Tennison
		Isolated CP	10-12 months	Palate closure: Veau-Wardill-Kilner
SERBIA	Institut za zdravstvenu zaštitu majke in deteta Srbije "Dr Vukan Čupic"	Complete ULCP	1-3 months	Cleft lip repair: Tennison, Mulliken
		Complete BCLP	10-12 months	Soft and hard palate :Kilner-Wardill-Veau
		Isolated CP	9-12 months	Soft and hard palate:Kilner-Wardil V-Y 75%, Furlow 25%
SERBIA	Institute for Mother and Child Health care of Serbia "Dr Vukan Cupic"	Complete ULCP	1-3 months 10-12 months	Lip repair Palate repair
		Complete BCLP	1-3 months	Lip repair
		Isolated CP	10-12 months	Palate repair

SERBIA	Klinika za dečju hirurgiju I.Z.Z.D.O.V., Novi Sad	Complete ULCP	2.5-8 months 12-18 month	Cleft lip repair: Tennison Soft and hard palate : Veau-Wardill-Kilner
		Complete BCLP	2.5-8 months 12-18 months	Cleft lip repair: Tennison Soft and hard palate : Veau-Wardill-Kilner
		Isolated CP	12-18 months	Soft and hard palate: Veau-Wardill-Kilner
SERBIA	University Children's Hospital Belgarde	Complete ULCP	1-2 months 10 months	Cleft lip repair: Tennison Cleft palate repair: Furlow, Veau- Killner-Wardill
		Complete BCLP	2-3 months 10-12 months	Cleft lip repair: Millard Cleft palate repair: Veau- Killner-Wardill)
		Isolated CP	10 months	Cleft palate repair: Furlow
SERBIA	Univerzitetska dečija klinika	Complete ULCP	1 month 10 months 9 years	Cleft lip repair: Tennison Soft and hard palate:Furlow Alveolar bone grafting
		Complete BCLP	1 month 10 months 9 years	Cleft lip repair: Tennison Soft and hard palate:Furlow Alveolar bone grafting
		Isolated CP	10 months	Soft and hard palate:Furlow
SLOVAKIA	Cleft centre Bratislava	Complete ULCP	From 3 months	Cleft lip and palate repair
		Complete BCLP	From 3 months	Cleft lip and palate repair
		Isolated CP	9 months	Cleft palate repair

SLOVAKIA	Department of Plastic, Reconstructive and Aesthetic Surgery L. Pasteur´s University Hospital, P. J. Šafárik University , Faculty of Medicine	Complete ULCP Complete BCLP	From 6-12 months From 6-12 months	2 flap palatoplasty s. Bardach One Stage primary Bilateral Cleft Lip Nose repair s. Black´s technique or Salyer ´s technique at 3 months, two stage bilateral Cleft Lip Nose repair is rare Primary bilateral cleft nose reconstruction Stage 2 - is performed 1 year after the first operation Two - flap palatoplasty - Bardach´s technique at age from 6 – 18 month timing is dependent on actual health conditions of child, if the premaxilla is displaced anteriorly - the anterior one third of hard palate is reconstructed later, after the premaxillary repositioning in the course of growths after 4 - 5 years Two flap palatoplasty s Bardach, 2 laterally placed mucoperiosteal flaps and one anterior triangular shaped flap, in cases of very wide cleft and short soft palate we use Furlow's Technique in combination with uvular pad from Salyer's modification of Two - Flap Palatoplasty
SLOVANIA	Center for Orofacial Clefts, Department of Maxillofacial and Oral Surgery, University Hospital Ljubljana	Complete ULCP Complete BCLP Isolated CP	6 months 12 months 30 months 6 months 12-18 months 2.5 year	Cleft lip repair: Tennison Intraveolar veloplasty Cleft palate repair Cleft lip repair: Manchester Palatoplasty Cleft palate repair:Modified von Langenbeck

SPAIN	Complejo hospitalario de navarra	Complete ULCP	6 months 18 months	Cleft lip repair: Millard Palate closure :Von Langwenbeck
		Complete BCLP	6 months 18 months	Cleft lip repair: Millard Palate closure :Von Langwenbeck
		Isolated CP	12 months	Palatal repair: Von Langenbeck/ Furlow
SPAIN	Children's Hospital Niño Jesus	Complete ULCP	from3-5 months	Cleft lip and palate repair
		Complete BCLP	3-5 months	Cleft lip and palate repair
		Isolated CP	9-12 months	Cleft palate repair
SPAIN	Maxilofacial Infantil- Hospital La Paz (Madrid)	Complete ULCP	3months	Cleft lip repair
		Complete BCLP	4-5 months	Cleft lip repair
		Isolated CP	12 months	Cleft palate repair

SPAIN	Servico de Cirugia Infantil Hospital Universitario de Cruces Osakidetza – Servicio Vasco de Salud	Complete ULCP	4 months 6 months 12 months 6 months	Lip Surgery Palate surgery: - Wide: Velum Hard palate Narrow: Complete Closure
		Complete BCLP	6 months 9 months 12 months 9 months 6 months	Presurgical Orthopedics Lip surgery One stage Palate surgery: - Wide- Velum Hard palate Narrow- Complete Closure
		Isolated CP	12 months 6 months	Palate surgery: Wide- Velum Hard palate Narrow- Complete Closure
SPAIN	University Hospital a Coruña	Complete ULCP	3 months 12-18 months	Lip adhesion: Millard´s Queiloplasty Palate repair: Von Langenbeck palatoplasty
		Complete BCLP	3 months 9-12 months	Lip adhesion: Millard´s queiloplasty Palate repair:Von Langenbeck palatoplasty

SWEDEN (Goteborg delayed)	Cleft Palate Center, Sahlgrenska University Hospital,Goteborg	Complete ULCP	1–2 months 6–9 months 6–8 months 9-11 years	Lip adhesion Second lip-nose Soft and hard palate closure: Vomer Flap Alveolar bone grafting
		Complete BCLP	2-4 months 6–9 months 6–8 months 9-11 years	Lip adhesion Second lip-nose Soft and hard palate closure: Vomer Flap Alveolar bone grafting
		Isolated CP	6–8 months 9-11 years	Soft and hard palate closure: Vomer Flap Alveolar bone grafting
SWEDEN (Goteborg vomer)	Cleft Palate Center, Sahlgrenska University Hospital,Goteborg	Complete ULCP	2 months 18-20 months 2months and 9 months Average 14 years	Lip adhesion Second lip-nose Soft and hard palate closure: Arterior vomer flap, posterior push back Aleveolar bone grafting
		Complete BCLP	2 months 18-20 months 2months and 9 months Average 14 years	Lip adhesion Second lip-nose Soft and hard palate closure: Arterior vomer flap, posterior push back Aleveolar bone grafting
		Isolated CP	2months and 9 months	Soft and hard palate closure: Arterior vomer flap, posterior push back

SWEDEN	CP Team University Hospital Department of Dentofacial Orthopaedic Clinic SE-581 85 linköping	Complete ULCP Complete BCLP Isolated CP	3-4 months 3-4 months 15-18 months	Lip closure :Modified Millard and if needed primary rhinoplasty :Mc Comb Lip closure :Modified Millard and if needed primary rhinoplasty :Mc Comb Hard and Soft palate closure :Sommerlad
SWEDEN	Malmoe cleft team	Complete ULCP Complete BCLP Isolated CP	3 months 6-12 months 3 months 6-12 months 6-12 months	Cleft lip repair Cleft palate repair Cleft lip repair Cleft palate repair Cleft palate repair

SWITZERLAND	Centre Hospitalier Universitaire Vaudois	Complete ULCP	3 months	Veloplasty
		Complete BCLP	3 months	Veloplasty
		Isolated CP	4-6 months	Cleft palate repair
SWITZERLAND	Groupe pour le traitement des fentes labio-maxillo-palatines Geneva	Complete ULCP	3 months 12 months 8-10 years	Cleft lip repair Cleft palate repair Alveolar bone grafting
		Complete BCLP	3 months 12 months 8-10 years	Cleft lip repair Cleft palate repair Alveolar bone grafting
		Isolated CP	12 months	Cleft palate repair
TAIWAN	Chang Gung Memorial Hospital, Kaohsiung	Complete ULCP	3 months 6 months 18 months 5-7 years	Adhesion cheiloplasty Rotation-advancement cheiloplasty:One stage Millard rotation advancement cheiloplasty Soft palate repair Hard palate closure Adhesion cheiloplasty
		Complete BCLP	3 months 6 months 18 months 5-7 years	Rotation-advancement cheiloplasty:One stage Millard rotation advancement cheiloplasty Soft palate repair Hard palate closure
		Isolated CP	18 months 5-7 years	Soft palate repair Hard palate closure

UKRAINE	Odessa State Medical University, Department of Oral and Maxillofacial Surgery	Complete ULCP	3-5 months	Cheiloperiosteoplasty
		Complete BCLP	4-6 months	Cheiloperiosteoplasty in two stages
		Isolated CP	under 24 months	Cleft palate repair
UKRAINE	The National Children Specialized Hospital "OHMATDET"	Complete ULCP	3-5 months 12-14 months 7-11 years 15-17 years	Lip repair Palate repair Alveolar osteoplasty Rhinoplasty
		Complete BCLP	3-5 months 12-14 months 7-11 years 15-17 years	Lip repair Palate repair Alveolar osteoplasty Rhinoplasty
		Isolated CP	9-12 months	Cleft palate repair

UKRAINE	Ukrainian Centre of pediatric oral and maxillofacial surgery	Complete ULCP	4-6 months 9-12 months 5-6 years 8-10 years	Lip closure :Millard, Delaire, Tennison, own technique Soft palate closure (intravelar veloplasty Hard palate closure Alveolar bone grafting (tibial graft)
		Complete BCLP	4-6 months 9-12 months 5-6 years 8-10 years	Lip closure :Millard, Delaire, Tennison, own technique Soft palate closure (intravelar veloplasty Hard palate closure Alveolar bone grafting (tibial graft)
		Isolated CP	9-12 months	Intravelar veloplasty, Bardach-Salyer technique, own technique
UNITED KINGDOM	Cleft Unit of the South West of England	Complete ULCP	4 months 9 months	Cleft lip repair Cleft palate repair
		Complete BCLP	4 months 9 months	Cleft lip repair Cleft palate repair
		Isolated CP	9 months	Cleft palate repair
UNITED KINGDOM	East & North of Scotland Cleft Service, Royal Hospital for Sick Children, Edinburgh	Complete ULCP	3-5 months 4 months	Lip, nose, vomerine flap Palate repair thereafter Sommerlad technique
		Complete BCLP	3-6 months 4 months	Bilateral lip, nose, vomerine flaps (conservative) Palate repair thereafter Sommerlad technique
		Isolated CP	6 months	Single stage palate repair (later if PRS) or if in TOPS trial

UNITED KINGDOM	North Thames Cleft Centre (GOSTA)	Complete ULCP Complete BCLP Isolated CP	3 months 8-10 months 3 months 8-10 months 8-10 months	Lip + nose + vomer to hard palate Palate repair Lip adhession + vomer + nose Palate repair Palate repair
UNITED KINGDOM	South Thames Cleft Service, Guy's and St Thomas' NHS Foundation Trust	Complete ULCP Complete BCLP Isolated CP	3 months 6-9 months 3 months 6-9 months 6-9 months	Cleft lip repair Cleft palate repair Cleft lip repair Cleft palate repair Cleft palate repair
UNITED KINGDOM	Spires Cleft Centre	Complete ULCP Complete BCLP Isolated CP	3 months 6-9 months 3 months 6-9 months 6-9 months	Cleft lip repair Cleft palate repair Cleft lip repair Cleft palate repair Cleft palate repair
UNITED KINGDOM	West Midlands Regional Centre for Cleft Lip & Palate Birmingham Children's Hospital NHS Foundation Trust	Complete ULCP Complete BCLP Isolated CP	3 months 6-9 months 8 years 3 months 6-9 months 8 years 6-9 months	Cleft lip repair Cleft palate repair Alveolar bone grafting Cleft lip repair Cleft palate repair Alveolar bone grafting Cleft palate repair

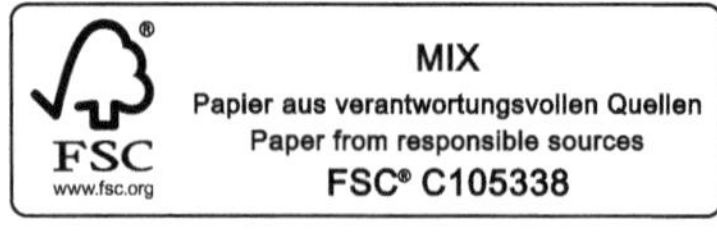

Printed by Books on Demand GmbH, Norderstedt / Germany